Schultersonographie

Schultersonographie

Technik – Anatomie – Pathologie

Von Bernd-Dietrich Katthagen

Unter Mitarbeit von
Franz-Josef Ludwig
und Martin Dieudonné
Geleitwort von Heinz Mittelmeier

162 teilweise farbige Abbildungen
in 272 Einzeldarstellungen
18 Tabellen

1988
Georg Thieme Verlag
Stuttgart · New York

Priv.-Doz. Dr. med. *B.-D. Katthagen*
Herr cand. med. *F.-J. Ludwig*
Herr cand. med. *M. Dieudonné*
Orthopädische Universitätsklinik und Poliklinik
im Landeskrankenhaus

6650 Homburg

CIP-Titelaufnahme der Deutschen Bibliothek

Katthagen, Bernd-Dietrich:
Schultersonographie : Technik – Anatomie – Pathologie / von Bernd-Dietrich Katthagen. Unter Mitarb. von Martin Dieudonné u. Franz-Josef Ludwig. – Stuttgart ; New York : Thieme, 1988

Satz: R. Hurler, D-7311 Notzingen,
gesetzt auf Linotron 202
Druck: K. Grammlich, D-7401 Pliezhausen

ISBN 3-13-719401-6   1 2 3 4 5 6

Wichtiger Hinweis: Medizin als Wissenschaft ist ständig im Fluß. Forschung und klinische Erfahrung erweitern unsere Kenntnisse, insbesondere was Behandlung und medikamentöse Therapie anbelangt. Soweit in diesem Werk eine Dosierung oder eine Applikation erwähnt wird, darf der Leser zwar darauf vertrauen, daß Autoren, Herausgeber und Verlag größte Mühe darauf verwandt haben, daß diese Angabe genau dem **Wissensstand bei Fertigstellung des Werkes** entspricht. Dennoch ist jeder Benutzer aufgefordert, die Beipackzettel der verwendeten Präparate zu prüfen, um in eigener Verantwortung festzustellen, ob die dort gegebene Empfehlung für Dosierungen oder die Beachtung von Kontraindikationen gegenüber der Angabe in diesem Buch abweicht. Das gilt besonders bei selten verwendeten oder neu auf den Markt gebrachten Präparaten und bei denjenigen, die vom Bundesgesundheitsamt (BGA) in ihrer Anwendbarkeit eingeschränkt worden sind. Benutzer außerhalb der Bundesrepublik Deutschland müssen sich nach den Vorschriften der für sie zuständigen Behörde richten.

Für Alexandra, Jan-Christoph
und Isabelle

Geleitwort

Schultergelenkserkrankungen sind in der Orthopädie, Rheumatologie, Sportmedizin und Unfallheilkunde weit verbreitet. Die Erkrankungen, aber auch Verletzungen und ihre Folgezustände betreffen dabei zum großen Teil die periartikulären Weichteile, welche mittels der Röntgenuntersuchung auch mit Kontrastdarstellung und im Computertomogramm sowie mit der Kernspinmethode trotz hoher Kosten nicht ausreichend objektivierbar sind.

Die Ultraschalldiagnostik ermöglicht dagegen ohne Strahlenbelastung und relativ kostengünstig eine gute Darstellung der Schulterweichteile, wenngleich die Deutung zunächst noch problematisch erscheint.

B.-D. Katthagen und Mitarbeiter haben in der letzten Zeit zur Verifizierung der sonographischen Befunde maßgebliche Grundlagenarbeit geleistet, indem sie bei 100 Leichenschultern Vergleichsuntersuchungen zwischen dem sonographischen Befund und dem anschließend erhobenen autoptischen und histopathologischen Befund durchgeführt haben. Dabei wurden wichtige Erkenntnisse gewonnen, welche teilweise auch zu einer Korrektur bisheriger Vorstellungen geführt haben und die neue Grundlagen für die Schultersonographie darstellen.

Das vorliegende Buch ist aber weit mehr als nur die Darstellung der Ergebnisse dieser Vergleichsuntersuchung. Es bringt zunächst eine geschlossene Abhandlung über die Anatomie, Pathologie, Histopathologie sowie Ätiopathogenese der periartikulären Schultererkrankungen, aber auch die historische Entwicklung der Sonographie, ihre physikalischen Grundlagen und apparativen Voraussetzungen sowie die spezielle Untersuchungstechnik an der Schulter. Dann folgen die Darstellungen der normalen und pathologischen Anatomie der Schulter im Sonogramm aufgrund der durchgeführten eigenen sonographisch-pathologisch-anatomischen Vergleichsuntersuchungen.

Abschließend wird vor allem ein Wertigkeitsvergleich mit alternativen diagnostischen Methoden durchgeführt, der Vor- und Nachteile aufzeigt und auch die heute so wichtige Kostenfrage berücksichtigt. Er führt zu der Feststellung, daß die Sonographie als strahlenfreies, nichtinvasives bildgebendes Verfahren einen entscheidenden Beitrag zur klinischen Diagnostik und Begutachtung der Schultererkrankungen ergibt, wobei insbesondere auch die Kostenfrage für die Sonographie spricht. Sie erscheint bezüglich der Weichteildiagnostik somit als Methode der Wahl und eine wichtige Ergänzung der normalen Röntgenaufnahmen.

Besonders hervorzuheben ist der umfassende und klare Aufbau der Darstellung, insbesondere der unmittelbare bildliche Vergleich von Sonogramm, makroskopischem und histopathologischem Befund. Wertvoll erscheint auch die einfache Klassifizierung der Untersuchungstechnik und Befunderhebung.

Diese Monographie wird gewiß entscheidend dazu beitragen, die schwierige Diagnostik der Schulterweichteil-Erkrankungen und Verletzungszustände aufzuklären. Damit werden auch wesentlich verbesserte Voraussetzungen für eine gezielte Therapie geschaffen.

Wir sind überzeugt, daß dieses Buch das etwas vernachlässigte, teilweise obskure Bild der Schultererkrankungen entscheidend aufhellt, großes Interesse finden und erheblichen praktischen Nutzen für die ärztliche Praxis und auch die Klinik bringen wird.

Homburg, Frühjahr 1988 *Heinz Mittelmeier*

Danksagung

Allen, die zum Gelingen des vorliegenden Buches beigetragen haben, möchte ich an dieser Stelle meinen herzlichen Dank aussprechen.

An erster Stelle gilt dieser Dank meinem Chef und akademischen Lehrer, Herrn Professor Dr. med. H. Mittelmeier. Durch seine Offenheit gegenüber allen wirklichen Neuerungen und seine Unterstützung konnten wir frühzeitig mit der Schultersonographie beginnen.

Herrn Prof. Dr. med. G. Dhom, Direktor des Pathologischen Institutes der Universitätsklinik Homburg, danke ich für sein Einverständnis zu den Leichenuntersuchungen, den Pflegern und Ärzten des Pathologischen Institutes für die Unterstützung bei den praktischen Untersuchungen.

In dieses Buch sind die Ergebnisse von 2 Doktorarbeiten eingeflossen. Ich möchte an dieser Stelle die Begeisterung, besondere Einsatzfreude und wissenschaftliche Akribie meiner beiden Doktoranden und Mitautoren, Herrn Franz-Josef Ludwig und Herrn Martin Dieudonné, hervorheben. Herr Ludwig hat sich insbesondere auf die technischen und anatomischen Grundlagen konzentriert sowie auf den Vergleich der sonographischen Befunde mit den makroskopisch-pathologischen Veränderungen. Herr Dieudonné hat sich vor allem mit der Auswertung der histologischen Präparate beschäftigt und diese mit den sonographischen Befunden verglichen.

Die histologischen Präparate wurden in dem eigenen histologischen Labor der Orthopädischen Universitätsklinik gefertigt. Die Anfertigung von guten Sehnen-Knorpel-Knochen-Präparaten verlangt eine hohe Fertigkeit, und ich bin Frau Ulrike Bechtel für die sorgfältige und zügige Anfertigung der histologischen Schnittpräparate zu besonderem Dank verbunden.

Die elektronenmikroskopischen Untersuchungen wurden im Homburger Physiologischen Institut gefertigt. Ich danke Herrn Priv.-Doz. Dr. H.-P. Richter für die Genehmigung zu diesen Untersuchungen und Frau Barbara Dieudonné für die Anfertigung der elektronenmikroskopischen Präparate. Für die kernspintomographischen Untersuchungen bin ich dem wissenschaftlichen Leiter der kernspintomographischen Abteilung unserer Universität, Herrn Priv.-Doz. Dr. Dr. G. Brill, und Herrn Dr. H. Woerner zu Dank verbunden.

Unserem Fotografen, Herrn Klaus Drumm, danke ich für die Hilfe bei der Anfertigung der Fotografien und Frau Claudia Wind für die sachverständige Niederschrift dieser Arbeit.

Dieses Buch stützt sich natürlich nicht nur auf eigene Untersuchungen, sondern auch auf die Kenntnis und Verarbeitung der Fachliteratur. Ich hoffe, es ist gelungen, die Beiträge anderer Autoren zur Schultersonographie in dem notwendigen Maße im Text darzustellen und zu würdigen.

Die Schultersonographie verlangt eine genaue Kenntnis der Anatomie und Pathologie und lebt von der Anschauung. Es war daher mein Bemühen, möglichst viele Abbildungen zu bringen. Ich möchte hier insbesondere dem Thieme Verlag für die großzügige Ausstattung des Buches danken. Zahlreiche Abbildungen wurden durch schematische Zeichnungen ergänzt, um eine bessere Zugänglichkeit zu erreichen. Hier bin ich dem Grafiker, Herrn Rudolf Schulz, für die Anfertigung der vorbildlichen Zeichnungen zu Dank verbunden. Frau Dr. Gertrud Volkert, Lektorat Medizin des Georg Thieme Verlages, hat von Anfang an dieses Buch betreut, und ich bin ihr für ihre überaus freundliche Aufnahme und Förderung des Projektes dankbar. Den Mitarbeitern des Thieme Verlages danke ich für ihre Mühe, die sie sich bei der Herstellung des Buches gegeben haben, insbesondere weiß ich den Einsatz von Herrn Rolf-Dieter Zeller sehr zu schätzen.

Dieses Buch ist im wesentlichen in der Freizeit, an Abenden, Wochenenden und in den Ferien entstanden. Mein besonderer Dank gilt meiner Familie, insbesondere meiner Frau Patricia, die dies mit viel Verständnis ertragen und durch ihre Unterstützung dieses Buch ermöglicht hat.

Homburg,
Frühjahr 1988

Bernd-Dietrich Katthagen

Inhaltsverzeichnis

1. Einleitung 1

2. Häufigkeit von Schultergelenks-erkrankungen 3

3. Anatomie 5

Das Schulterskelett 5
Die Weichteile 5

4. Pathologie 10

Zum Begriff der PHS 10
Die einfach schmerzhafte Schulter (Tendopathie) 10
Die pseudoparalytische Schulter 10
Die Schultersteife 10
Tendinitis calcaria (hyperalgische Schulter) . 10
Ätiologie 11
Störung der Durchblutung 11
Mechanisch bedingte Schäden 11
Medikamentös-hormonell bedingte Störungen 12
Weitere ätiologische Faktoren 13
Entzündlicher Rheumatismus 13
Pathogenese 13
Degenerative Vorgänge 13
Regenerative Vorgänge 15
Entstehung von Verkalkungen 15
Makroskopischer Befund 16
Mikroskopischer Befund 19
Die gesunde Sehne 19
Degenerative Veränderungen 20

5. Historische Entwicklung der Schultersonographie 24

6. Physikalische Grundlagen 26

Die Erzeugung von Ultraschallwellen 26
Die Entstehung von Ultraschallbildern 26
Reflexion, Absorption und Streuung von Ultraschallwellen 28
Das Auflösungsvermögen der Ultraschallgeräte 30

7. Apparative Voraussetzungen 31

Allgemeine Überlegungen 31
Vergleich der Schallköpfe ohne Vorlaufstrecke 32
Vergleich der Schallköpfe mit Wasservorlauf .. 33
Vergleich der Applikatoren mit Proxonkissen . 34
Vergleich der Dokumentationseinrichtungen .. 35
Diskussion 35

8. Untersuchungstechnik 37

Allgemeine Untersuchungsbedingungen 37
Darstellung der wichtigsten Untersuchungsverfahren 37
Untersuchungsgang nach Mack und Mitarbeitern (1985) 37
Untersuchungsgang nach Hedtmann und Mitarbeitern (1986) 38
Untersuchungstechniken anderer Autoren .. 40
Diskussion und Empfehlungen 40
Tips für die Untersuchung der langen Bizepssehne 41
Tips für die Längsschnitte der Supraspinatussehne 42
Tips für die Querschnitte der Supraspinatussehne 42
Tips für die Dokumentation 42
Allgemeine Hinweise 43
Stabilitätsuntersuchung 44

9. Sonographische Anatomie 45

Vorbemerkungen 45
Die lange Bizepssehne 45
Längsschnitt der langen Bizepssehne 45
Querschnitt der langen Bizepssehne 47
Die Rotatorenmanschette mit Gleitplatten, Knochen, Knorpel und Pfanne 48
Längsschnitt des M. subscapularis und seiner Sehne 48
Längsschnitt der Supraspinatussehne 50
Querschnitt der Supraspinatussehne 52
Längsschnitt der Infraspinatussehne 54
Längsschnitt des Lig. coracoacromiale 56
Die Dicke der Sehnen 57
Die Echogenität der Sehnen 58

10. Sonographische Pathologie 60
Vorbemerkungen 60
Echogenität der Sehnen und ihr histologisches Korrelat 60
Klassifikation der Sehnenbefunde 63
Veränderungen der langen Bizepssehne 63
Veränderungen der Echogenität 63
Veränderungen der Sehnenform 66
Kombinierte Veränderungen von Echogenität und Form 68
Veränderungen des Gleitlagers 69
Veränderungen der Rotatorenmanschette 70
Veränderungen der Echogenität 70
Veränderungen der Sehnenform 83
Kombinierte Veränderungen von Echogenität und Form 84
Veränderungen an Knorpel und Knochen 88
Veränderungen der Bursa subdeltoidea/ subacromialis 89
Andere pathologische Veränderungen 91
Die Instabilität 91
Tumoren 93

11. Fehlermöglichkeiten (Artefakte) .. 95
Physikalisch bedingte Artefakte 95
Beeinflußbare Fehlermöglichkeiten 96
Geräteeinstellung 96
Ankopplung 96
Schallkopfposition 97
Interpretationsbedingte Fehlermöglichkeiten .. 98
Besonderheiten an der Schulter 98

12. Zur Verläßlichkeit der Schultersonographie 99

13. Andere Untersuchungsverfahren an der Schulter 102
Vorbemerkungen 102
Anamnese und klinische Untersuchung 102
Konventionelle Röntgenuntersuchung 104
Arthrographie 105
Computertomographie 106
Arthroskopie 106
Kernspintomographie 107
Vergleich der Untersuchungsverfahren 108

14. Schlußbetrachtung 109

Literatur 113

Sachverzeichnis 116

1. Einleitung

Neben dem Hüftgelenk des Säuglings ist (in der Diagnostik des Bewegungsapparates) das **Schultergelenk** am ehesten zugänglich für die Sonographie. Hier sind die *pathologischen Prozesse* meist nicht durch eine Arthrose gekennzeichnet, sondern betreffen überwiegend die *periartikulären Weichteile*. Das klassische Röntgenbild führt bei der „Periarthropathie" nur selten (z. B. bei Verkalkungen) weiter. Die übrigen diagnostischen Verfahren wie Arthrographie, Computertomographie und neuerdings auch Kernspintomographie, sowie die Arthroskopie sind aufgrund ihres Aufwandes zur Basisdiagnostik nicht oder nur bedingt geeignet.

Unsere bisherigen diagnostischen Möglichkeiten stehen in einem Mißverhältnis zu der Bedeutung und Häufigkeit von Schultergelenkserkrankungen. Natürlich sollen Anamnese, Inspektion, Palpation und die klinischen Prüfungen der Funktion in ihrer Bedeutung für die Diagnostik nicht unterschätzt werden. In vielen Fällen ist aber zur Diagnosesicherung sowie zur exakten Differenzierung, Umfangsbeurteilung und Objektivierung der zugrundeliegenden pathologisch-anatomischen Veränderungen ein bildgebendes Verfahren wünschenswert.

Die **Ultraschalluntersuchung** erfüllt die hierfür erforderlichen Voraussetzungen und wird mit Sicherheit in der Schulterdiagnostik zunehmend an Bedeutung gewinnen. Die Sonographie belastet den Patienten wenig, Nebenwirkungen sind nicht bekannt, sie ist verhältnismäßig preisgünstig, und vor allem erlaubt sie im Unterschied zum klassischen Röntgenbild eine Darstellung der Weichteile sowie teilweise auch des Knorpels. Gerade an der Schulter ist die *Möglichkeit der dynamischen Untersuchung* mit Beurteilung des Gleitprozesses für die Diagnostik von großer Bedeutung.

Eine erfolgreiche Anwendung der Schultersonographie setzt aber eine exakte Kenntnis der schwierigen Anatomie und Pathologie voraus. Jeder, der mit der Schultersonographie beginnt, wird bei einer kritischen Anwendung sehr schnell die *Schwierigkeiten der exakten Befundbeurteilung* erkennen. Die Schultersonographie wird aber nur dann unseren Patienten wirklich zugute kommen, wenn zuverlässige Befunde erhoben oder zweifelhafte Befunde als solche erkannt werden und dann eine weiterführende Diagnostik veranlassen.

Im bisherigen Schrifttum wurde zur *Überprüfung* sonographisch-pathologischer Veränderungen entweder die Arthrographie oder der intraoperative Befund herangezogen. Beide Verfahren sind jedoch nur bedingt aussagefähig. Die Arthrographie hat eine eigene Fehlerquote, und auch der Operationssitus gestattet in der Regel keinen vollen Überblick über alle Schulterweichteile einschließlich der gelenkseitigen Sehnenunterfläche. Die *vollständige Erfassung* der tatsächlich vorliegenden krankhaften Veränderungen ist am besten durch Vergleichsuntersuchungen an Leichenschultern gewährleistet.

Zunächst einmal sind hier sehr häufig pathologische Veränderungen zu erwarten. Löhr u. Uhthoff (1987) fanden bei 306 Leichenschultern nur in 39,6% der Fälle eine normale Rotatorenmanschette. Der Vorteil der *autoptischen Untersuchung* besteht darin, daß in jedem einzelnen Fall der sonographische Befund durch anschließende Präparation überprüft werden kann. Damit ist im Unterschied zur Arthrographie und zum intraoperativen Befund eine Betrachtung aller Schulterweichteile und somit auch der gesamten Rotatorenmanschette mit Oberseite, inneren Sehnenanteilen und Unterseite möglich.

Als Ergänzung bietet sich eine *histologische Aufarbeitung* aller interessierenden Strukturen und ihre mikroskopische Untersuchung an.

Eine Verfälschung der Untersuchungsergebnisse durch postmortale Veränderungen ist dabei bei frühzeitiger Untersuchung nicht zu erwarten, da die bradytrophen Sehnen zu den beständigsten Weichteilgeweben gehören und autolytische Veränderungen erst spät auftreten (Walcher 1937).

Diese Überlegungen waren Anlaß, neben den klinischen Untersuchungen umfangreiche sonographische und pathologisch-anatomische Vergleichsuntersuchungen im hiesigen Pathologischen Institut durchzuführen.

Ursprünglich waren diese Untersuchungen geplant, um unsere eigenen klinischen Schultersonographien auf ein solides Fundament zu stellen. Wir haben aus den Autopsien und mikroskopischen Untersuchungen tatsächlich für die klinische Praxis der Sonographie viel lernen können. Dies hat uns zu der Überzeugung gebracht, daß die Untersuchungen auch anderen „Schultersonographen" in Klinik und Praxis hilfreich sein könnten.

Die Darstellung in diesem Buch konzentriert sich auf die hauptsächlich interessierenden Veränderungen der Rotatorenmanschette, der langen Bizepssehne, der Bursa subdeltoidea/subacromialis sowie der Humeruskopfoberfläche einschließlich des Knorpels. Zur Veranschaulichung werden den *sonographischen Befunden*, soweit möglich, die makroskopischen bzw. mikroskopischen Bilder gegenübergestellt. Dem Leser soll damit ein *ganzheitliches Bild der degenerativen Veränderungen im Schulterbereich* vermittelt werden. Die Entwicklung der Schultersonographie ist heute natürlich noch nicht abgeschlossen. In diesem Buch wird der aktuelle Stand dargestellt, und es kann zum jetzigen Zeitpunkt noch nicht der Anspruch auf Vollständigkeit erhoben werden.

Schultergelenkserkrankungen sind in der Orthopädie einschließlich Rheumatologie und Sportmedizin sowie der Unfallchirurgie weit verbreitet. Eine *zielgerichtete* konservative und operative *Therapie* – gestützt auf eine frühzeitige Erkennung der zugrundeliegenden pathologischen Veränderungen – beschleunigt die Heilung und verbessert die Prognose der Erkrankung. Die Sonographie kann hier als Grundlage der Therapie und auch ggf. weiterführender diagnostischer Maßnahmen in der Zukunft einen wertvollen Beitrag leisten. Der schnellen aber dennoch fundierten Verbreitung der Methode soll dieses Buch dienen.

2. Häufigkeit von Schultergelenkserkrankungen

Das Schultergelenk wird bei der Greif- und Haltefunktion, bei Wurf und Abwehr, im täglichen Leben, bei der Arbeit und im Sport ständig beansprucht. Dabei sind die periartikulären Weichteile aufgrund der exzellenten Gelenkbeweglichkeit bei verhältnismäßig schlechter knöcherner Stabilisierung besonders gefordert, und die Rotatorenmanschette wird bei jeder Bewegung in der Enge zwischen Humeruskopf und Akromion komprimiert. Die *Krankheitshäufigkeit* in diesem Bereich ist deswegen nicht erstaunlich. Im Unterschied zur unteren Extremität hat aber die obere Extremität nicht das Körpergewicht zu tragen, so daß die Gesamtmobilität bei Erkrankung des Schultergelenkes nur gering beeinträchtigt wird. Außerdem kann durch Schonung und die andere Extremität ein erkranktes Armgelenk leichter als ein erkranktes Beingelenk kompensiert werden. Deswegen stehen die Beingelenke bei der Therapie in orthopädischer Klinik und Praxis mehr im Vordergrund. Die *Therapiehäufigkeit* spiegelt hier aber nur ungenügend die tatsächliche Krankheitshäufigkeit wider.
Nach Rössler (1976) klagten von 300 Patienten, die die orthopädische Sprechstunde aufsuchten, 6% der Altersgruppe zwischen 40 und 50 Jahren, 10% zwischen 50 und 60 Jahren und 9% zwischen 60 und 70 Jahren über *Schulterbeschwerden*. Wagenhäuser (1979) berichtet über eine aktuelle manifeste *Häufigkeit* der Periarthritis humeroscapularis *(PHS) von 8,9% der Gesamtbevölkerung* bei einer *epidemiologischen Bevölkerungsuntersuchung* in einem Schweizer Dorf. Männer und Frauen waren dabei zu gleichen Teilen betroffen. Es ergab sich ein kontinuierlicher Anstieg vom 20. bis zum 50. Lebensjahr mit einem Manifestationsmaximum im 6. Dezennium.
Bei den pathologisch-anatomischen Veränderungen des Schultergelenkes ist vor allem die Rotatorenmanschette beteiligt. Die *Inzidenz von Sehnenverkalkungen* betrug bei einer Untersuchung von 12 122 Schultern (Bosworth 1947) 2,7%. Bei mikroradiographischer Technik unausgewählter Sehnenpräparate der Rotatorenmanschette aus dem gerichtsmedizinischen Institut fanden Refior u. Mitarb. (1987) sogar in 22% ihrer Fälle intratendinöse Kalkdepots. *Je nach Untersuchungsgut und Röntgentechnik* schwanken die Angaben über die Häufigkeit von Verkalkungen in der Rotatorenmanschette erheblich (von 2,7 bis 20% bei sog. Schultergesunden und von 6,7 bis 54% bei Patienten mit PHS, Gschwend u. Mitarb. 1981).
Auch die Angaben über die *Häufigkeit von Rotatorenmanschettenrupturen* schwanken je nach Sektionsgut und Untersuchungsmethode. Wilson u. Duff (1943) fanden bei Autopsien nach dem 30. Lebensjahr eine Inzidenz von 20% für komplette und ebenfalls 20% für inkomplette Supraspinatussehnenrupturen. Gschwend u. Mitarb. (1975) fanden im 5. Lebensjahrzehnt in 30%, im 6. Lebensjahrzehnt bereits in 77% und im 7. Lebensjahrzehnt bei 100% der Sektionen Rupturen der Rotatorenmanschette.
Koechlin u. Apoil (1981) nennen eine Zahl von 25% Rotatorenmanschettenrupturen über dem 50. Lebensjahr, Keyl (1982) eine Zahl von 50%.
Löhr u. Uhthoff veröffentlichten 1987 eine Studie, in der 306 Leichenschultern auf Rupturen der Rotatorenmanschette untersucht wurden. Dabei waren 39,6% unauffällig, 32% hatten Partialrupturen und 19,9% komplette Rupturen, 8,5% waren nicht eindeutig klassifizierbar. Eine exakte Zuordnung der Befunde zu den einzelnen Altersgruppen hatten Uhthoff u. Mitarb. bereits 1986 anhand von 66 Obduktionsfällen vorgenommen (Tab. 2.**1**).
Die Untersuchungen machen deutlich, daß die Rotatorenmanschettenruptur mit steigendem Alter an Häufigkeit zunimmt, besonders nach dem 40. Lebensjahr; jenseits des 70. Lebensjahres sind über 50%, nach einigen Autoren – z. B. Rothman und Parke (1965) – sogar 100% der Menschen betroffen. Schäden an der rechten Schulter sollen doppelt so oft wie an der linken Schulter auftreten (Bandi 1981).

Tabelle 2.**1** Altersverteilung der Sehnenbefunde in einem Sektionsgut (Uhthoff u. Mitarb. 1986)

Gruppe (Jahre)	20–30	30–40	40–50	50–60	60–70	über 70
Obduktionsfälle	4	3	4	12	17	26
Normal	7	5	2	8	16	11
Unvollständige Ruptur	1	1	5	9	11	16
Vollständige Ruptur	0	0	0	4	1	18

Es ist allerdings an dieser Stelle hervorzuheben, daß *nur ein kleiner Teil dieser Sehnenrisse dem Träger nennenswerte Beschwerden bereitet* (Debrunner 1983, Gschwend u. Mitarb. 1986).

Die Häufigkeit der *klinisch manifesten* Rotatorenmanschettenrupturen nimmt aber ebenfalls mit steigendem Alter zu, wobei besonders ein Zuwachs an Spontanrupturen, also an Rissen, die als Folge von Nekrosen ohne adäquates Trauma entstehen, auffällt (Gretenkord u. Blauth 1986).

Die klinisch manifesten Rupturen betreffen überwiegend die *Supraspinatussehne*, greifen jedoch in etwa der Hälfte aller Fälle auch auf andere Sehnen über. Die *Bizepssehne* ist bei Partialrupturen der Supraspinatussehne in etwa 8%, bei isolierten Rupturen der Supraspinatussehne in 25%, bei übergreifenden Sehnenrupturen in 33% und bei großen Läsionen in Verbindung mit arthrotischen Veränderungen sogar in 58% der Fälle mitbetroffen (Gschwend u. Mitarb. 1986).

Das Schultergelenk ist nicht nur bei den degenerativen Erkrankungen, sondern auch bei *Verletzungen* besonders häufig betroffen. Unter 20 000 Gelenkverletzungen fand Taruttis (1986) in *18% der Fälle* das Schultergelenk vertreten. Nach dem Sprunggelenk sind Schultergelenksverletzungen damit an 2. Stelle *ebenso häufig wie Kniegelenksverletzungen*. Dabei handelt es sich in ca. 40% der Fälle um Frakturen, in 20% der Fälle um Luxationen und in 40% der Fälle um reine Weichteilschäden.

Unter 5504 *Sportverletzungen* waren 27,2% an den oberen Extremitäten lokalisiert, und davon betrafen 19,4% die Schulterregion. Dabei wurden die absolut häufigsten Verletzungen bei Fußballern, Handballern sowie Skiläufern gefunden (Steinbrück 1983). Betrachtet man jedoch die Schulterverletzungen im Verhältnis zur Gesamtzahl der Verletzungen in einzelnen Sportdisziplinen, so findet man die größte Gefährdung in den *Kampfsportarten* (Ringen und Judo) sowie bei *Ballsportarten mit Überkopfbewegungen* (Badminton, Volleyball, Handball, Basketball) (Steinbrück 1983, Hedtmann u. Mitarb. 1987). Schwimmen, Hockey, Rugby, Tennis und Zehnkampf führen ebenfalls relativ häufig zu Schultergelenksbeschwerden.

Auch im Rahmen des *entzündlichen Rheumatismus* ist die Schulter besonders häufig erkrankt. 58% der Patienten mit Polyarthritis zeigen Schultersymptome (Gschwend 1977), die bei einem akuten Schub dem Krankheitsbild einer Rotatorenmanschettenruptur ähneln (Reinbold u. Mitarb. 1983).

3. Anatomie

Das Schulterskelett

Die knöcherne Grundlage des Schultergürtels wird von Skapula und Klavikula gebildet (Braus u. Elze 1954).

Die Facies costalis der Skapula legt sich an den Brustkorb an.

Auf der dorsalen Seite wird das Schulterblatt durch die Spina scapulae in die Fossae supraspinata et infraspinata unterteilt. Die Spina scapulae setzt sich nach außen in das Akromion fort, welches den mittleren und hinteren Anteil des Schultergelenkes überdacht. Ventral wird das Schulterdach vom Processus coracoideus, einem hakenförmigen Fortsatz der Skapula, gebildet.

Als Gelenkpfanne dient die Cavitas glenoidalis (Hafferl 1969).

Die Klavikula ist medial mit dem Manubrium sterni und lateral mit dem Akromion der Skapula gelenkig verbunden.

Im Schultergelenk artikuliert das Caput humeri mit der Cavitas glenoidalis scapulae. Der überknorpelte Gelenkkopf wird durch das Collum anatomicum gegen die Tubercula majus et minus abgegrenzt (Braus u. Elze 1954) (Abb. 3.**1**).

Die kleine knöcherne Pfanne wird durch den kartilaginären Limbus wesentlich vergrößert.

Die Beweglichkeit im Schultergelenk (Articulatio humeri) beträgt für Abduktion und Adduktion 90/0/30 Grad, für Innenrotation-Außenrotation 90/0/80 Grad und Flexion-Extension 90/0/50 Grad.

Bei der Abduktion wandert der Drehpunkt des Humeruskopfes; er befindet sich für die ersten 40 Grad in der unteren Kopfhälfte und darüber in der oberen Kopfhälfte (Müller 1987).

Die Weichteile

Die Kapsel des Schultergelenkes geht – verbunden mit der Pfannenlippe – vom Rand der Cavitas glenoidalis aus, umgreift dabei den Ursprung des langen Bizepskopfes und setzt am Collum anatomicum an (Hafferl 1969) (Abb. 3.**2**).

Die Ursprungssehne des langen Bizepskopfes entspringt unmittelbar über der Gelenkpfanne an der Skapula. Sie wird durch einen osteofibrösen Kanal um den Humeruskopf herumgeleitet, benutzt hier den Knochen als Hypomochlion (Braus u. Elze 1954) und geht schließlich in den Muskel über. Der osteofibröse Kanal wird vom Sulcus intertubercularis und seinen Deckfasern gebildet.

Der innere Muskelmantel des Schultergelenkes (= Rotatorenmanschette [Tab. 3.**1**]) entspringt an der Skapula und liegt in seiner sehnigen Endstrecke der Kapsel auf, um schließlich im Ansatzbereich mit ihr zu verwachsen (Schenk 1982) (Abb. 3.**3**).

Während die Sehne des M. subscapularis durch den Sulcus intertubercularis und die lange Bizepssehne eindeutig von den übrigen Rotatorensehnen getrennt wird, lassen sich die Sehnen der Mm. supraspinatus, infraspinatus und teres minor nur schwer voneinander abgrenzen (Abb. 3.**4**).

Das knöcherne Schulterdach wird durch ein straffes Band, das Lig. coracoacromiale, ergänzt, welches den Schulterdachbogen nach ventral vervollständigt (Wörsdörfer u. Wasmer 1984).

Zwischen dem inneren Muskelmantel einerseits und dem äußeren Muskelmantel bzw. dem Schulterdach andererseits liegt die Bursa subdeltoidea/subacromialis. Ihre Unterseite haftet auf der Rotatorenmanschette, vor allem auf der Supraspinatussehne, die Oberseite ist mit dem M. deltoideus bzw. mit dem Schulterdach verwachsen (Schenk 1982).

Die Bursa subdeltoidea/subacromialis ist für einen ungestörten Gleitvorgang unentbehrlich. Da sie sowohl mit den Rotatorensehnen als auch mit dem Schulterdach unverschiebbar verbunden ist, führen Verklebungen immer zur Bewegungseinschränkung. Aufgrund dieser besonderen Funktion spricht man

Tabelle 3.**1** Die Rotatorenmanschette

Muskel	Ursprung	Ansatz
M. subscapularis	Facies costalis scapulae	Tuberculum minus humeri
M. supraspinatus	Fossa supraspinata	Tuberculum majus humeri (obere Facette)
M. infraspinatus	Fossa infraspinata	Tuberculum majus humeri (mittlere Facette)
M. teres minor	Margo lateralis scapulae	Tuberculum majus humeri (untere Facette)

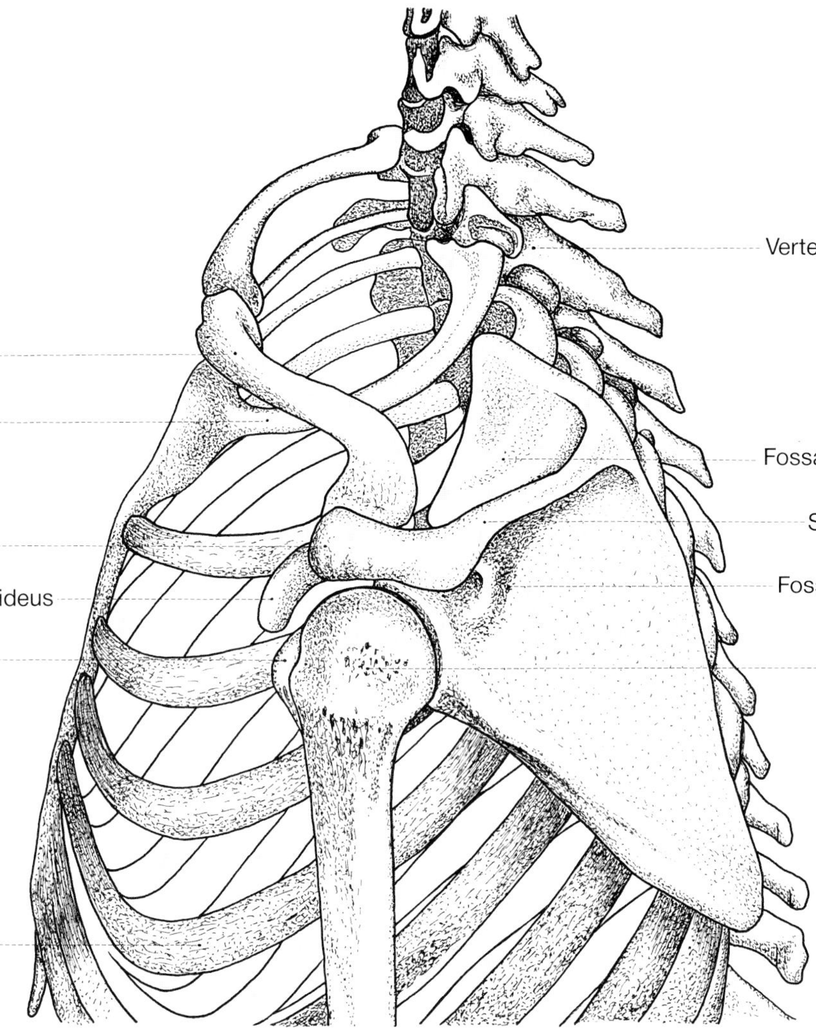

Abb. 3.**1** Das Skelett des Schultergürtels von oben seitlich betrachtet (nach Hafferl 1969)

auch vom subakromialen Nebengelenk (Abb. 3.**5**) (Schenk 1982).

Der äußere Muskelmantel des Schultergelenkes wird in erster Linie vom M. deltoideus gebildet. Ventral, im Bereich der vorderen Achselfalte, liegt der M. pectoralis major; die hintere Achselfalte wird von den Mm. latissimus dorsi und teres minor ausgefüllt. Zwischen innerem und äußerem Muskelmantel liegen im ventralen Anteil der Schulter das Caput breve des M. biceps brachii, der M. coracobrachialis und der M. pectoralis minor (Braus u. Elze 1954) (Abb. 3.**6**).

Zur funktionellen Anatomie der Schulter verweisen wir auf Kapandji (1984).

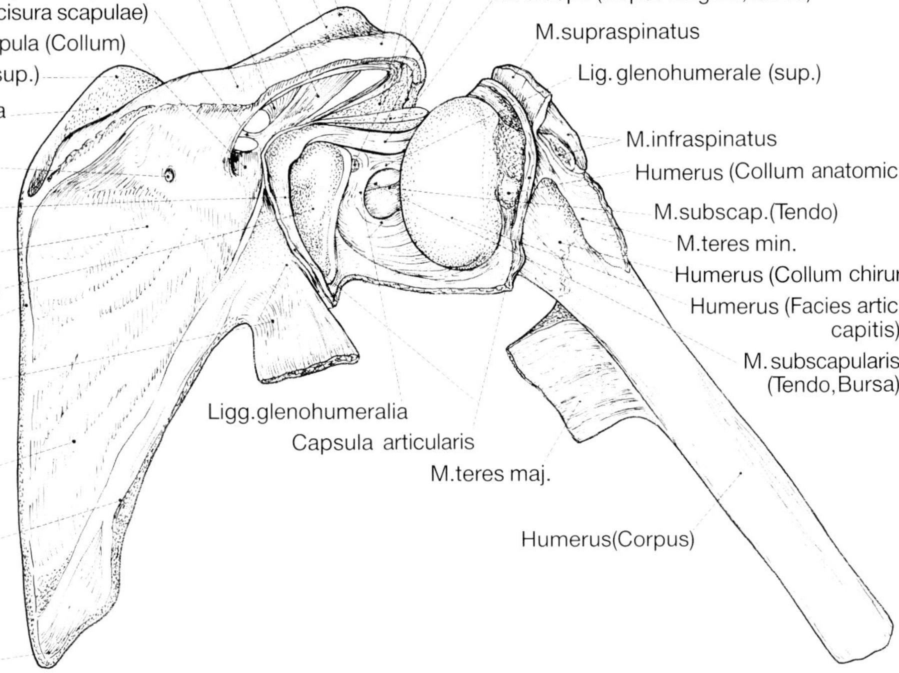

Abb. 3.**2** Das rechte Schultergelenk von hinten eröffnet. Die dorsale Gelenkkapsel wurde entfernt, der Humeruskopf abgehoben; die Innenseite der ventralen Kapsel wird sichtbar (nach Pernkopf 1980)

Abb. 3.**3** Die Gelenkkapsel entspringt zusammen mit dem Labrum glenoidale am Pfannenrand. Sie setzt am Collum anatomicum an, ist jedoch in diesem Bereich mit den Rotatorensehnen verwachsen (nach Schenk 1982)

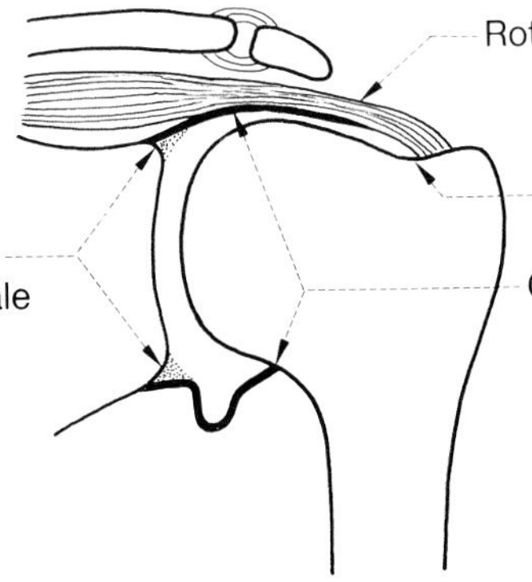

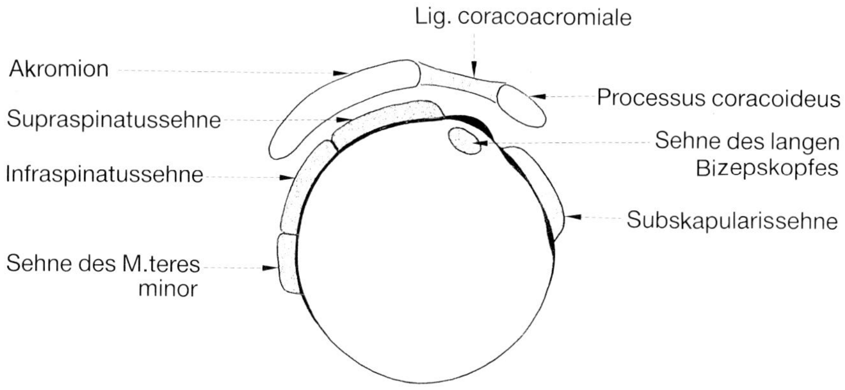

Abb. 3.**4** Lage der Sehnen am Schultergelenk. Die Außenrotatoren werden durch die Sehne des langen Bizepskopfes vom Innenrotator (M. subscapularis) getrennt (nach Lanz u. Wachsmuth 1959)

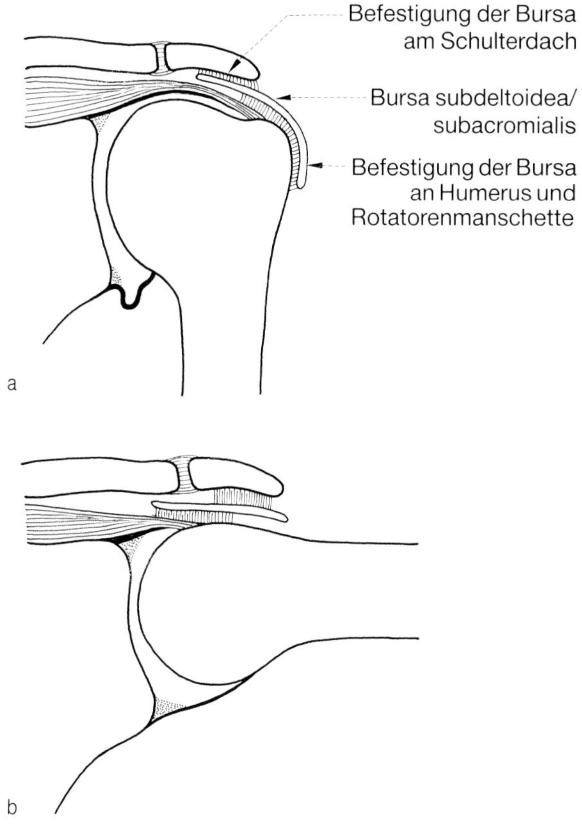

Abb. 3.**5** Lage und Funktion des subakromialen Nebengelenkes

a Lage der Bursa subdeltoidea/subacromialis

b Verhalten der Bursa bei der Abduktion (nach Schenk 1982)

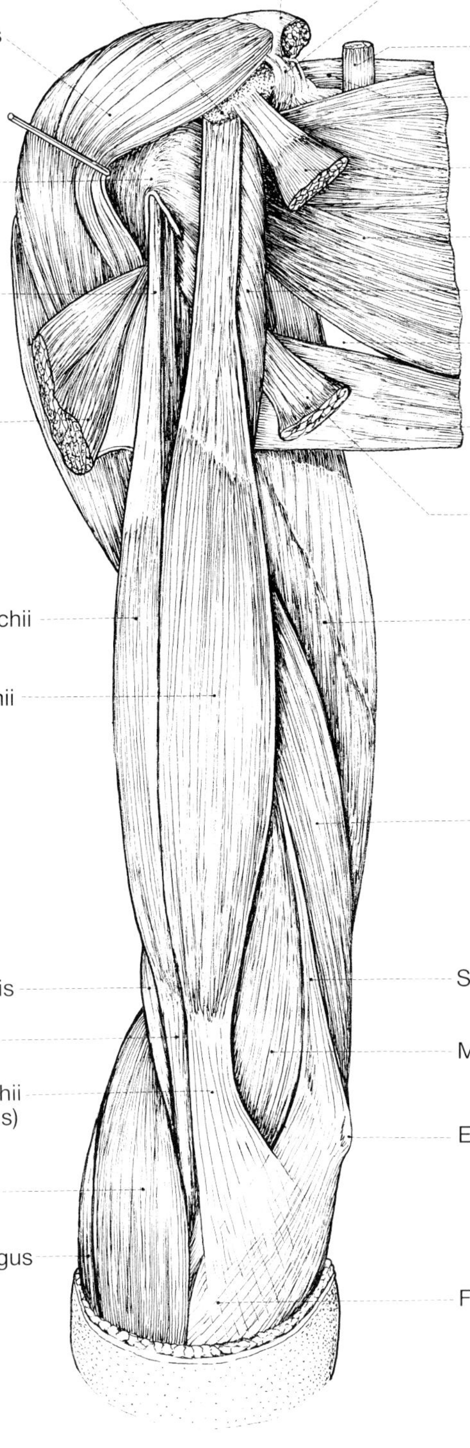

Abb. 3.**6** Vorderansicht der Schulter- und Oberarmmuskulatur (nach Wolf-Heidegger 1972)

4. Pathologie

Zum Begriff der PHS

Die Bezeichnung **„Periarthropathia humeroscapularis"** wurde 1872 von Duplay geprägt und bezog sich ursprünglich allein auf die posttraumatische Schultersteife.
Nach Krämer und Seibel (1983) werden mit der Bezeichnung „Periarthropathia humeroscapularis" bzw. „PHS" – alle krankhaften Erscheinungen verstanden, welche von *degenerativen Veränderungen* des periartikulären Gewebes an der Schulter ausgehen.
Der Ausdruck „PHS" kann heute allenfalls noch als *Arbeitsbegriff, keinesfalls jedoch als Diagnose* akzeptiert werden. Der Begriff PHS sagt weder etwas über die Entstehung der Beschwerden noch über die betroffenen Strukturen aus.
Die PHS wird nach den klinischen Erscheinungen in *4 verschiedene Krankheitsbilder* (Welfing 1981) untergliedert:

Die einfach schmerzhafte Schulter (Tendopathie)

Sie entsteht durch einen mechanischen Reizzustand der Rotatorensehnen oder der langen Bizepssehne. Bei den Sehnen der Rotatorenmanschette zeigen sich die ersten Veränderungen meist im Insertionsbereich. Man spricht dann von einer Insertionstendopathie. In der Praxis sollte immer auch die betroffene Sehne mit genannt werden. Die lange Bizepssehne ist eher im Sulcus intertubercularis betroffen.

Die pseudoparalytische Schulter

Bei Patienten jenseits des 40. Lebensjahres können als Folge von Zelluntergängen Spontanrupturen der Rotatorensehnen auftreten. Wenn die Ruptur so groß ist, daß die Funktion der gerissenen Sehne ausfällt, ist die *aktive Beweglichkeit* des Armes eingeschränkt, wohingegen die passive Beweglichkeit zunächst frei bleibt. Zuweilen kommen solche Sehnenrupturen auch bei jüngeren Patienten vor. Die Ursache sind dann meist degenerative Veränderungen in Verbindung mit Gelegenheitstraumen. Daneben gibt es aber auch echte traumatische Sehnenrupturen. Partialrupturen treten häufig auf und führen nicht zum Vollbild der pseudoparalytischen Schulter. Das gleiche gilt für komplette Rupturen mit geringer Ausdehnung (zur Nomenklatur Partialruptur/komplette Ruptur vgl. Kap. 4, S. 18). Die Abgrenzung zur „einfach schmerzhaften Schulter" ist dann meist sehr schwierig oder gar unmöglich.

Die Schultersteife

Zelluntergänge in der Sehne führen zur lokalen *Tendinitis*, welche auf die Gelenkkapsel übergreifen kann. Hier kommt es zur **adhäsiven Kapsulitis** mit einer Schrumpfung der Gelenkkapsel, die eine erhebliche Bewegungseinschränkung oder schließlich gar völlige Aufhebung der Gelenkbeweglichkeit zur Folge hat.

Tendinitis calcaria (hyperalgische Schulter)

Das Krankheitsbild ist typisch für Patienten von etwa 30 bis 50 Jahren. Die Beschwerden entstehen durch einen Kalkherd der Sehne, der in die Bursa subdeltoidea/subacromialis einbricht. Die Mikrokristalle reizen die Bursa und lösen eine stark schmerzhafte Entzündung aus.
In der klinischen Praxis sind diese Krankheitsbilder oft nicht eindeutig voneinander zu trennen; Übergänge oder Kombinationen werden beobachtet.
Viele Patienten geben auch in der Anamnese ein *Unfallereignis* an oder berichten über *sportliche Aktivitäten*. In der Regel spielen die **degenerativen Veränderungen** hier die entscheidende pathogenetische Rolle, und den Unfallereignissen kommt lediglich die Bedeutung einer Gelegenheitsursache zu. Letztlich führt aber hier oft erst die histologische Untersuchung zu einer Klärung. Demgegenüber sind Schultererkrankungen im Rahmen des *entzündlichen Rheumatismus* meist eindeutig zuzuordnen.
Zum Verständnis der periartikulären Schultererkrankungen ist eine Darstellung der zugrundeliegenden ätiologischen Faktoren, der pathogenetischen Mechanismen und der resultierenden pathologisch-anatomischen Veränderungen erforderlich. Dies gilt auch für das Verständnis und die Interpretation der schultersonographischen Befunde.
Es soll deswegen im folgenden auf die Ätiologie, Pathogenese und pathologische Anatomie krankhafter Veränderungen der Sehnen und Bursen an der Schulter eingegangen werden.

Ätiologie

Hinsichtlich der *Ernährungssituation* nehmen die Sehnen aufgrund ihrer Morphologie und Physiologie eine Sonderstellung unter den Körpergeweben ein. Die aus der Muskulatur, dem Knochen und dem Peritendineum stammenden Gefäße reichen nur bis zu den äußeren Schichten der sekundären Sehnenbündel. Daher werden die Primärbündel, die Fibrozyten, die Kollagenfasern und die Grundsubstanz ausschließlich per diffusionem ernährt. Hieraus resultiert eine *Verlangsamung des Stoffwechsels*, die das Sehnengewebe zu einem **bradytrophen Gewebe** werden läßt.
Im Rahmen des *physiologischen Alterungsprozesses* kann bereits im 3. Lebensjahrzehnt eine Sklerosierung der im Peritendineum internum gelegenen Gefäße auftreten. Durch diese Lichtungseinengung der Gefäße wird der Stoffwechsel der Sehne noch mehr beeinträchtigt, sie zeigt Ablagerungen feinster Fetttröpfchen und bildet einen Locus minoris resistentiae (Becker u. Dreyer 1970).
Folgende ätiologische Faktoren und pathogenetische Mechanismen spielen im Bereich der Schulterweichteile häufig eine krankheitsauslösende Rolle:

Störung der Durchblutung

Tierexperimentelle Untersuchungen zeigten, daß eine starke Drosselung der Gefäßversorgung zur Degeneration führt. Die Belastung des betroffenen Gewebeabschnittes kann sich dabei im völlig normalen Rahmen halten (Dahmen 1968).
Im Schulterbereich bestehen „physiologische Durchblutungsstörungen", die durch den Engpaß des subakromialen Raumes und die Umlenkung der Sehnen um den Humeruskopf verursacht werden. Bereits alltägliche Bewegungen können zu hypoxischen Zuständen führen (Abb. 4.**1**). Diese Durchblutungsstörungen fallen natürlich dann besonders ins Gewicht, wenn sie sich zu altersbedingten Durchblutungsstörungen addieren. Systemische Stoffwechselerkrankungen, die eine Gefäßbeschädigung bewirken (z. B. Diabetes mellitus, Hyperurikämie) können auch die lokale Durchblutung des Sehnengewebes verschlechtern (Becker u. Dreyer 1970).

Mechanisch bedingte Schäden

Hier ist zwischen **akut traumatischen Sehnenverletzungen** und **chronischen Überlastungen** mit Mikrotraumatisierungen zu unterscheiden.
Die echten traumatischen Schulterverletzungen können durch ein direktes (Prellung, Kontusion durch Sturz und Schlag) oder durch ein indirektes Trauma (Verdrehung, Hebelwirkung, Distorsion) ausgelöst werden.
Zwar muß nach Cofield (1985) eine Sehne zu mehr als einem Drittel des Gewebes durch Degeneration vorgeschädigt sein, bevor er zu Rupturen kommen kann, es sind aber auch Sehnenrupturen ohne degenerative Veränderungen beschrieben worden (Mohr 1984). Echte traumatische Rotatorenmanschetten-

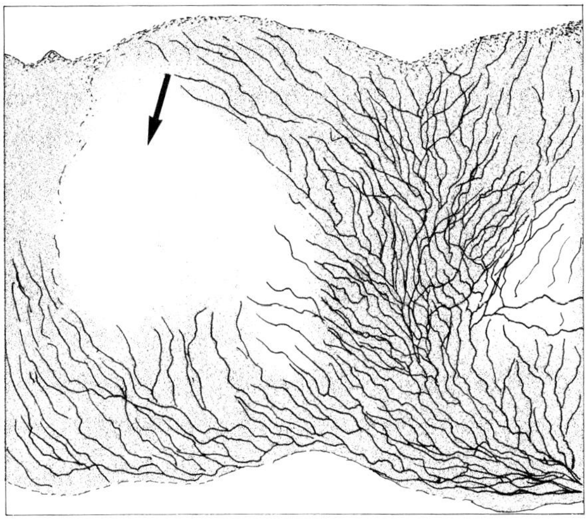

Abb. 4.**1** Schema einer Mikroangiographie. Zone verminderter Durchblutung (Pfeil) im Ansatzbereich der Supraspinatussehne (nach Macnab 1981)

rupturen sind möglich; oft kann hier nur die genaue Analyse des Unfallmechanismus und der Histologie den Zusammenhang nachweisen.
Bei den traumatischen **Schulterluxationen** sind Begleitverletzungen des Pfannenlimbus (Bankart-Läsion), der Humeruskopfoberfläche (Hill-Sachs-Läsion) und auch der Rotatorenmanschette häufig.
Einer unphysiologischen *Überlastung und Mikrotraumatisierung* kommt gerade im Bereich der Schulter eine besondere Bedeutung zu. Bei Abduktion des Armes nähert sich das Tuberculum majus dem Schulterdach, der subakromiale Raum wird eingeengt (besonders zwischen 70 und 130 Grad) und die Sehnen werden komprimiert. Es gibt *keine vergleichbare Sehne am Körper*, die derart zwischen 2 Knochen (Humeruskopf und Akromion) gelagert ist und *wie durch eine Zange* komprimiert wird. Der subakromiale Raum ist der „Flaschenhals" der Supraspinatussehne (Eulert u. Mitarb. 1981). Bei den meisten Bewegungen der oberen Extremität befinden sich die Hände *vor* dem Körper (Abb. 4.**2**). Werden dabei die Arme gehoben, so stößt die Supraspinatussehne gegen das Lig. coracoacromiale und das vordere Drittel des Akromions. Degenerative Veränderungen, die durch einen Anstoß der Rotatorenmanschette, vor allem der Supraspinatussehne, am vorderen Schulterdach entstehen, bezeichnet Neer (1983) als **Impingement-Syndrom** (engl.: Impingement – Anstoß, Anprall) (Abb. 4.**3**).
Bei *Adduktion des Armes* spannen sich die Rotatorensehnen an und werden dabei mit ihrer *Unterseite* auf den Humeruskopf gepreßt (Keyl 1982) (Abb. 4.**4**).
Diese häufigen Kompressionen führen – wie oben bereits ausgeführt – nicht nur zu mechanischen Irritationen, sondern auch zu einer Beeinträchtigung der Durchblutung. Es kommt zu einer relativen Durchblutungsminderung, das Gewebe ist dann nicht mehr in der Lage, das Stoffwechseldefizit zwischen 2 aufeinanderfolgenden Reizen auszugleichen.

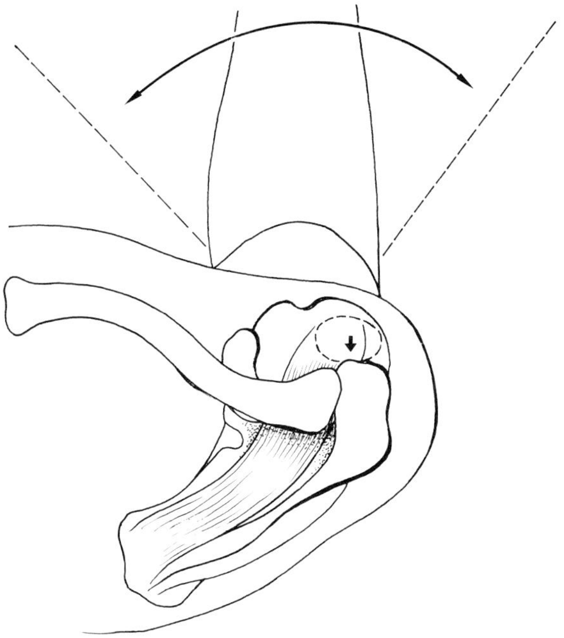

Abb. 4.**2** Der Hauptfunktionsraum der oberen Extremität liegt vor dem Körper, beim Anheben kommt es zum Impingement am Schulterdach (nach Neer 1983)

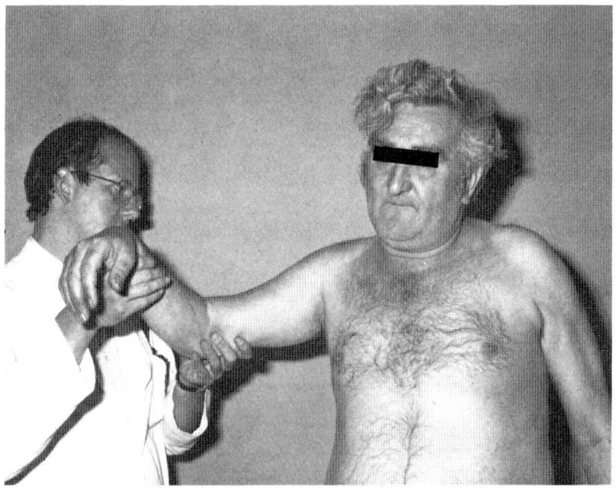

a

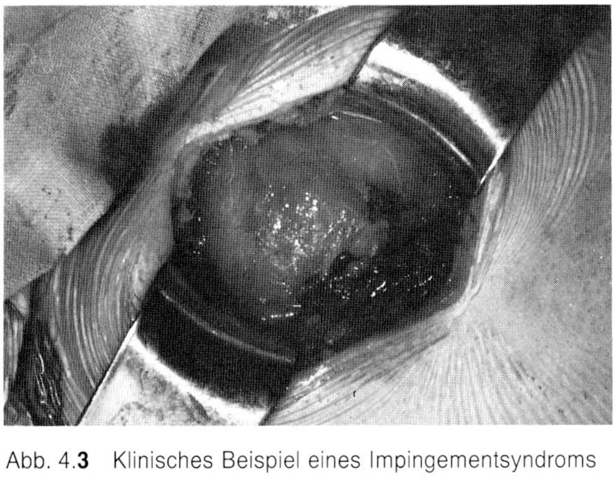

b

Abb. 4.**3** Klinisches Beispiel eines Impingementsyndroms
a Schulterschmerz beim Anheben (hier aktiv geführt) des Armes ab 70 Grad, sekundäre Bewegungseinschränkung
b oberflächliche Sehnenschädigung mit entzündlicher Infiltration im intraoperativen Befund desselben Patienten

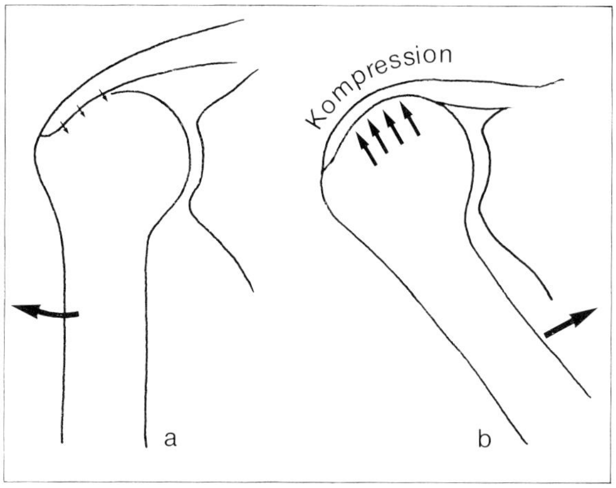

Abb. 4.**4** Schema zur Kompression an der Unterseite der Supraspinatussehne
a In der Startphase der Abduktion
b Bei der Adduktion

Bei stärkeren Reizen bzw. im Verlauf einer längeren Reizfolge wird dieses Stoffwechseldefizit so groß, daß es degenerative Veränderungen nach sich zieht (Dahmen 1968).
Bei verschiedenen *Sportarten* besteht eine enge Korrelation zwischen der Anzahl der Überkopfbewegungen und der Inzidenz von Schulterläsionen (Hedtmann u. Mitarb. 1987).
Diese Mikrotraumatisierungen ergeben sich auch bei der *Überkopfarbeit im Arbeitsleben.*
Mechanische Reize und Durchblutungsstörungen als ätiologische Faktoren können nicht sicher voneinander getrennt werden, da die Durchblutungsstörungen mit auf dem Boden der mechanischen Belastung entstehen.
Dies trifft auch für die Durchblutungsstörung der *langen Bizepssehne* zu (Macnab 1981). Aufgrund der mechanischen Belastung am Ein- und Ausgang des Sulcus intertubercularis, durch Rauhigkeiten der Gleitrinne oder durch schwielenartige, bisweilen von Kalkschollen durchsetzte Verdickungen der Deckfasern (Becker u. Krahl 1978) entstehen hypovaskularisierte Zonen im Gefäßbett der Sehne.

Medikamentös-hormonell bedingte Störungen

Hier sind an erster Stelle die Folgen von **Kortikoidinjektionen** zu nennen. Gerade bei zugewiesenen Schulterpatienten sind oft mehrere Glukokortikoidinjektionen vorgenommen worden. Die Nebenwirkungen der Glukokortikoide mit Hemmung der Proliferation von Fibroblasten und Fibrillogenese sowie die Hemmung der Synthese von Glykosaminoglykanen sind hinlänglich bekannt (Cottier 1980, Mohr 1984).

Nach Michna (1984, 1986) führt die längerfristige Einnahme von **Anabolika** nach einer anfänglichen Aktivierung zu einer katabolen Phase mit Zellnekrosen und Fibrillolyse mit nachfolgender Disposition zu Sehnenrupturen.

Weitere ätiologische Faktoren

Als typische Reize für die Sehnen des Schulterbereiches gelten auch **Infekte** mit fokal-toxischen Einflüssen und vertebragene **Nervenirritationen** (Becker u. Dreyer 1970), die sowohl mit Verspannungen der Muskulatur, als auch mit Schäden an trophisch-viszeralen Nerven einhergehen (Becker u. Krahl 1978).

Entzündlicher Rheumatismus

Die Ätiologie dieser Erkrankungen ist letztlich noch nicht sicher geklärt, wahrscheinlich liegt ein **immunpathologisches Geschehen** zugrunde.
Einige Autoren – z. B. Fassbender (1973) – gehen so weit, alle Tendopathien als Teilerscheinung der rheumatisch-degenerativen Erkrankung der Gelenke und der Wirbelsäule anzusehen. Eine derartige *Ausweitung des Rheumabegriffes* ist für die Differenzierung der einzelnen Krankheitsbilder jedoch *wenig sinnvoll*. Die rheumatisch bedingten Sehnenveränderungen sollten daher eindeutig von den ortsständigen, vom Rheumatismus unabhängigen Erkrankungen unterschieden werden (Becker u. Krahl 1978).
Die *chronische Polyarthritis* (rheumatoide Arthritis) verläuft in typischen *Stadien*. Man unterscheidet eine proliferative Phase, eine destruktive Phase, eine degenerative Phase, eine ausgebrannte Phase und schließlich eine stabilisierte Phase (Wessinghage 1984).
Der zerstörende Gelenkprozeß nimmt hier seinen Ausgang vom Stratum synoviale der Gelenkkapsel (Fassbender 1984).
In der proliferativen und destruktiven Phase kommt es zu einer spindelförmigen Schwellung, Proliferation des Synovialgewebes mit Ergußbildung und schmerzbedingter Funktionseinschränkung. Typisch ist der Befall der Bursa subacromialis (Mohr 1984).
In der destruktiven Phase kann die zunehmende entzündliche Aktivität der synovialen Auskleidung der Bursen bei gleichzeitiger Synovitis des Schultergelenkes zu einer Destruktion der zwischengelagerten Rotatorenmanschette führen. Es kommt hier auch zu einer zunehmenden Knorpel- und Knochenzerstörung.

Pathogenese

Degenerative Vorgänge

Bei gestörtem Zellstoffwechsel kommt es zur hydropischen Zellschwellung: Wegen der energetischen Insuffizienz ist die Zelle nicht mehr in der Lage, die aktiven Transportvorgänge an der Zellmembran aufrechtzuerhalten, es entsteht eine Neuverteilung der Ionen im intra- und extrazellulären Raum und damit

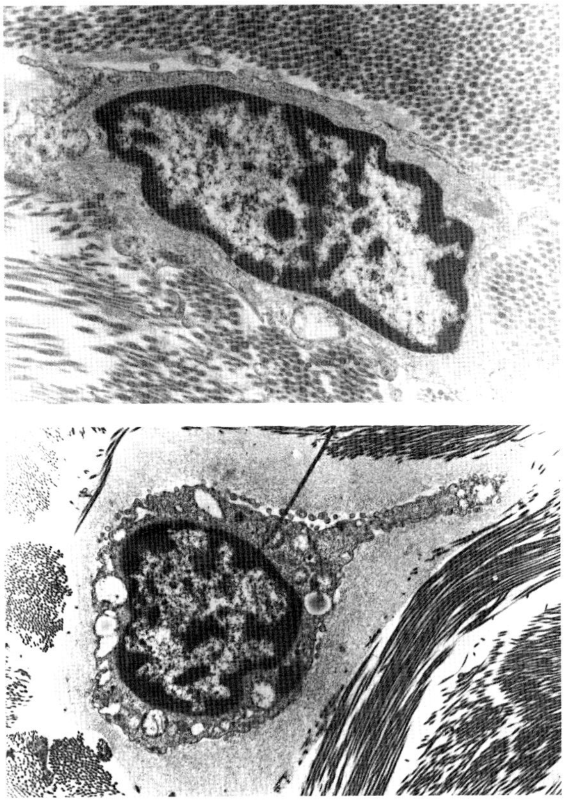

a

b

Abb. 4.**5** Fibrozyt im Elektronenmikroskop; Vergr. 10 000fach
a Unauffälliger Fibrozyt
b Fibrozyt mit gestörter Eiweißsynthese, grobe Auftreibungen des Membransystems

ein Wassereinstrom in die Zelle (Gedigk u. Totovic 1983).
Bleibt die schlechte Ernährungslage längere Zeit bestehen, so führt dies zu irreversiblen Schäden.
Zunächst sistiert die Eiweißsynthese in den Fibrozyten (Abb. 4.**5**). Weil die Bindegewebszellen das Kollagen nicht nur synthetisieren (Becker u. Krahl 1978), sondern durch eine Kontrolle des chemischen Milieus im Extrazellulärraum auch seinen Polymerisationszustand beeinflussen (Revel u. Hay 1963), kommt es aufgrund der Zellschäden zu tiefgreifenden Veränderungen der Faserstruktur (Dahmen 1968).

Degenerative Vorgänge spielen sich an der lebenden Zelle und im lebenden Gewebe ab (Dahmen 1968). Es handelt sich dabei um die verminderte Eiweißsynthese der Fibrozyten, um Veränderungen der interfibrillären Grundsubstanz und um die Schädigung der Kollagenfasern.
Bei fortgeschrittener Sehnendegeneration können bereits durch kleinste Bagatelltraumen Rupturen entstehen (Neer 1983).
Pathologische Veränderungen des Sehnengewebes, die *ohne Entzündungserscheinungen* rein degenerativ ablaufen, bezeichnet man als **„Tendinosen“** (Schneider 1959).

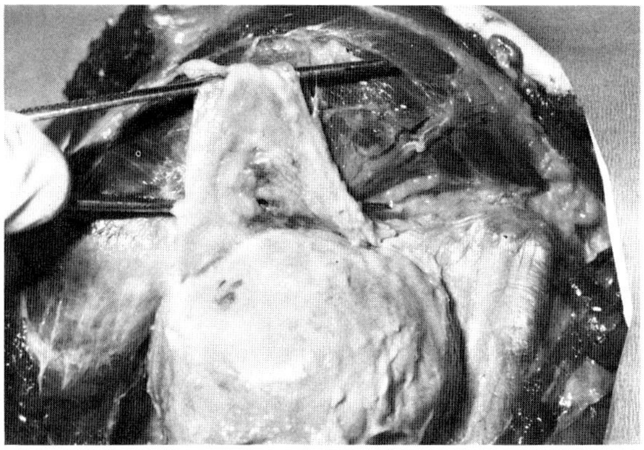

Abb. 4.**6** Schulterpräparat mit fibrotisch verdickter Bursa, Blick in den Gleitspalt, oberer Bursaanteil abgehoben

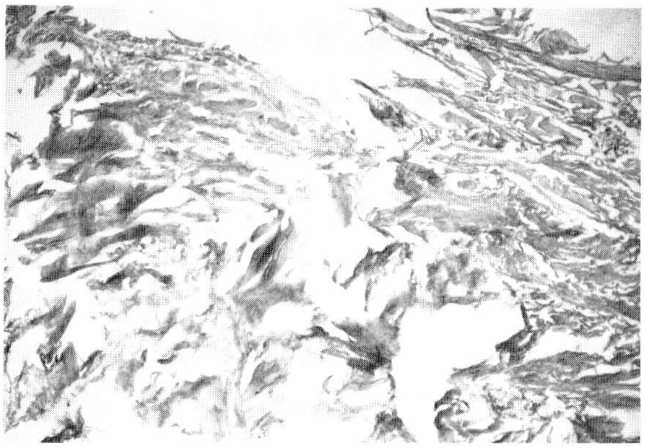

Abb. 4.**7** Totalnekrose der Supraspinatussehne im histologischen Präparat; Hämatoxylin-Eosin-Färbung, Vergr. 30fach

Unter *nekrobiotischen Prozessen* versteht man Vorgänge, die zum Zelltod führen (Dahmen 1968). Sobald morphologische Veränderungen auf den Tod der Zelle schließen lassen, besteht eine Nekrose (Gedigk u. Totovic 1983).
Der Zelltod ruft nun eine lokale abakterielle Entzündung der Sehne hervor (McNab 1981).
Eine Sehnenerkrankung, die *mit einer Entzündung der Sehne* einhergeht, bezeichnet man als **„Tendinitis"**. Die entzündlichen Erscheinungen können dabei so geringfügig sein, daß sie zwar mikroskopisch-pathologisch, nicht aber klinisch nachweisbar sind.
Sofern keine Probeexzision der Sehne vorliegt, sollte daher statt „Tendinose" bzw. „Tendinitis" die vorsichtigere Bezeichnung **„Tendopathie"** gewählt werden (Schneider 1959).
Eine lokale Entzündung in den *Sehnen der Rotatorenmanschette* infolge nekrobiotischer Prozesse kann nach oben auf die Bursa subdeltoidea/subacromialis (Macnab 1981) oder nach unten auf die Gelenkkapsel übergreifen (Keyl 1982).

- Die *Entzündung der Bursa* führt zur Fibrose und Verdickung des Gleitgewebes (Abb. 4.**6**), was durch die verstärkte Reibung mit dem Phänomen der Krepitation (Mittelmeier 1961), oft sogar mit einer Einschränkung der Beweglichkeit verbunden ist (Neer 1983).
- Wird die *Gelenkkapsel* erfaßt, so bedingt dies eine adhäsive Kapsulitis mit massiven Bewegungseinschränkungen (Keyl 1982). Auf dem Boden von Entzündung der Gelenkkapsel und Ruhighaltung des Armes entwickelt sich innerhalb weniger Wochen eine Kapselschrumpfung, welche den Bewegungsspielraum dauerhaft einengt (Welfing 1981).

Falls der nekrotische Bereich der Sehne überhaupt nicht mehr durchblutet wird, weitet er sich aus; es entstehen Totalnekrosen, die zu Spontanrupturen führen können (Abb. 4.**7**) (Keyl 1982).
Sehnendefekte wie auch Sehnenrisse ziehen im betroffenen Areal eine *Aufrauhung des Gelenkknorpels* nach sich.
In der unmittelbaren Umgebung des Sehnendefektes verschwindet der Knorpel oft vollständig und legt einen ovalen oder dreieckigen Bereich rauher, höckriger Knochensubstanz frei (Bateman 1972) (Abb. 4.**8**).

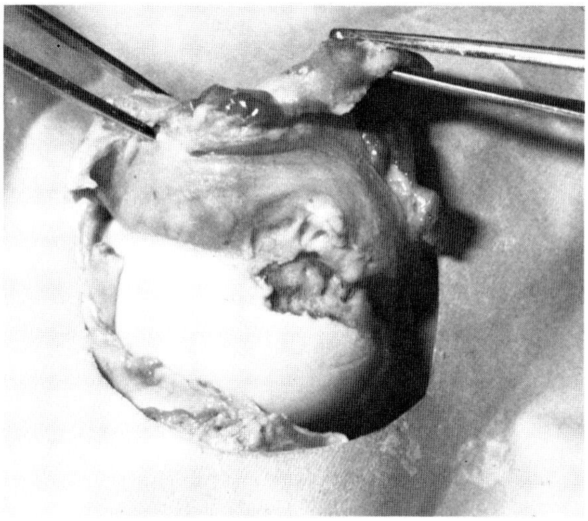

Abb. 4.**8** Deutlicher Sehnendefekt der Infraspinatussehne mit innerer Partialruptur im Insertionsbereich. Direkt unterhalb des Sehnendefektes großer Knorpel-Knochen-Defekt. Die mehr vorne gelegene Supraspinatussehne ist dagegen weitgehend unauffällig. Das Bild veranschaulicht auch, daß bei der sonographischen Untersuchung die Infraspinatussehne nicht vernachlässigt werden darf

Bei etwa 4% der Patienten mit einer massiven Ruptur der Rotatorenmanschette entwickeln sich **arthrotische Folgeerscheinungen** mit Knorpelatrophie und Knochenschäden. Die Ursache dieser Erscheinungen liegt in einer Instabilität des Humeruskopfes infolge der Ruptur. Da die Zugkraft der Rotatoren-

manschette, die den Humeruskopf in der Cavitas glenoidalis stabilisiert, fehlt, kann die nach kranial gerichtete Kraft des M.deltoideus zur oberen Subluxation (Humeruskopfhochstand) führen, die eine starke Einengung des subakromialen Raumes bewirkt (Neer u. Mitarb. 1983).
Auch die Schmerzen sind an dieser Fehlstellung beteiligt, denn sie bewirken eine Erschlaffung der betroffenen Muskulatur und eine Verspannung der Synergisten (Becker u. Krahl 1978).
Wenn zu diesen Krankheitserscheinungen noch ein partieller Kollaps der sphärischen Oberfläche des Humeruskopfes hinzukommt, spricht man von der **„Cuff tear arthropathy"** (Abb. 4.**9**). Bei weiterem Fortschreiten sind auch die Fossa glenoidalis, die Articulatio acromioclavicularis und der Processus coracoideus betroffen (Neer u. Mitarb. 1983).
Größere Defekte der Rotatorenmanschette, vor allem wenn sie mit einem Humeruskopfhochstand einhergehen, können zum einen den intraartikulären Teil der Bizepssehne und zum anderen die Deckfasern im Bereich des Sulcus intertubercularis schädigen.
Die *lange Bizepssehne* verschleißt bevorzugt am Ein- und Ausgang des Tunnels, den der Sulcus intertubercularis mit seinen Deckfasern bildet (Idelberger 1982) (Abb. 4.**10**).
Zunächst entwickelt sich ein entzündlicher Reizzustand des Sehnengleitgewebes mit Ödem und fibrinöser Exsudation (Mittelmeier 1961). In den meisten Fällen fasert sich die Sehne allmählich auf und verklebt durch die begleitende Entzündung mit ihrer Gleitrinne (Schneider 1959).
Bei akuten Rupturen, die nur selten vorkommen, hat die Sehne nicht genug Zeit, um mit dem Sulcus intertubercularis zu verwachsen, und der Muskelbauch zieht sich nach distal zurück (Idelberger 1982).

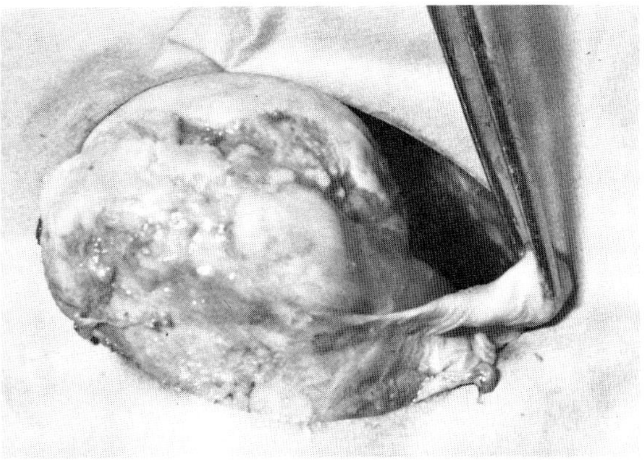

Abb. 4.**9** Humeruskopfpräparat bei völligem Abriß der Rotatorenmanschette, ausgedehnte Knorpel-Knochen-Zerstörung

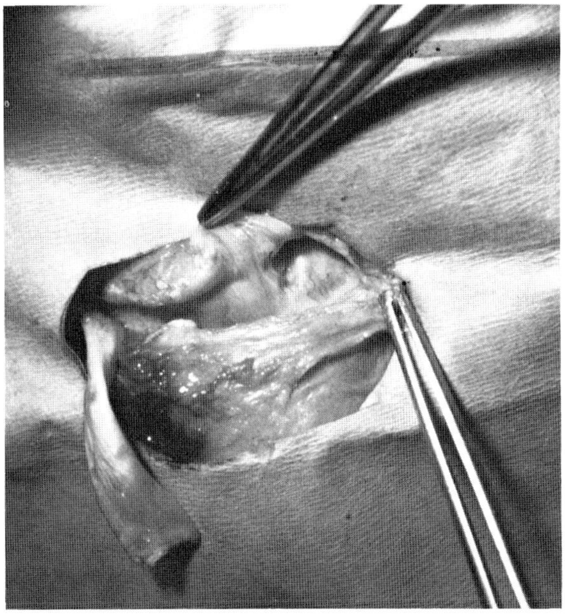

Abb. 4.**10** Aspekt einer aufgerauhten Bizepssehnengleitrinne mit beginnender Degeneration der Bizepssehnenunterfläche

Regenerative Vorgänge

Reaktionen des Körpers auf Schäden der Rotatorensehnen können sein:

Einsprossung von mesenchymalem Gewebe, *dessen Menge dem Schaden äquivalent ist* (Abb. 4.**13**).
Dies führt zur *bindegewebigen Vernarbung* und somit zur Heilung des Defekts (Becker u. Krahl 1978).
Weil degeneriertes Bindegewebe nicht in der Lage ist, jugendliches Gewebe hervorzubringen, kann die Heilung oft nur durch Entfernung des geschädigten Gewebes erreicht werden, damit vom gesunden Nachbargewebe eine Neubildung ausgehen kann (Dahmen 1968).
Während degenerative Veränderungen durch Einsprossung mesenchymalen Gewebes vernarben können, ist die Heilungstendenz bei Sehnenrissen gering. Der Muskeltonus spaltet die Sehne an der Rupturstelle auf und erschwert dadurch regenerative Vorgänge. Deshalb können sich Risse der Supraspinatussehne auf die Infraspinatussehne oder gar auf die gesamte Rotatorenmanschette ausdehnen (Idelberger 1982).

Überschießende Einsprossung von Granulationsgewebe. Eine solche Reaktion unterhält den Krankheitsprozeß.

Ausbleibende Mesenchymeinsprossung. In diesem Fall kann es zur Verkalkung der Degenerationsherde kommen (Becker u. Krahl 1978).

Entstehung von Verkalkungen

Kalkablagerungen in Geweben, deren Stoffwechsel herabgesetzt ist oder die bereits abgestorben sind, bezeichnet man als **dystrophische Verkalkungen**. Es handelt sich dabei um eine besondere Form der Degeneration.

Im sauren Milieu, das durch den anaeroben Stoffwechsel bzw. durch die Freisetzung lysosomaler Enzyme bedingt ist, kommt es zunächst zu einer Anreicherung von Calciumionen. Der Spüleffekt der Gewebsflüssigkeit (Gedik u. Totovic 1983) und die sistierende Stoffwechselaktivität verursachen eine Alkalisierung. Diese Änderung des pH-Wertes vermindert das zur Ausfällung notwendige Ionenprodukt von Calcium und Phosphat bzw. Carbonat und leitet damit die Kristallkeimbildung ein (Abb. 4.**11**).

Im Experiment am Kaninchen konnte Macnab (1981) nachweisen, daß eine Verkalkung degenerierter Sehnenareale eine *Mindestdurchblutung* voraussetzt.

Uhthoff u. Mitarb. (1976) beobachteten bei Kalkeinlagerungen in Sehnen eine lokale *Umwandlung von Fibrozyten* in Chondrozyten und dementsprechend von Sehnengewebe in *fibrokartilaginäres Gewebe* (Abb. 4.**12**). Nach Uhthoff u. Sarkar (1978) sei die *Gewebshypoxie* beim Prozeß der Kalkeinlagerung vorherrschend.

Auch Refior u. Mitarb. (1987) fanden bei Kalkeinlagerungen im Gewebe regelmäßig Hinweise einer **fibrokartilaginären Transformation.**

Aus der klinischen Praxis wissen wir, daß solche Sehnenverkalkungen oft asymptomatisch vorkommen. In anderen Fällen sind sie mit sehr starken Schmerzen verbunden.

Welches sind die *Gründe*, die bei einer Sehnenverkalkung *zur Schmerzauslösung* führen?

Nach Idelberger (1982) ist die **Lage des Kalkherdes** entscheidend. Kalkherde, die in der Tiefe der Sehne liegen, seien meist symptomlos. An der Sehnenoberfläche liegende Herde führten, bedingt durch die Unebenheiten der Gleitfläche, zu mechanischen Irritationen und Schmerzen bei der Bewegung.

Nach Uhthoff u. Sarkar (1978) sei im Stadium der Kalkeinlagerung die Gewebshypoxie vorherrschend und in dieser Phase habe der Patient keine Schmerzen. Extreme Schmerzen entstünden erst in der *resorptiven Phase* der Erkrankung, wenn eine ausgeprägte Hyperämie im Gewebe herrsche.

Auch wenn der Kalkherd in die *Bursa subdeltoidea/subacromialis durchbricht*, führt dies – über eine Freisetzung von Mikrokistallen in das gut durchblutete Bursagewebe – zu einer *akuten Entzündung* mit heftigen Schmerzen (Welfing 1981).

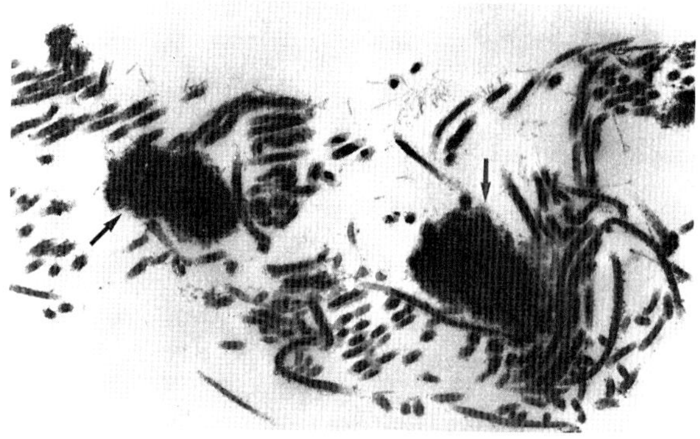

Abb. 4.**11** Kristallkeimbildung (Pfeil) umgeben von stark aufgelockerten degenerierten Kollagenfibrillen; Elektronenmikroskop, Vergr. 20 000fach

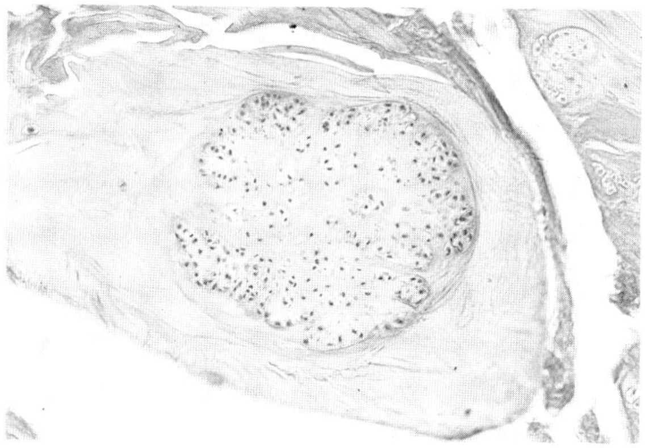

Abb. 4.**12** Großer fibrokartilaginärer Herd (Bildmitte) in degenerativ verändertem Sehnengewebe; Vergr. 120fach, Hämatoxylin-Eosin-Färbung

Makroskopischer Befund

An den *Sehnen der Rotatorenmanschette* treten die ersten Schäden mit Vorliebe an 2 Stellen auf:
- an der Umbiegestelle der Sehnenfibrillen in die endgültige Muskelzugrichtung
  und
- unmittelbar im Bereich des Ansatzes der Sehne am Knochen (Schaer 1936) (Abb. 4.**13**).

Die gesunde Sehne ist durch eine weißliche Farbe, eine matt glänzende Oberfläche und eine feste Konsistenz gekennzeichnet (Dahmen 1968).

Makroskopisch erkennbare Zeichen der Sehnendegeneration sind:

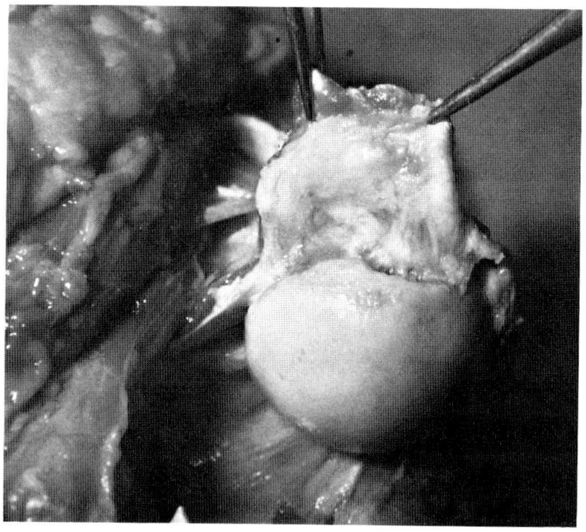

Abb. 4.**13** Eröffnetes Schultergelenk mit Innenseite der Rotatorenmanschette, deutliche degenerative Veränderungen im Ansatzbereich

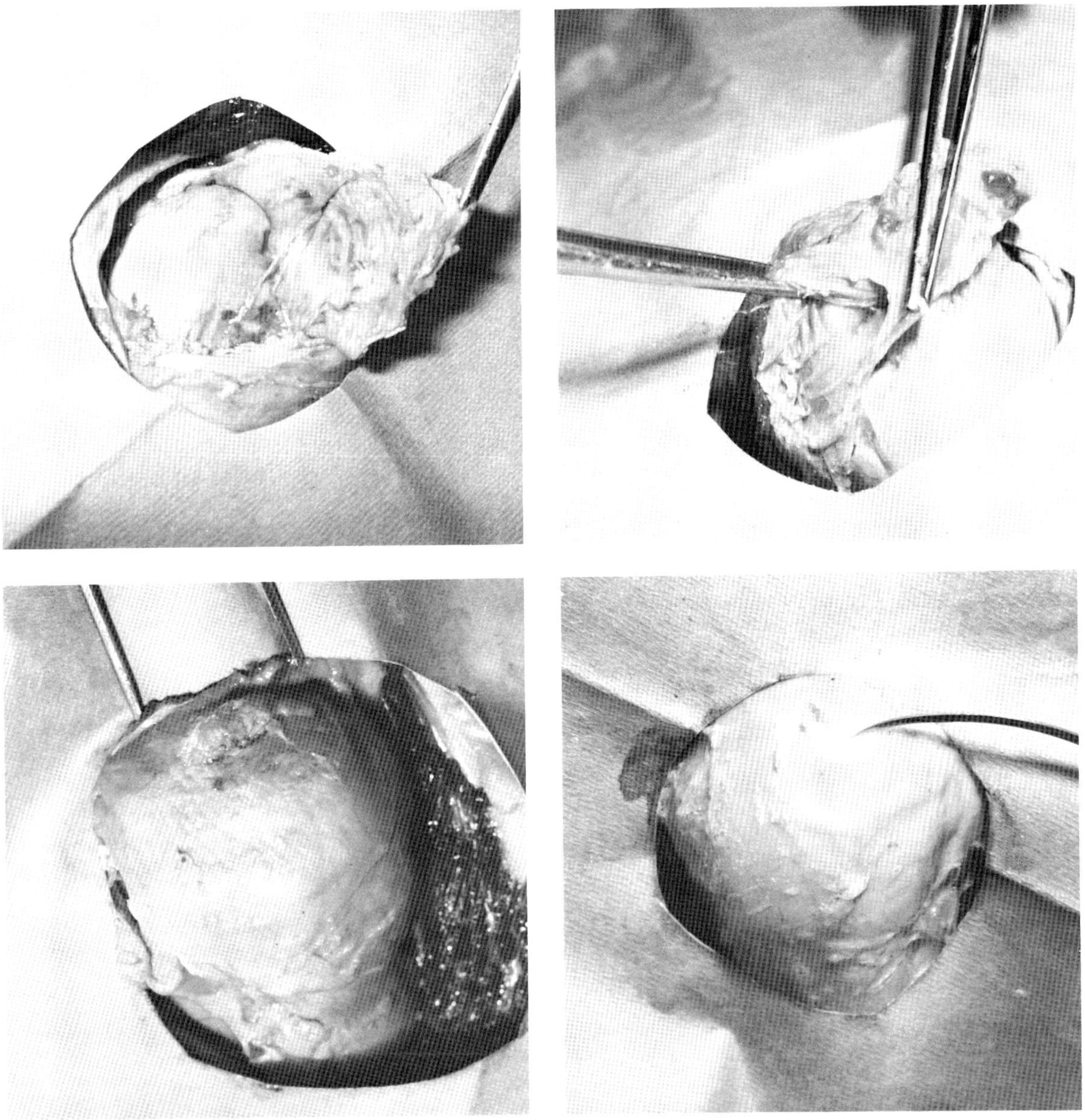

a b c d

Abb. 4.**14** Makroskopischer Aspekt der Rotatorenmanschette (Humeruskopf-Sehnen-Präparat)
a Größere innere Partialruptur der Rotatorenmanschette mit Verfärbung, Aufrauhung, Aufsplitterung der Sehnenfasern sowie Knorpeldefekt
b Intermediäre Ruptur
c Oberflächliche Partialruptur der Supraspinatussehne
d Großes Kalkdepot in der Rotatorenmanschette

- matte, rauhe Oberfläche,
- gelbliche bis bräunliche Verfärbung (Dahmen 1968),
- mürbe, asbestartige Struktur (Schaer 1936) oder weiche, matschige Beschaffenheit (Dahmen 1968),
- Aufsplitterung der Sehnenfasern, oft mit Bildung von Hohlräumen,
- Knorpeldefekte, die im Ansatzbereich der Sehnen beginnen und nach proximal fortschreiten (Bateman 1972),
- Verkalkungen (Schaer 1936),
- Rupturen (Abb. 4.**14**a–d).

Am häufigsten sind Risse der Supraspinatussehne, gefolgt von Rissen der Infraspinatus- und (mit größerem Abstand) Subskapularissehne. Der M. teres minor ist nur selten betroffen. Im Extremfall sind Rupturen der gesamten Rotatorenmanschette zu beobachten (Idelberger 1982).
Man unterscheidet grundsätzlich:
- **komplette Rupturen**

und
- **inkomplette Rupturen** (Abb. 4.**15**).

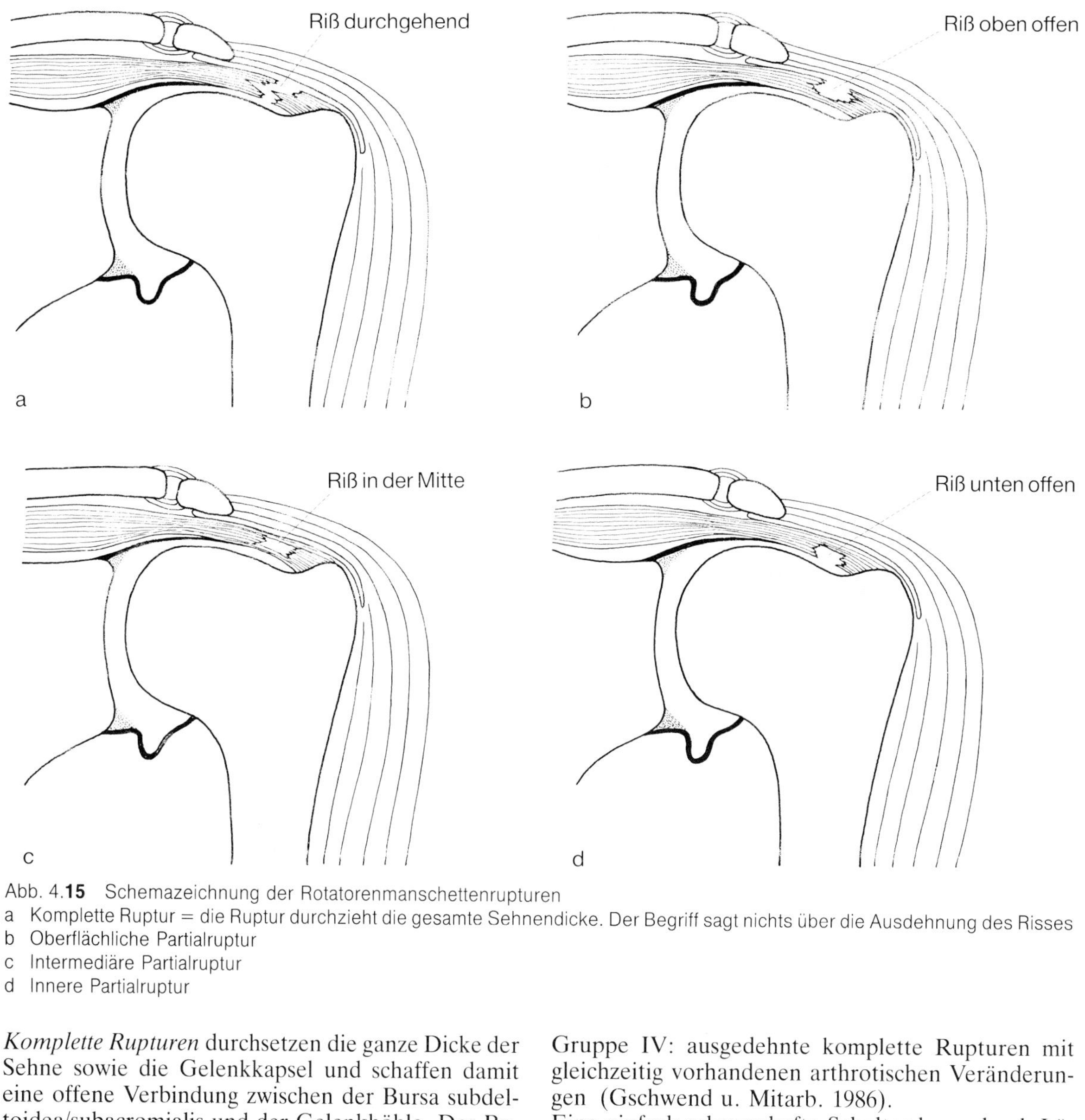

Abb. 4.**15** Schemazeichnung der Rotatorenmanschettenrupturen
a Komplette Ruptur = die Ruptur durchzieht die gesamte Sehnendicke. Der Begriff sagt nichts über die Ausdehnung des Risses
b Oberflächliche Partialruptur
c Intermediäre Partialruptur
d Innere Partialruptur

Komplette Rupturen durchsetzen die ganze Dicke der Sehne sowie die Gelenkkapsel und schaffen damit eine offene Verbindung zwischen der Bursa subdeltoidea/subacromialis und der Gelenkhöhle. Der Begriff „komplett“ besagt *nichts über die Ausdehnung* (s. unten) der Ruptur.
Inkomplette Rupturen (= Partialrupturen) durchsetzen nur einen Teil der Sehne.
Sie können oberflächlich (außen/innen) oder intermediär entstehen (Idelberger 1982). Die intermediär gelegenen Defekte sind weder von der Außenseite der Sehne noch von ihrer Gelenkfläche her zu erkennen und werden daher auch als verborgene Defekte bezeichnet (Bateman 1972).
Nach ihrer Ausdehnung werden die Rupturen der Rotatorenmanschette in *4 Gruppen* eingeteilt:
Gruppe I: oberflächliche, intermediäre oder tiefe Partialrupturen der Supraspinatussehne,
Gruppe II: komplette Rupturen, welche auf die Supraspinatussehne beschränkt sind,
Gruppe III: komplette Rupturen der Supraspinatussehne, die auf eine andere Sehne, meist die des M. infraspinatus, übergreifen,
Gruppe IV: ausgedehnte komplette Rupturen mit gleichzeitig vorhandenen arthrotischen Veränderungen (Gschwend u. Mitarb. 1986).
Eine einfach schmerzhafte Schulter kann durch Läsionen der Gruppe I und II, eine pseudoparalytische Schulter durch Läsionen der Gruppen III und IV hervorgerufen werden.
In seltenen Fällen führen reine Rupturen der Supraspinatussehne bereits zu deutlichen Einschränkungen der aktiven Beweglichkeit. Umgekehrt kann zuweilen bei Veränderungen der Gruppe III noch eine recht gute Beweglichkeit vorhanden sein (Gschwend u. Mitarb. 1986).
Eine Klassifikation, die umfassend alle Sehnenzustände beschreibt, wird im Kapitel „Sonographische Pathologie“ (s. Kap. 10, S. 63) vorgestellt.
Wie oben bereits erwähnt, beobachtet man die meisten *Veränderungen der langen Bizepssehne* im Bereich des Sulcus intertubercularis. Es handelt sich in der Regel um Ödeme und Verklebungen von Sehne und Sehnenscheide. Eine echte Ruptur der langen Bizepssehne, die mit dem typischen Bild des distalisierten Muskelbauches einhergeht, sieht man selten.

Sind die Deckfasern teilweise rupturiert, so sieht man eine Subluxation der langen Bizepssehne. Eine komplette Ruptur der Deckfasern führt zur vollständigen Luxation der Sehne über das Tuberculum minus.
Die Instabilität, die durch die Sehnendefekte verursacht wird, wie auch der Humeruskopfhochstand bei großen Defekten, können eine *Arthrose des Schultergelenkes* nach sich ziehen. Dabei kommt es zum Abrieb des Gelenkknorpels am Caput humeri, im zentralen Bereich der Cavitas glenoidalis und im Sulcus intertubercularis.
Im Rahmen der Cuff tear arthropathy werden neben diesen Knorpelveränderungen auch knöcherne Veränderungen beschrieben. Sie reichen von Randzakken- und Zystenbildungen bis zu massiven Knochendefekten, die zunächst Humeruskopf und Akromion, im weiteren Verlauf aber auch Gelenkpfanne, Processus coracoideus und Articulatio acromioclavicularis betreffen.
Wenn die *Bursen* in den degenerativen Prozeß mit einbezogen sind, finden sich Verwachsungen mit dem umliegenden Gewebe, eine fibrotische Verdikkung der Wände sowie eine Verödung der Lumina (ganz oder teilweise). Zuweilen enthalten die Bursen Ergüsse oder Kalk, der von der Sehne her eingebrochen ist (Idelberger 1982).
Die wiederholten Mikrotraumen führen zu zystischen Schwellungen der Bursen, die man auch als *Hygrome* bezeichnet. In der initialen Phase kommt es zu einem Untergang der die Bursa auskleidenden Synovialdeckzellen, womit die Gleitfähigkeit gestört wird. Die dann wirksam werdenden Reibungskräfte führen zu fibrinoiden Nekrosen der Oberfläche und der tieferen Wandanteile. Eine nachfolgende Granulationsgewebebildung organisiert Fibrin und nekrotische Gewebsanteile, so daß es schließlich über eine Vernarbung zur fibrösen Umwandlung der Bursenwandung kommt (Mohr 1984).
Makroskopisch sind die floriden Stadien des Bursahygroms durch ein Fibrinexsudat gekennzeichnet, in Endstadien liegt eine narbige Bursenwandung vor, deren Lumen von fibrösen Strängen durchzogen wird (Abb. 4.**16**).
Die degenerativ veränderte Bursa zeigt eine Wandverdickung sowie Zotten, die in das Lumen vorragen (Abb. 4.**17**).

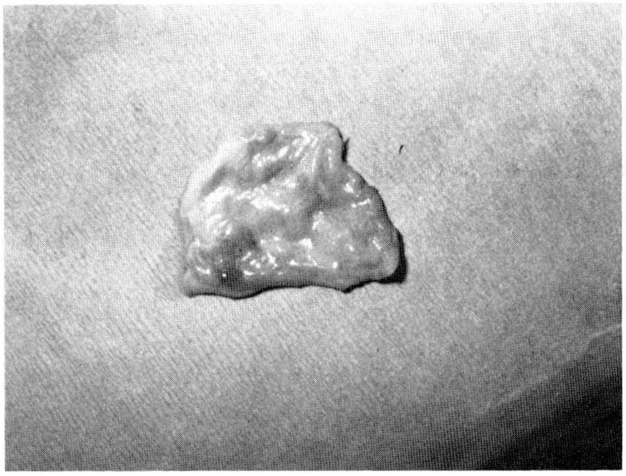

Abb. 4.**16** Narbige Bursa mit fibrösen Strängen. Hier Präparat der oberen Bursawand

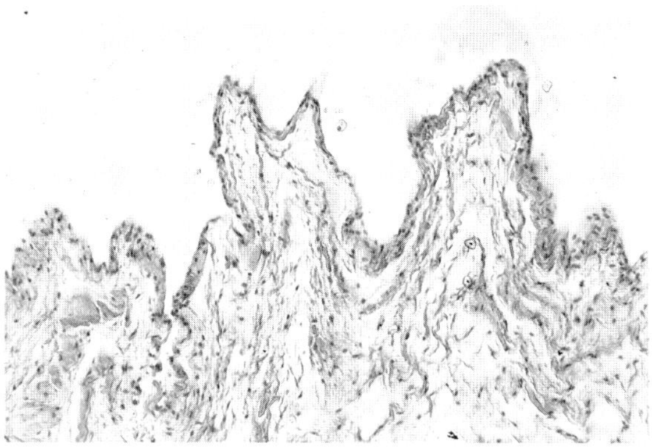

Abb. 4.**17** Innenfläche der Bursa mit Zottenbildung; Hämatoxylin-Eosin-Färbung, Vergr. 120fach

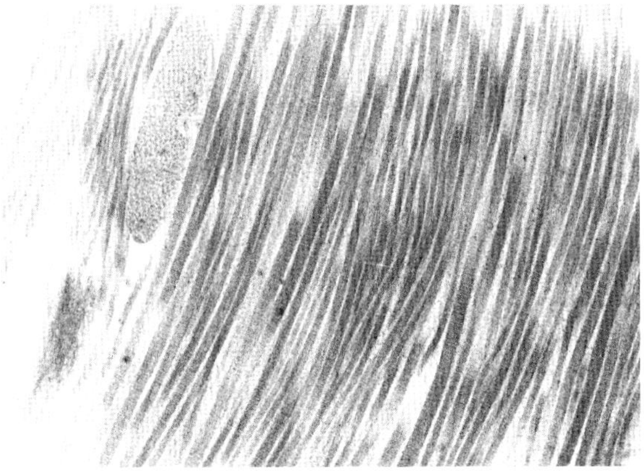

Abb. 4.**18** Normales Sehnenpräparat mit parallel ausgerichteten Kollagenfibrillen und angeschnittenem Fibrozyt; Elektronenmikroskop, Vergr. 20 000fach

Mikroskopischer Befund

Die gesunde Sehne

Bei dem Sehnengewebe handelt es sich um ein fibrilläres kollagenes Gewebe.
Die *Fibrillen* sind feinste (0,3 bis 0,5 μm) unverzweigte Fäserchen, die sich zu verschieden dicken Fibrillenbündeln zusammenlagern. Die Fibrillenbündel verlaufen zueinander parallel (Abb. 4.**18**).
Fibrillen sind kollagenhaltig und zeichnen sich *physikalisch* durch eine außerordentlich große Zugfestigkeit, fast keine Dehnbarkeit, schwache Lichtbre-

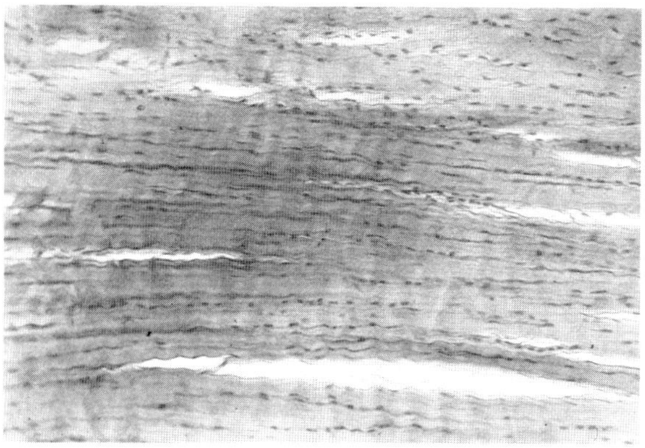

Abb. 4.**19** Normales Sehnenpräparat mit parallelen Fibrillenbündeln und zwischengelagerten Fibrozyten; Hämatoxylin-Eosin-Färbung, Vergr. 120fach

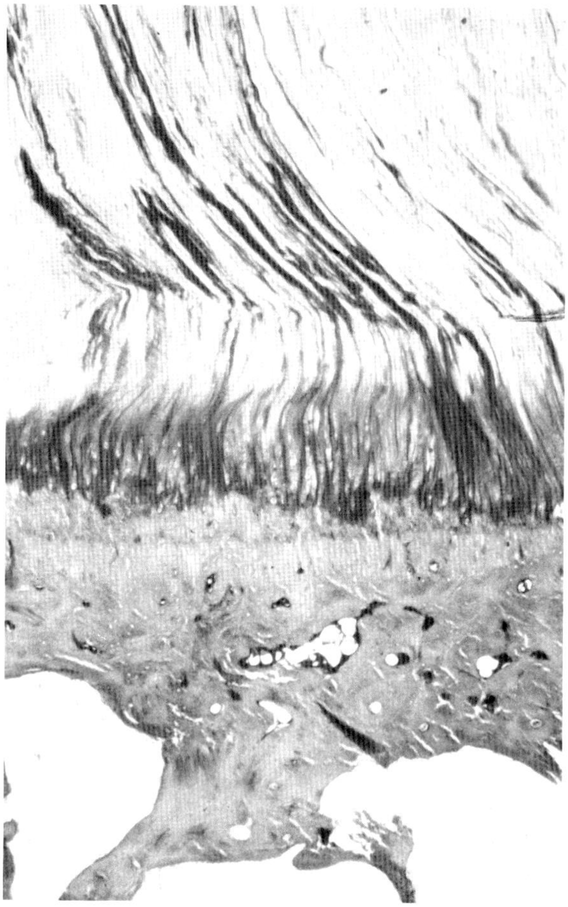

Abb. 4.**20** Insertionsbereich der Supraspinatussehne, die parallelen Sehnenfasern (oben) ziehen durch die Knorpelschicht (Bildmitte) und strahlen in den Knochen (unten) ein; Masson-Goldner-Färbung, Vergr. 40fach

chung und doch Doppelbrechung aus (Schumacher 1934).

Jedem *Fibrillenbündel* liegt eine Reihe von viereckigen oder auch unregelmäßig gestalteten Sehnenzellen, den *Fibrozyten*, an, deren Kerne von der Seite stäbchenförmig, in der Flächenansicht oval erscheinen (Abb. 4.**19**). Die Sehne wird oberflächlich von lockerem Bindegewebe, dem Peritendineum externum, umhüllt. Von diesem treten Züge in das Innere und umscheiden als Peritendineum internum die Fibrillenbündel. Elastische Fasern sind im Sehnengewebe sehr spärlich und fein.

Im Insertionsbereich laufen die Sehnenfasern zunächst durch eine Schicht unverkalkten Knorpels und dann durch eine Lage verkalkten Knorpels, die von Schaer (1936) als Kalklinie bezeichnet wird, um schließlich in den Knochen einzustrahlen, wo sie sich zapfenartig verankern (Becker u. Dreyer 1970) (Abb. 4.**20**).

Degenerative Veränderungen

Von den degenerativen Veränderungen sind die *altersphysiologischen Veränderungen* abzugrenzen.

Im *Alter* kommt es physiologischerweise zu einer Dehydratation und damit relativen Faservermehrung. Auch werden feinste Fettablagerungen und eine zunehmende Sklerosierung der ernährenden Gefäße beobachtet (Becker u. Dreyer 1970).

Als Folge mechanischer Belastung kann es zur **ödematösen Verquellung** der Sehnenbündel kommen. Diese Ödembildung zeigt sich lichtmikroskopisch als Auseinanderweichen der Kollagenfibrillen mit Bildung flüssigkeitsgefüllter Hohlräume. Außerdem können Erythrozyten und Rundzellinfiltrate beobachtet werden (Becker u. Krahl 1978). Diese Veränderungen sind in der Regel *reversibel*.

Bei weiter fortschreitender Schädigung kommt es zur *Zerstörung* der Faserstrukturen mit Veränderungen der interfibrillären Grundsubstanz (Dahmen 1973). Bei noch erhaltener Querstreifung stellt sie sich lichtmikroskopisch als **fibrinoide Verquellung** dar (Dahmen 1968) (Abb. 4.**21**). Es kommt hier auch zum Verlust der parallelen Lagerung der Kollagenfibrillen und zur verminderten Zellzahl mit oft pyknotischen Zellkernen. Werden nekrotische Fibrozyten beobachtet, so spricht man von einer **fibrinoiden Nekrose** (Gedigk u. Totovic 1983).

Die weitere Degeneration führt zu völligem Strukturverlust der Fibrillen und im Elektronenmikroskop zur **Aufhebung der Querstreifung** (Becker u. Krahl 1978).

Es entsteht ein ungeordnetes, feinmaschiges, dreidimensionales Netzwerk (Abb. 4.**22**), das wegen des geringen Durchmessers der Elementarfibrillen und wegen ihrer unterschiedlichen Verlaufsrichtung im Lichtmikroskop homogen („hyalin") erscheint. Da-

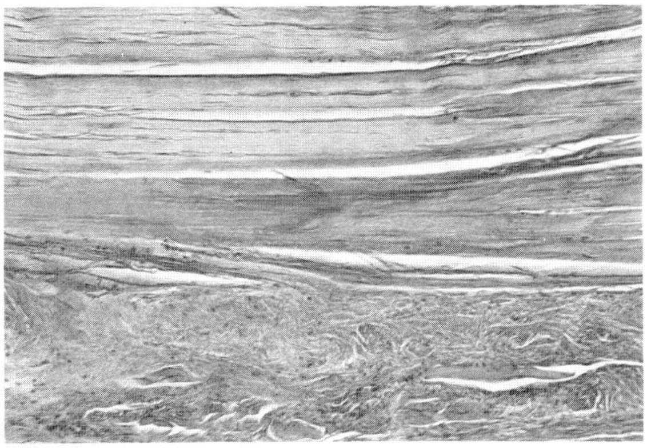

Abb. 4.**21** Präparat der Bizepssehne, oben leichte ödematöse Verquellung, unten schon stärkere Degeneration

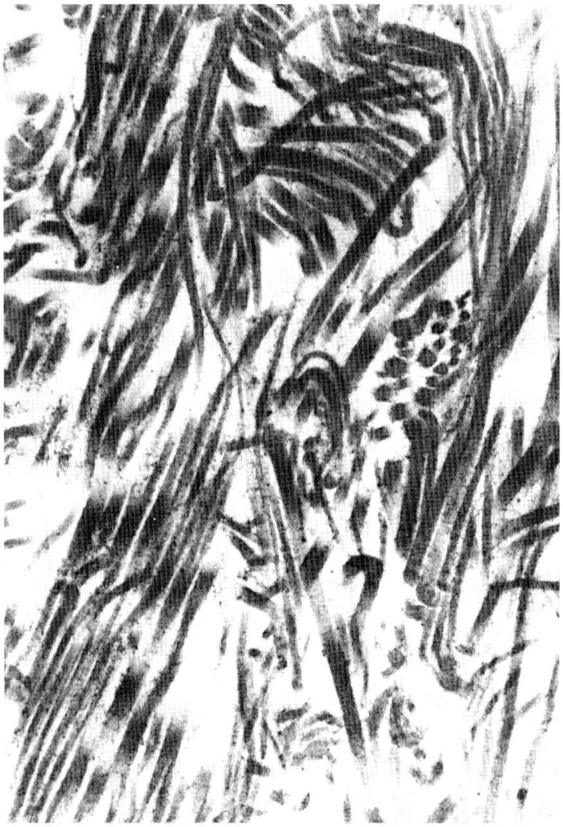

Abb. 4.**22** Die parallele Lagerung der Kollagenfibrillen ist aufgehoben, es hat sich ein dreidimensionales Netzwerk gebildet; Elektronenmikroskop, Vergr. 26 000fach

her bezeichnet man diesen Zustand als **hyaline Degeneration** (Gedigk u. Totovic 1983).

Die ersten degenerativen Veränderungen sind oft in der *Insertionszone* sichtbar, weil diese besonders empfindlich ist. Man beobachtet Verbreiterungen der verkalkten Knorpelzone, winzige Kalksplitter, die bei Mikroausrissen entstehen, Unterbrechungen der verkalkten Knorpelzone sowie eine Zunahme der Knorpelzellen (Abb. 4.**23**).

Neben den morphologischen Veränderungen ist für die Beurteilung natürlich der *quantitative Aspekt* von Bedeutung.

Wir hatten schon erwähnt, daß nach Cofield (1985) mehr als ein Drittel der Sehne degenerativ verändert sein muß, damit es zu Rupturen kommen kann. Eine ganz exakte quantitative Auswertung der Sehnendegeneration ist sehr aufwendig und außerdem wegen der oft bei der Sehnenhistologie auftretenden Schnittartefakte problematisch. Unter klinischen Aspekten scheint eine *semiquantitative Auswertung* ausreichend. Wir haben deswegen bei den von uns histologisch ausgewerteten 94 Supraspinatussehnenpräparaten eine *Klassifizierung* nach folgendem Schema vorgenommen:

A) weniger als ein Drittel der Sehne ist degenerativ verändert.

B) mehr als ein Drittel, aber weniger als zwei Drittel der Sehne sind degenerativ verändert.

C) mehr als zwei Drittel der Sehne sind degenerativ verändert (Tab. 4.**1**).

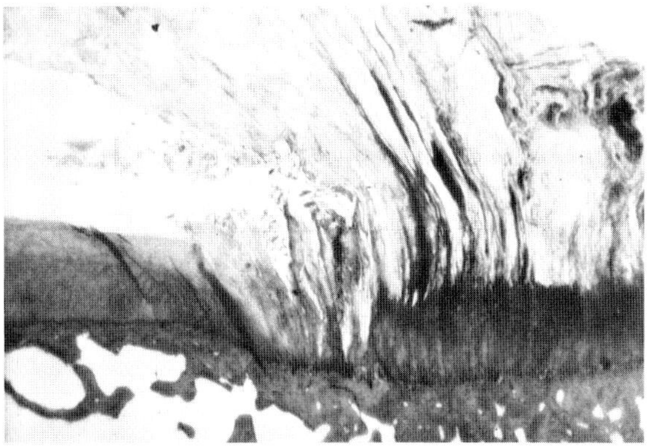

Abb. 4.**23** Insertionszone der Supraspinatussehne mit kleiner innerer Partialruptur (links im Bild), links daneben Gelenkknorpel, rechts daneben mäßig degenerativ veränderte Sehneninsertion mit Verbreiterung der Knorpelzone; Masson-Goldner-Färbung, Vergr. 16fach

Tabelle 4.**1** Altersverteilung der Sehnenqualität bei 94 Supraspinatussehnen (B = mehr als ein Drittel, C = mehr als zwei Drittel degenerativ verändert, die Rupturen sind noch einmal zusätzlich aufgeführt)

Altersgruppe	A (gesund)	B	C	B + C	Ruptur	Gesamt
	n = 26	n = 31	n = 37	n = 68	n = 38	n = 94
21–30	5	0	0	0	0	5
31–40	2	0	0	0	0	2
41–50	3	3	1	4	1	7
51–60	7	9	10	19	5	26
61–70	5	12	11	23	13	28
71–80	4	7	13	20	17	24
81–90	0	0	2	2	2	2
Durchschnittsalter	51,6	62,1	67,1	–	68,8	60,9 Jahre

Diese semiquantitative Auswertung ist besonders im Polarisationsmikroskop gut möglich (Abb. 4.**24**). Zwar zeigt sich erwartungsgemäß mit zunehmendem Alter auch eine Zunahme der Sehnendegeneration; erstaunlicherweise finden sich aber auch einige ältere Patienten mit nur verhältnismäßig geringen Sehnenveränderungen und umgekehrt jüngere Patienten mit schweren Sehnenveränderungen. Welche Faktoren hier die entscheidende Rolle spielen, bleibt zu klären.

Feinkörnige Kalkablagerungen sowie *Kalkdepots* grenzen sich scharf vom benachbarten Sehnengewebe ab (Abb. 4.**25**).

Sobald die Kalkkörnchen von Makrophagen, Fibroblasten und Fremdkörperriesenzellen eingeschlossen und allmählich aufgelöst werden, entstehen **Kalkgranulome** (Idelberger 1982) (Abb. 4.**26**). Neben diesen Sehnenverkalkungen gibt es auch regelrechte Verknöcherungen in den Sehnen, die sich über eine enchondrale und desmale Ossifikation bilden können (Mohr 1988, Abb. 4.**27**).

Lymphoplasmazelluläre und polymorphkernige Infiltrate stellen sich bei *Entzündungen* dar.

Regenerationsprozesse sind durch Gefäßeinsprossung und Granulationsgewebe, schließlich durch eine bindegewebige Narbe gekennzeichnet (vgl. Abb. 4.**28** u. Abb. 10.**4**a).

Die histologischen Präparate wurden nach der von uns beschriebenen Technik erstellt (Katthagen 1986).

Dem pathologisch besonders interessierten Leser sei als weiterführende Literatur das Buch über die „Pathologie des Bandapparates" (Mohr 1988) empfohlen. Die aktuelle Darstellung stellt eine wahre Fundgrube an Informationen über dieses oft „stiefmütterlich" behandelte Gebiet dar.

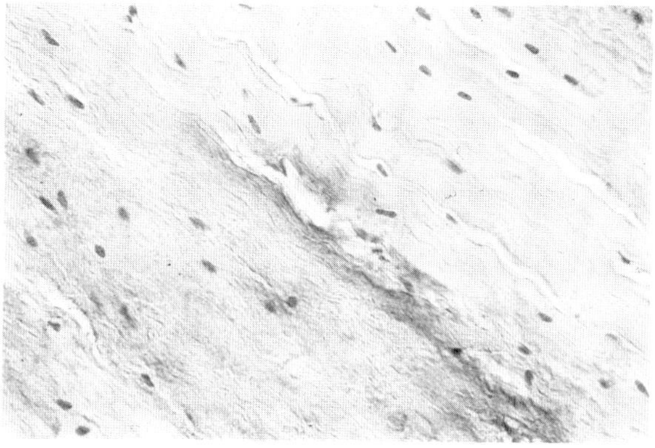

a

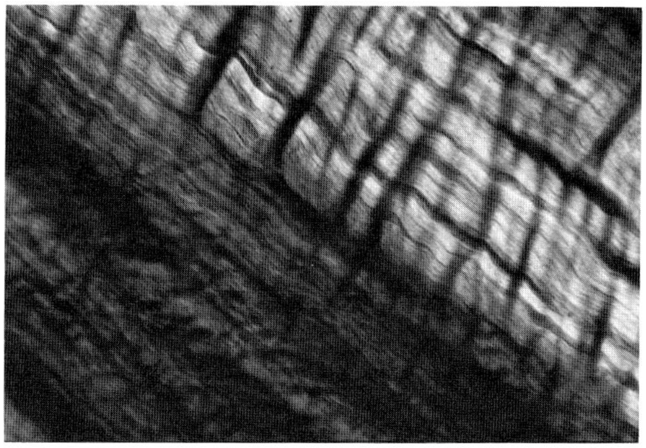

b

Abb. 4.**24** Mit zunehmender Degeneration geht die physikalische Doppelbrechung der Kollagenfibrillen verloren. Schräg von links oben nach rechts unten verlaufende Trennschicht zwischen vergleichsweise normalem (oben) und degenerativ verändertem Sehnengewebe (unten)

a Im Lichtmikroskop sind diese Unterschiede manchmal schwer zu beurteilen

b Dasselbe Präparat läßt den Unterschied im Polarisationsmikroskop deutlich erkennen. Die doppelbrechenden Kollagenfasern leuchten hell auf (rechts oben) im Unterschied zu den degenerierten Fasern (links unten)

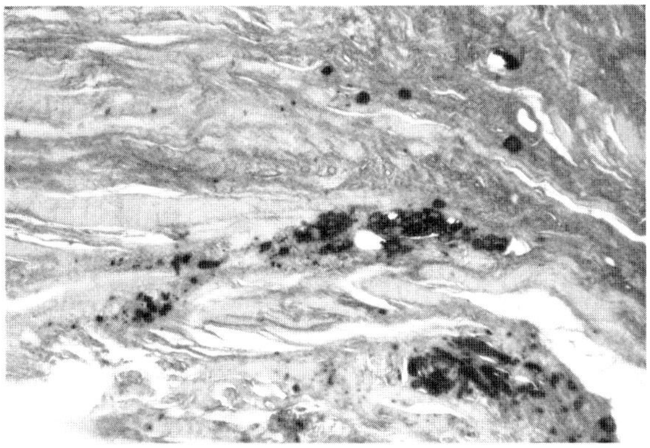

Abb. 4.**25** Feinkörnige Kalkablagerungen (dunkel) in der degenerativ veränderten Supraspinatussehne; Hämatoxylin-Eosin-Färbung, Vergr. 10fach

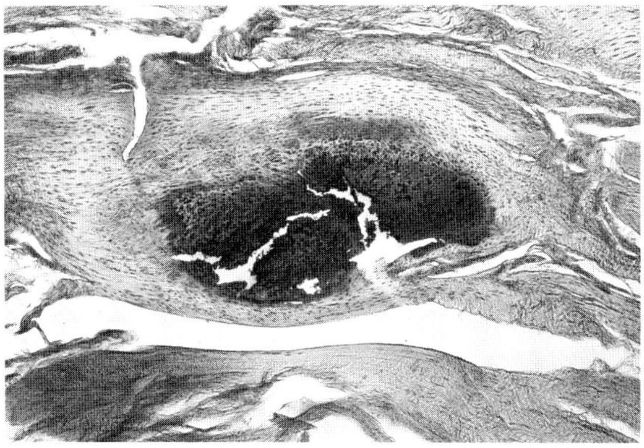

Abb. 4.**26** Ein Kalkgranulom (dunkel in Bildmitte) ist vom benachbarten Sehnengewebe scharf abgegrenzt. Benachbart vereinzelte Knorpelzellen; Hämatoxylin-Eosin-Färbung, Vergr. 50fach

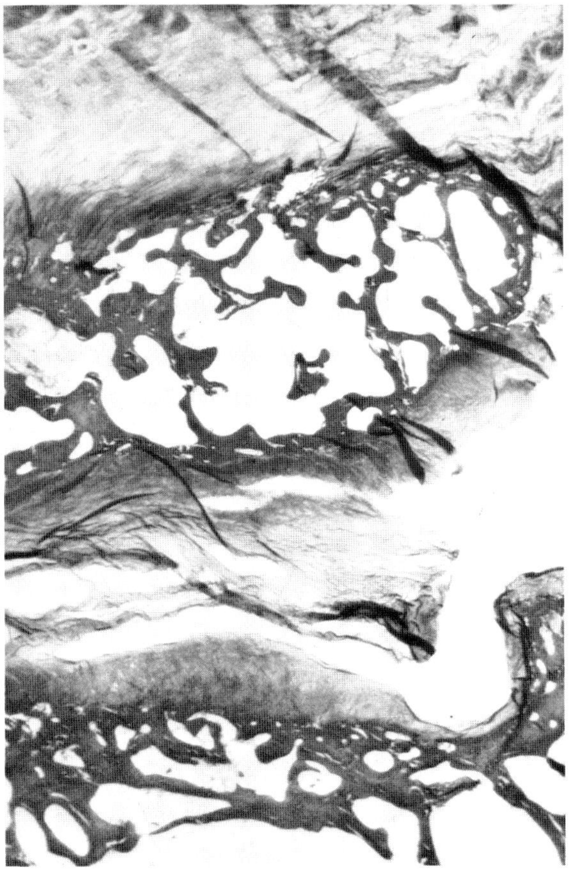

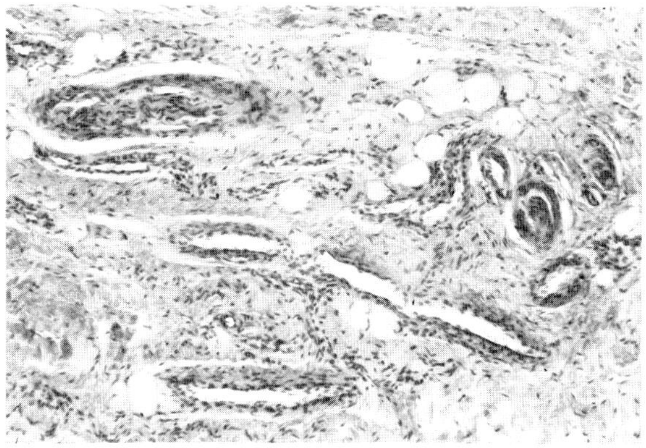

Abb. 4.**28** Granulationsgewebe mit Gefäßeinsprossung und reichlich Fibroblasten, Supraspinatussehne, Hämatoxylin-Eosin-Färbung, Vergr. 120fach

◁ Abb. 4.**27** Knochenbildung (ovale Knochenzone, oben) in der Supraspinatussehne vor dem Tuberculum majus (unten), vgl. Abb. 10.**27**; Masson-Goldner-Färbung, Vergr. 8fach

5. Historische Entwicklung der Sonographie

Mit der Entwicklung der Perkussionstechnik durch Leopold Auenbrugger begann bereits vor etwa 200 Jahren die Nutzung des Schalls als diagnostisches Hilfsmittel in der Medizin (Woltering 1985). 1880, also vor ungefähr 100 Jahren, entdeckten die Brüder P. und P. J. Curie den **piezoelektrischen Effekt**, dessen Umkehrung die Erzeugung von Ultraschall ermöglicht (Kresse 1976). Diese Entdeckung geriet jedoch zunächst einmal in Vergessenheit, bis Richardson nach dem Untergang der Titanic (1912) den Vorschlag machte, mittels Ultraschall Eisberge zu loten, was 1921 von dem deutschen Physiker Behm mit dem *Echolotverfahren* verwirklicht wurde.

D. Howry, ein Radiologe, und W. R. Bliss, ein Ingenieur, entwickelten 1949 das Impulsechosystem für den medizinischen Anwendungsbereich und 1951 die **Compound-Technik**. Mit Hilfe eines Wasserbades als Kopplungsmedium konnten nun erstmals Schnittbilder mit Hilfe des Ultraschalls erzeugt werden. 1958 gelang es Donald u. Braun einen Kontakt-Compound-Scanner zu konstruieren. Das erste **Real-time-Verfahren** wurde 1967 von Krause u. Soldner vorgestellt (Woltering 1985). 1974 entwickelten Kossoff u. Garrett das **Gray-scale-Verfahren**, das die Bilddarstellung entscheidend verbesserte und der Ultraschalldiagnostik zu ihrem weiteren Durchbruch verhalf (Kratochwil 1977).

Im orthopädischen Bereich führte die enge räumliche Verbindung von Knochen und Weichteilen zu besonderen Problemen bei der Ultraschalldiagnostik. Mit zunehmend verbesserter Gerätetechnik wurde die Sonographie aber auch für Orthopäden und Traumatologen interessant (Merk 1986). Erste sonographische Untersuchungen an Knochen- und Weichteiltumoren wurden 1975 veröffentlicht (Kratochwil u. Zweymüller 1975).

Den entscheidenden Durchbruch brachte die sonographische Untersuchung der Säuglingshüfte, die R. Graf Anfang der 80er Jahre in die Orthopädie einführte.

Die erste Voröffentlichung über die **Sonographie der Schulter** stammt von V. Mayer und wurde 1977 auf einer Veranstaltung des AIUM (American Institute of Ultrasound in Medicine) in Dallas vorgestellt (Mayer 1985).

1979 schlugen Seltzer u. Mitarb. die Sonographie zur Entdeckung intraartikulärer Schulterergüsse vor. Sie führten Kontrastmittelinjektionen zunächst bei Affen, später auch beim Menschen (1980) durch und konnten im wesentlichen knöcherne Oberflächenstrukturen, Muskeln und periartikuläre Weichteile sowie das injizierte Kontrastmittel nachweisen. Die eigentliche Entwicklung der Schultersonographie begann aber erst in den *80er Jahren* und hat sich in jüngster Zeit – wie an zahlreichen Publikationen seit 1983 deutlich wird – rasant entwickelt.

1983 präsentierten Farrar u. Mitarb. auf dem amerikanischen Orthopädenkongreß eine schultersonographische Studie von 48 Patienten. Sie führten die Sonographie dynamisch durch und fanden eine Sensitivität von 91% und Spezifität von 76% bei der Erkennung von kompletten Rupturen der Rotatorenmanschette. Ebenfalls 1983 berichteten Fornage u. Mitarb. über Ultraschalluntersuchungen bei muskulären und knöchernen Verletzungen.

1984 publizierten Crass u. Mitarb. über sonographische Untersuchungen bei 9 Patienten. Sie konzentrierten sich auf die Untersuchung der Rotatorenmanschette und konnten Rupturen besser nachweisen als mit der Arthrographie. Crass u. Mitarb. haben dann 1986 über Ultraschalluntersuchungen bei 40 Patienten nach einer operativen Wiederherstellung der Rotatorenmanschette berichtet und die postoperativen Probleme der Kontrastarthrographie betont, welche durch Adhäsionen und Obliteration der Bursa subdeltoidea bedingt sind. Sie fanden mit der Sonographie nach der Opration eine veränderte Echogenität der Sehne, hoben aber hervor, daß die Sonographie akkurater als die Kontrastarthrographie zur postoperativen Beurteilung der Rotatorenmanschette sei.

1984 beschrieben Middleton u. Mitarb. die normale Anatomie der Rotatorenmanschette im Ultraschallbild. In einer weiteren Publikation (1985a) teilten sie die Ergebnisse von Ultraschalluntersuchungen bei 39 Patienten mit Verdacht auf Rotatorenmanschettenruptur mit. Sie fanden eine Sensitivität der Sonographie zur Entdeckung von Rupturen von 93%. Der Vorhersagewert des negativen Sonogramms war 95%. In einer weiteren Publikation (1985b) untersuchten diese Autoren auch die Bizepssehne mit dem Ultraschall. Im Vergleich zur Arthrographie war die Sonographie zuverlässiger und sie empfahlen die Sonographie als Untersuchungsmethode der Wahl bei

Verdacht auf Läsion der langen Bizepssehne. Sie haben diese Ergebnisse 1986 in 2 Publikationen anhand von 106 Patienten bestätigt. Außerdem schrieben Middleton u. Mitarb. (1986) eine wichtige Arbeit über *Fehlermöglichkeiten* in der Schultersonographie.

Bretzke u. Mitarb. (1985) fanden eine höhere Zuverlässigkeit der Schultersonographie als der Arthrographie bei Rotatorenmanschettenrupturen.

Mack u. Mitarb. (1985) haben die Möglichkeit der **dynamischen Schultersonographie** und ihre Bedeutung herausgestellt. Nach ihren Untersuchungsergebnissen ist die Sonographie für die Beurteilung der Rotatorenmanschette so zuverlässig, daß eine Arthrographie nur noch in Ausnahmefällen benötigt wird. In ihrer Arbeit betonen sie auch den kostensparenden Effekt der Sonographie im Vergleich zur Arthrographie.

Im deutschsprachigen Schrifttum haben sich vor allem Hedtmann u. Mitarb. (1986, 1987), Kujat u. Mitarb. (1986), Rapf u. Mitarb. (1986), Schlepckow u. Mitarb. (1987), Stahl u. Mitarb. (1986) sowie Harland (1986, 1987) und Pfister u. Löffler (1987) mit der Schultersonographie beschäftigt.

Die Sonographie war bereits Hauptthema von 2 Orthopädenkongressen (1986 in Baden-Baden und 1987 in Baden bei Wien). Auf dem Kongreß in Baden haben wir erstmals über unsere pathologisch-anatomischen Vergleichsuntersuchungen berichtet (Katthagen u. Mitarb. 1987).

6. Physikalische Grundlagen

Die Erzeugung von Ultraschallwellen

Als „Ultraschall" bezeichnet man mechanische Schwingungen, deren Frequenz oberhalb des menschlichen Hörbereiches liegt (Tab. 6.**1**).
Wie der Hörschall setzt sich auch der Ultraschall in Form von Longitudinalwellen fort (Kresse 1976) (Abb. 6.**1**).
Die im medizinisch-diagnostischen Anwendungsbereich genutzten Ultraschallwellen liegen zwischen 1 und 12 MHz (Frommhold 1982).
Ihre Erzeugung beruht auf der Umkehrung des *piezoelektrischen Effektes*, welcher darin besteht, daß bei mechanischer Verformung mancher Kristalle an der Kristalloberfläche eine Spannung auftritt (Kresse 1976).

Die Entstehung von Ultraschallbildern

Die in der Diagnostik eingesetzten Ultraschallgeräte arbeiten entweder nach dem Impulsechoverfahren oder nach dem Dauerschallverfahren. Während beim Impulsechoverfahren nach einem kurzen Ultraschallimpuls eine längere Sendepause folgt, in der das Gerät auf Empfang geschaltet ist (Woltering 1985), sendet der piezoelektrische Schwinger beim Dauerschallverfahren (= Doppler-Verfahren) kontinuierlich Ultraschallwellen aus (Kresse 1976).
Bildgebende Verfahren nutzen meist das Impulsechoprinzip, wobei der Schallkopf (= Applikator = Transducer = Scanner) abwechselnd als Sender oder Empfänger dient. Die Echoimpulse (= reflektierte Ultraschallwellen) werden auf der Bildzeile einer Kathodenstrahlröhre in Helligkeitsmodulation dargestellt.

Tabelle 6.**1** Einteilung der Schallfrequenzen

Einteilung der Schallfrequenzen	
weniger als 16 Hz	Infraschall
16 Hz – 20 000 Hz	Hörschall
20 000 Hz – 10 000 MHz	Ultraschall
mehr als 10 000 MHz	Hyperschall

Dazu wird der Elektronenstrahl – beginnend mit dem Sendeimpuls – in einer gleichförmigen Bewegung, die dem Eindringen des Sendeimpulses in das Gewebe entspricht, von oben nach unten (= entlang einer Zeile) über den Bildschirm geführt. Wenn Echoimpulse empfangen werden, wird der Elektronenstrahl so verstärkt, daß er einen Bildpunkt erzeugt. Der Abstand dieses Bildpunktes vom oberen Bildschirmrand markiert die Tiefenlage der echogenen Struktur, seine Helligkeit ist ein Maß für die Echogenität (Frommhold 1982).
Um die Einzelzeilen für den Betrachter zu einem Gesamtbild zusammenzubauen, muß der Vorgang entweder gespeichert werden (z. B. fotografische Platte, Oszillographenröhre mit Speicherschirm) oder er muß periodisch so rasch wiederholt werden, daß der Eindruck eines stehenden Bildes entsteht (Kresse 1976).
- Der Compound-Scanner besitzt einen Speicherschirm, benötigt für den Bildaufbau mehrere Se-

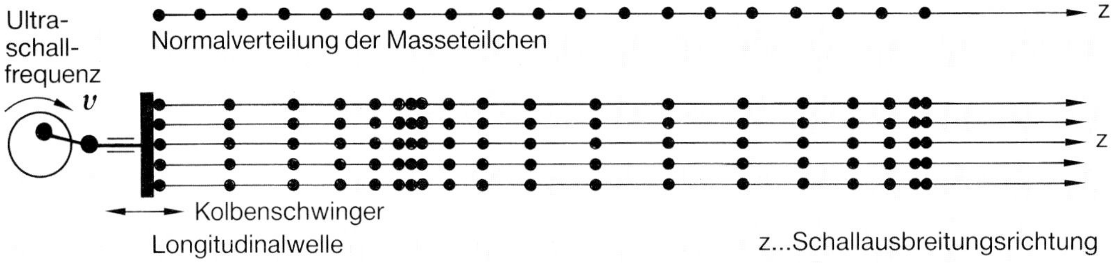

Abb. 6.**1** Schema zur Ausbreitung des Ultraschalls (Longitudinalwelle). Die typische Schallbewegung des einzelnen Teilchens erfolgt parallel zur Schallausbreitungsrichtung um die Ruhelage

kunden und dürfte daher nur noch historische Bedeutung haben.

– Die **Real-time-Darstellung** arbeitet mit einem periodischen Bildaufbau, der so rasch erfolgt, daß pro Sekunde 13–30 Bilder erzeugt werden und somit eine Bewegungsanalyse möglich wird (Woltering 1985).

Die Echogenität der einzelnen Strukturen läßt sich besser differenzieren, wenn die empfangenen Echointensitäten in Grauwerte umgesetzt werden. Statt der Hell/dunkel-Darstellung bietet dieses Gray-scale-Verfahren mehr als 10 mit dem Auge unterscheidbare Abstufungen (Kresse 1976).

Die hochfrequenten mechanischen Wellen, die der piezoelektrische Wandler erzeugt, werden durch eine akustische Linse so gebrochen, daß sie zunächst konvergent verlaufen (Nahfeld), sich dann im Fokusbereich sammeln und schließlich im Fernfeld divergieren (Abb. 6.**2**).

Die zu untersuchenden Objekte sollte man nach Möglichkeit in den Fokusbereich bringen, weil das Auflösungsvermögen dort am größten ist.

Ein weiterer Faktor, der die Form des Schallfeldes beeinflußt, ist die Art der Abtastung (Graf 1985):

Der **Linearapplikator** (= linear-array-Applikator = Transducer-Array) besteht aus mehreren einzelnen, akustisch und elektrisch isolierten Schwingerelementen und gibt parallele Schallwellen in das Gewebe ab (Abb. 6.**3** u. 6.**4**).

Der Fokusbereich kann bei diesem Verfahren verändert werden, indem das Erregungsschema der Schwingerelemente umgestellt wird (Wells 1980).

Eine Variante des Linearapplikators bildet der „small-parts-Applikator“. Bei sonst gleichem Aufbau ist er weniger breit, so daß auf einem Schnitt nur kleine Anteile (= small parts) einer Struktur zur Darstellung kommen.

Der **Sektorapplikator** besteht aus bis zu 3 Schwingerelementen, die in einem flüssigkeitsgefüllten Gehäuse gelagert sind. Durch schnelle Rotation der Schallköpfe um eine zentrale Achse entsteht eine sektorförmige Abtastung (Graf 1985) (Abb. 6.**5**).

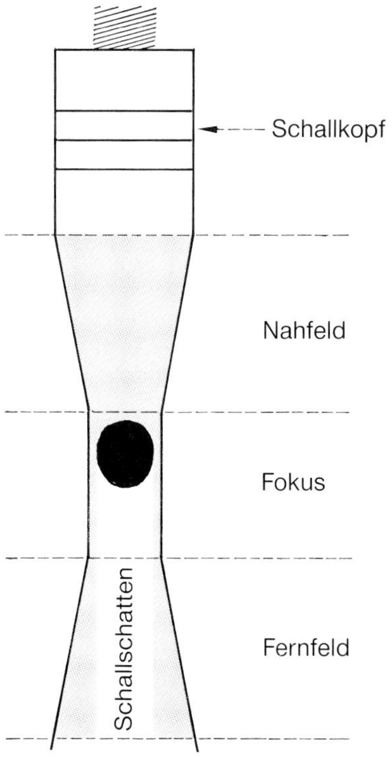

Abb. 6.**2** Das Schallfeld. Schallkopf mit Nah- und Fernfeld, ein Objekt im Fokusbereich. Der Schallkopf enthält das piezoelektrische Element und die akustische Linse (nach Graf 1985)

Neben diesem mechanischen Sektorapplikator gibt es auch einen „linear array sector scanner“.

Sektorapplikatoren sind den Linearapplikatoren bei Interkostalschnitten und der intrakraniellen Untersuchung von Säuglingen durch die große Fontanelle überlegen. Bei sehr nahe unter der Haut gelegenen Objekten ist der Bildausschnitt wegen der Sektorenbegrenzung jedoch sehr klein (Graf 1985).

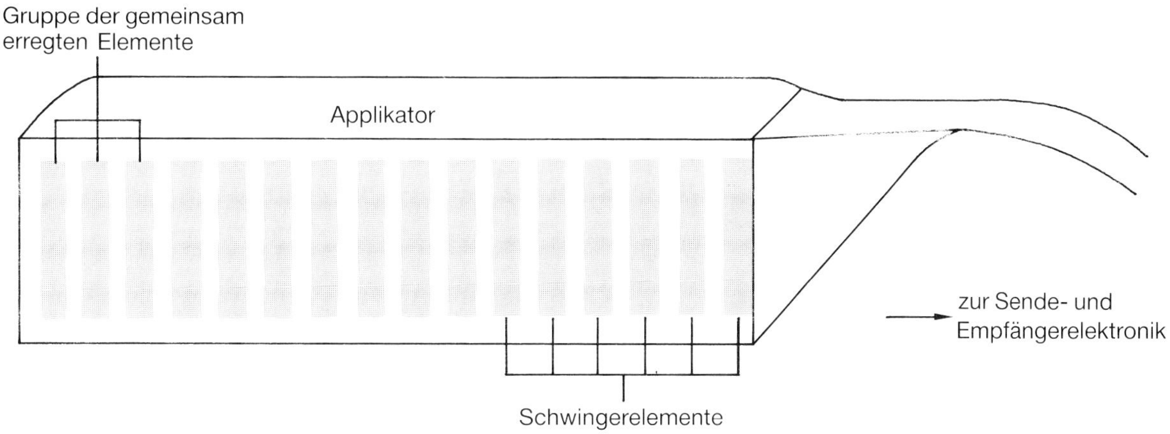

Abb. 6.**3** Linearapplikator. Die Schwingerelemente sind linear angeordnet und werden je nach dem gewünschten Fokusbereich in Gruppen gemeinsam erregt (Graf 1985)

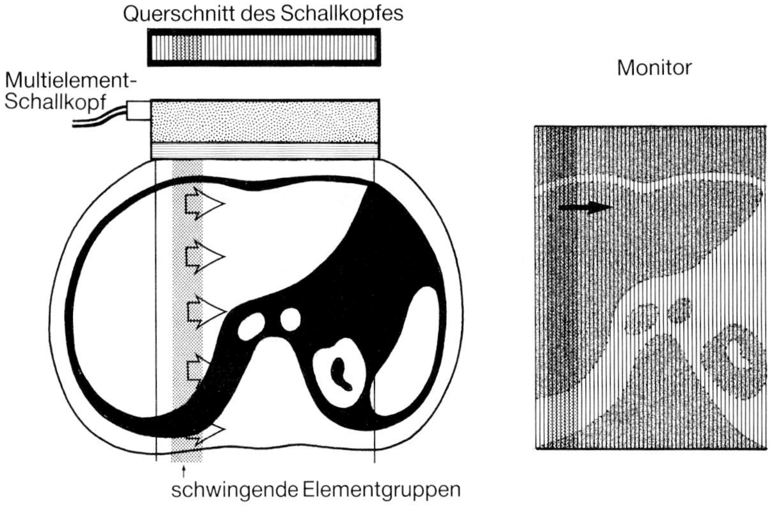

Abb. 6.**4** Aufbau und Arbeitsweise eines Linearapplikators (nach Götz 1983)

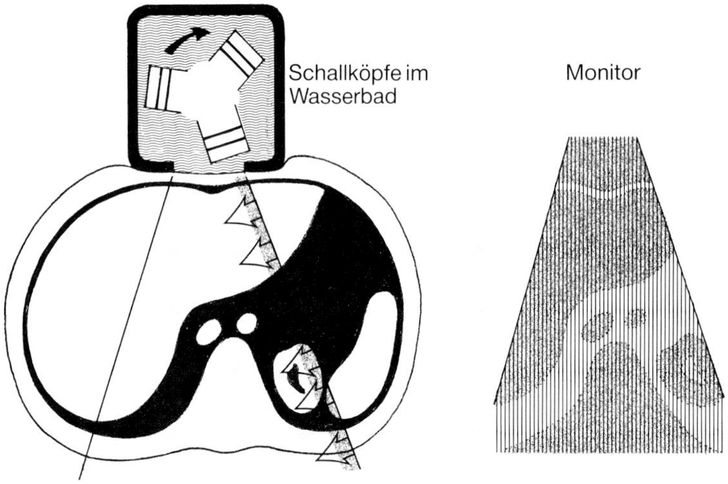

Abb. 6.**5** Aufbau und Arbeitsweise eines Sektorapplikators

Reflexion, Absorption und Streuung von Ultraschallwellen

Die Ultraschallwellen unterliegen den Gesetzen der Akustik und können daher reflektiert, absorbiert und gestreut werden (Frommhold 1982).

Die **Reflexion** bildet die Basis des Impulsechoverfahrens. Sie hängt von den Schalleitungsgeschwindigkeiten und den Dichtewerten der aneinandergrenzenden Gewebearten ab. Das Produkt aus Schalleitungsgeschwindigkeit und Dichte eines Gewebes bezeichnet man als Impedanz (= Wellenwiderstand). Je größer der *Impedanzunterschied* aneinandergrenzender Gewebe ist, desto mehr Ultraschallwellen werden an der Grenzfläche reflektiert und desto heller stellt sich diese Grenzfläche im Sonogramm dar. Bereits geringfügige Impedanzunterschiede reichen aus, um deutlich sichtbare Echos hervorzurufen (Schoknecht 1976) (Tab. 6.**2**).

Tabelle 6.**2** Sonographisch relevante physikalische Eigenschaften der Gewebe (nach Schoknecht 1976)

Gewebe	Schallgeschw. $m\ s^{-1}$	Dichte $kg\ m^{-3}$	Impedanz $10^6\ Nsm^{-3}$
Fett	1450	952	1,38
Hirn	1541	1025	1,58
Leber	1549	1065	1,65
Nieren	1561	1038	1,62
Blut	1570	1025	1,61
Muskel	1585	1073	1,70
Knochen (Schädel)	4080	1912	7,80
Wasser	1480	1000	1,48

Die *Reflexionsfaktoren* (r) der Grenzflächen zwischen den verschiedenen weichen Geweben des menschlichen Körpers sind kleiner als 1%. Es wird also weniger als 1% der ankommenden Energie (E_0) an solch einer Grenzfläche reflektiert, während ein weitaus größerer Anteil weiter ins Gewebe eindringt und Strukturen unterhalb dieser Grenzfläche zur Darstellung bringt (Abb. 6.**6**).

Allerdings reflektieren die Grenzflächen weicher Gewebe gegen Luft oder Knochen fast total, was zu einem Schallschatten führt, der die Beurteilung tiefer gelegener Strukturen verhindert (Kresse 1976).

Neben der Reflexion ist es vor allem die **Absorption**, eine Umwandlung der Schwingungsenergie in Wärmeenergie, die ganz wesentlich zur Dämpfung des Ultraschalls beiträgt (Woltering 1985). Weil die Absorption in weichem Gewebe linear mit der Frequenz ansteigt (Kresse 1976), erreichen hochfrequente Schallköpfe deutlich geringere Eindringtiefen als niederfrequente (Abb. 6.**7**).

Treffen Ultraschallwellen nicht senkrecht auf eine Grenzfläche auf, so werden sie gestreut. Diese Streuungseffekte, die vor allem an rauhen Oberflächen auftreten, nehmen mit wachsender Frequenz zu (Götz 1983) (Abb. 6.**8**).

Um die Schalldämpfung durch Reflexion, Absorption und Streuung auszugleichen, ist eine *Verstärkung* der Echos aus tieferen Gewebeschichten unerläßlich. Sie wird manuell mit Hilfe des **„Tiefenausgleichs"** eingestellt (Schneekloth u. Mitarb. 1977) (Abb. 6.**9**).

Bei optimaler Einstellung sollten sich gleiche oder ähnliche Reflexionsobjekte unabhängig von der Tiefenlage gleich darstellen (Lesemann u. Schoknecht 1980).

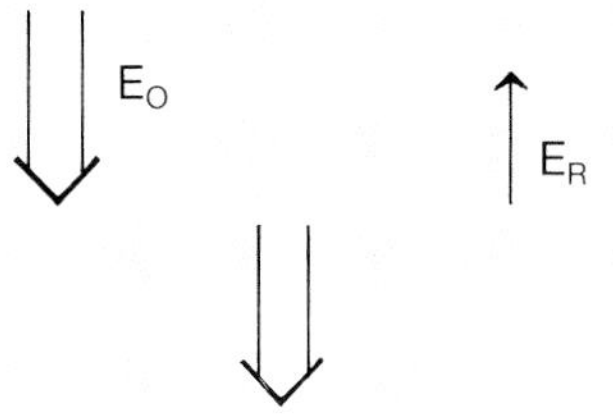

Abb. 6.**6** Der Reflexionsfaktor r zeigt das Verhältnis aus reflektierter Energie E_R und eingestrahlter Energie E_0

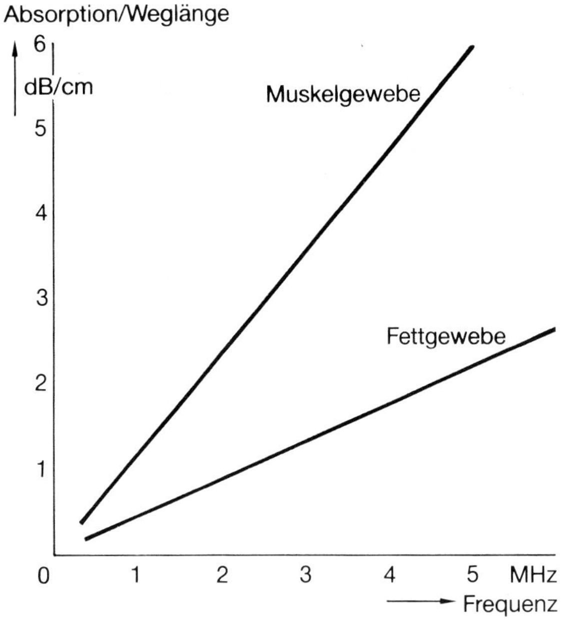

Abb. 6.**7** Die Absorption von Ultraschall in Muskel- bzw. Fettgewebe in Abhängigkeit von der Schallfrequenz (nach Köhler 1979)

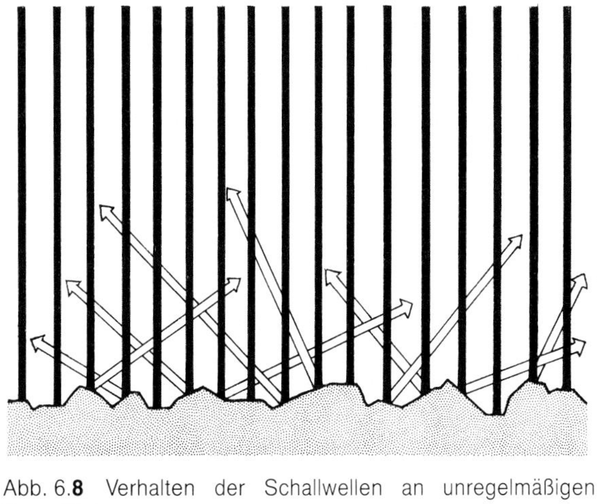

Abb. 6.**8** Verhalten der Schallwellen an unregelmäßigen Grenzflächen

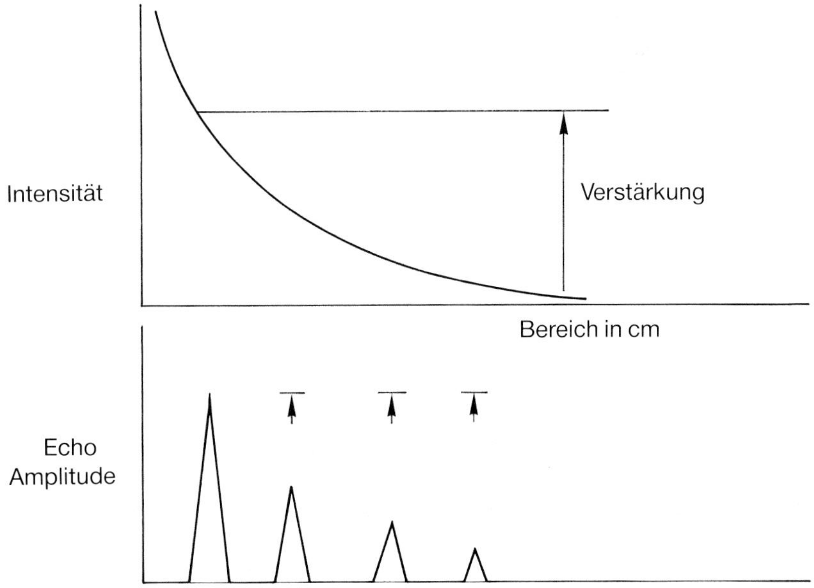

Abb. 6.**9** Arbeitsweise des Tiefenausgleichs. Höhere Verstärkung tiefer gelegener Strukturen zum Ausgleich der Schalldämpfung

Das Auflösungsvermögen der Ultraschallgeräte

Das Auflösungsvermögen eines abbildenden Apparates, d. h. der kleinste, noch trennbare Abstand zwischen 2 Punkten, liegt ganz grob gesehen bei einigen Wellenlängen der verwendeten Schwingungen.
Die Wellenlänge der Ultraschallwellen liegt bei
- etwa 0,3 mm für den 5-MHz-Applikator (Niethard u. Roesler 1987)
  und
- etwa 0,2 mm für den 7,5-MHz-Applikator.

Da die Wellenlänge umgekehrt proportional zu der Frequenz ist, nimmt das Auflösungsvermögen – bei konstantem Kristalldurchmesser – mit der Frequenz zu (Schneekloth u. Mitarb. 1977).
Weil auch die Absorption in weichem Gewebe linear mit der Frequenz ansteigt (Kresse 1976), sind hohe Eindringtiefe und weniger gute Auflösung für niederfrequente, geringe Eindringtiefe und gute Auflösung jedoch für hochfrequente Schallköpfe charakteristisch.
Wie oben beschrieben (s. S. 27), ist das Auflösungsvermögen eines Ultraschallgerätes im Fokusbereich am größten.
Diese effektive Fokuszone liegt beim 3,5-MHz-Linearapplikator in 4–8 cm, beim 5-MHz-Linearapplikator in 3–6 cm Abstand vor der Schallkopfoberfläche (Friedrich 1987). Der Fokusbereich des 7,5-MHz-Linearapplikators befindet sich etwa 2–5 cm vor der Schallkopfoberfläche.
Um den diagnostisch ungünstigen Nahfeldbereich bei der Untersuchung oberflächennaher Strukturen zu überbrücken, sollte eine **Vorlaufstrecke** eingesetzt werden, welche die abzubildenden Bezirke in die effektive Fokuszone verlagert. Falls diese Vorlaufstrecke gut verformbar ist, verbessert sie neben der

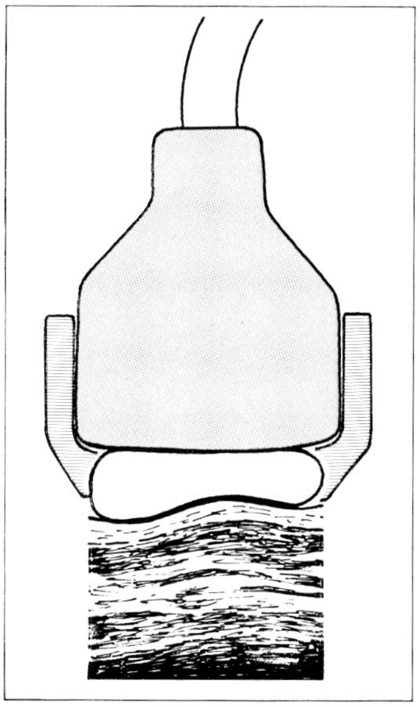

Abb. 6.**10** Verbesserung der Schallankopplung durch eine flexible Wasservorlaufstrecke (nach Friedrich 1987)

Auflösung oberflächlich gelegener Strukturen auch die Schallankopplung an gekrümmte Untersuchungsobjekte (Abb. 6.**10**).

7. Apparative Voraussetzungen

Allgemeine Überlegungen

Sonographische Untersuchungen der Schulter werden im Real-time-Betrieb vorgenommen.

Dabei werden nach Literaturangaben verschiedener Autoren sowohl Linear-, als auch Sektorapplikatoren zwischen 3,5 MHz und 10 MHz, zum Teil mit Nahfokussierung oder Wasservorlaufstrecke, eingesetzt (Tab. 7.**1**).

Folgende *Überlegungen* sind im Rahmen der Schultersonographie *bei Auswahl von Geräten und Schallköpfen* zu berücksichtigen:

Grundsätzlich sind **Linearapplikatoren** wegen der verzeichnungsfreien Bildwiedergabe in der Orthopädie Sektorapplikatoren vorzuziehen. Die interessierenden Strukturen liegen bei der Schultersonographie knapp unter der Hautoberfläche, so daß bei einem *Nahfokusbereich* zwischen 2 und 5 cm die besten Ergebnisse zu erwarten sind. Durch Benutzen einer **Wasservorlaufstrecke** wird die Bilddarstellung einschließlich der Hautkonturen plastischer, eine bessere Adaptation an die unebene Hautoberfläche wird möglich und auch der Fokusbereich wird hierdurch auf die Rotatorenmanschette gerichtet. Ähnliches gilt natürlich auch bei anderen oberflächlichen Weichteiluntersuchungen (z. B. Achillessehne, Muskelverletzungen usw.).

Im *Unterschied zur Hüftsonographie*, bei der es vor allem auf die Konturendarstellung ankommt, ist bei der Weichteildarstellung ein weicher Kontrast mit vielen Grauwertstufen zur Beurteilung der Echogenität erforderlich (Graf 1987).

Wir haben verschiedene Schallköpfe (5-MHz-Sektor, 5-MHz-Linear- und 7,5-MHz-Linearschallköpfe) miteinander verglichen; alle Ultraschalluntersuchungen wurden mit dem Gerät Sonoline SL-1 (Siemens) durchgeführt.

Während der Fokusbereich des Sektorapplikators auf *60 mm* fest eingestellt war, konnten die Linearschallköpfe zwischen 24 mm und 102 mm fokussiert werden. Wir haben bei den Linearapplikatoren die Nahfokussierung auf 24 mm eingestellt.

Folgende **Vorlaufstrecken** standen zur Verfügung: ein Wasserkissen für die 5-MHz-Applikatoren, ein Wasservorlauf mit Halterung für den 7,5-MHz-Applikator und eine Kunststoffvorlaufstrecke „Sonokitt" (105 × 45 × 40 mm). Die Kunststoffvorlaufstrecke besteht aus „Proxon", einem extrem weichgemachten Polyvinylchlorid, das in seiner Schalleitungsgeschwindigkeit, seiner Schalldämpfung und seinem akustischen Wellenwiderstand ein gewebeäquivalentes Verhalten zeigt. Dieses Proxonkissen konnte mit jedem der 3 Applikatoren kombiniert werden. Als **Kopplungsmedium** wurde „Aquasonic 100" verwandt.

Tabelle 7.**1** Zusammenstellung der Schallköpfe bei der Schultersonographie in der Literatur

Applikator	Quelle
1. Linearapplikatoren	
a normale Breite	
– 5 MHz	Middleton u. Mitarb. 1985 b
	Kujat u. Mitarb. 1986
	Rapf u. Mitarb. 1986
	Stahl u. Mitarb. 1986
	Pfister u. Löffler 1987
	Schlepckow u. Mitarb. 1987
– 5 MHz mit Nahfokussierung	Hedtmann u. Mitarb. 1986
	Hedtmann u. Mitarb. 1987
– 5 MHz mit Wasservorlauf	Harland 1986
– 7 MHz	Kujat u. Mitarb. 1986
	Graf 1987
– 7,5 MHz	Rapf u. Mitarb. 1986
– 7,5 MHz mit Nahfokussierung	Hedtmann u. Mitarb. 1986
	Hedtmann u. Mitarb. 1987
b small-parts-Applikatoren	
– 3,5 MHz mit 4 cm Wasservorlauf	Seltzer u. Mitarb. 1979
– 10 MHz	Crass u. Mitarb. 1984
	Bretzke u. Mitarb. 1985
	Crass u. Mitarb. 1986
2. Sektorapplikatoren	
a mechanische Sektorapplikatoren	
– 5 MHz mit Wasservorlauf	Triebel u. Mitarb. 1986
– 7,5 MHz	Mack u. Mitarb. 1985
	Middleton u. Mitarb. 1985 b
– 10 MHz	Middleton u. Mitarb. 1985 b
– 10 MHz mit Wasservorlauf	Middleton u. Mitarb. 1984
b linear-array sectorscanner	
– 5 MHz	Mack u. Mitarb. 1985
– 7,5 MHz	Mack u. Mitarb. 1985

Sendeintensität, Tiefenausgleich und Endverstärkung des Ultraschallgerätes wurden grundsätzlich so

eingestellt, daß *die Binnenechos des M. deltoideus gerade eben zu erkennen waren.* Weiterhin wurden beim Tiefenausgleich nur diejenigen Bereiche verstärkt, die wirklich interessierten, um Störechos aus tiefer gelegenen Bezirken zu vermeiden.
Zur *Dokumentation* dienten ein Thermoprinter (Mitsubishi P 60 B mit Superpapier K 60 S) und eine Multiformatkamera (Uniquattro MX 4000).

Vergleich der Schallköpfe ohne Vorlaufstrecke

Bei der Darstellung der Supraspinatussehne ohne Vorlaufstrecke neigten alle Applikatoren dazu, *Störechos* infolge mangelhafter Ankoppelung an die Haut zu erzeugen. Die Störeffekte ließen sich jedoch durch eine *großzügige Anwendung des Kontaktgels*, mit dem die konvexe Oberfläche der Schulter an die gerade Aufliegefläche der Linearapplikatoren bzw. an die ebenfalls konvexe Aufliegefläche des Sektorapplikators angeglichen wurde, weitgehend vermeiden.
Die einzelnen Strukturen wurden von den Applikatoren unterschiedlich gut abgebildet:
Die Haut wird von dem Sektorapplikator gut echogen, aber sehr unscharf dargestellt. Außerdem wird die eigentlich konvex verlaufende Hautoberfläche von diesem Schallkopf stark verzerrt und konkav abgebildet (Abb. 7.**1**).
Unter der Haut ist der M. deltoideus als echoarme Struktur zu erkennen. Die wenigen Binnenechos sind diffus verteilt und geben die Faserstruktur des Muskels nicht wieder.
Die Supraspinatussehne, die zwischen M. deltoideus und Humeruskopfkontur liegt, zeichnet sich als gut echogene Struktur ab. Aufgrund der mangelhaften Auflösung sind jedoch einerseits die Begrenzungslinien unscharf dargestellt und andererseits ist der Knorpel kaum gegen die Sehne abgrenzbar.
Die Verzerrung der Konturen wird zwar mit zunehmender Tiefe geringer, betrifft jedoch auch den M. deltoideus und die Supraspinatussehne.
Das Akromion, einen wichtigen Orientierungspunkt im Längsschnitt der Supraspinatussehne, kann der Sektorschallkopf meist nicht gleichzeitig mit der Sehne darstellen, weil der Bildausschnitt bei oberflächennah gelegenen Objekten infolge der Sektorenbegrenzung sehr klein ist (vgl. Kap. 6, S. 28).
Der **5-MHz-Linearapplikator** (Abb. 7.**2**) läßt die Haut nur schemenhaft erkennen. Während der Übergang Applikator/Haut und die oberen Hautschichten nicht dargestellt werden, ist die Begren-

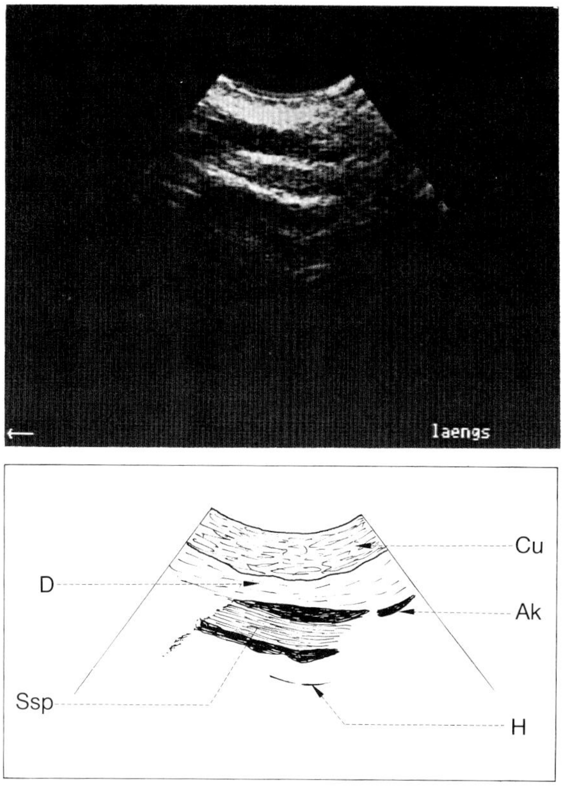

Abb. 7.**1** Längsschnitt der Supraspinatussehne mit 5-MHz-Sektorapplikator
Cu = Cutis
D = M. deltoideus
Ssp = Supraspinatussehne
H = Humeruskopfkontur
Ak = Akromion

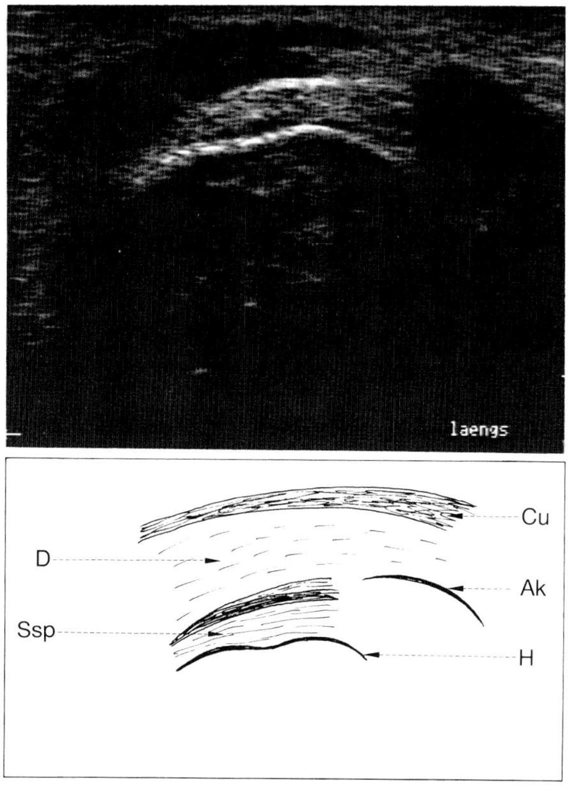

Abb. 7.**2** Längsschnitt der Supraspinatussehne mit 5-MHz-Linearapplikator
Cu = Cutis
D = M. deltoideus
Ak = Akromion
Ssp = Supraspinatussehne
H = Humeruskopfkontur

zungslinie zum M. deltoideus zwar schwach, aber doch scharf abgebildet.
Der M. deltoideus ist – mit Ausnahme des akromionnahen Anteils – schwach echogen, zeigt keine Faserstruktur und ist gut gegen die Haut und die Supraspinatussehne abgegrenzt.
Unter dem Akromion erscheint die gut echogene Supraspinatussehne, um zwischen M. deltoideus und Humeruskopf nach links (= lateral) zu ziehen, wo sie am Tuberculum majus inseriert.
Sowohl die Begrenzungslinie M. deltoideus/Supraspinatussehne, als auch die Humeruskopfkontur stellen sich etwas verwaschen dar.
Unmittelbar über der echogenen Linie des Humeruskopfes erkennt man den Knorpel als unscharf begrenzten, echoleeren Saum.
In den Sonogrammen des **7,5-MHz-Linearapplikators** sind die unteren Hautschichten gut echogen dargestellt; der Übergang zum M. deltoideus ist scharf begrenzt.
Die oberen Hautschichten werden auch bei diesem Linearschallkopf nicht abgebildet.
Zwischen Haut und Supraspinatussehne liegt der M. deltoideus, dessen Faserstruktur durch zarte, streifenförmige Binnenechos markiert wird.
Das Akromion erkennt man an der echogenen Linie mit nachfolgender Schallauslöschung.
Die Supraspinatussehne wird durch eine echogene Doppellinie, die Bursa subdeltoidea/subacromialis, gegen den M. deltoideus und durch einen 1 mm breiten, echoleeren Streifen, den Gelenkknorpel, gegen den Humeruskopf abgegrenzt.
Durch Verwendung eines Wasservorlaufkissens wird die Bildqualität allerdings noch weiter verbessert (Abb. 7.**7**).

Vergleich der Schallköpfe mit Wasservorlauf

Die Wasservorlaufstrecke für die beiden *5-MHz-Applikatoren* konnte *nicht am Schallkopf befestigt werden*. Daher mußte mit der einen Hand der Schallkopf, mit der anderen die Vorlaufstrecke geführt werden, was die Untersuchung deutlich erschwerte. Bei dem *7,5-MHz-Applikator* war die Handhabung einfacher, weil das *Wasserkissen über eine Halterung am Schallkopf fixiert* werden konnte.
Der Nachteil dieses Wasserkissens mit Halterung bestand jedoch darin, daß es zu **Störreflexen** führte, welche die Untersuchung erheblich beeinflußten (Abb. 7.**3**).
Eine *Abflachung der seitlichen Kanten des Wasserkissens* durch Pflaster beseitigte die Störungen (Abb. 7.**4** u. 7.**5**).
Durch Überbrückung des Nahfeldbereiches (vgl. Kap. 6, S. 30) führte der Wasservorlauf bei allen Applikatoren zu einer Verbesserung der Abbildungsqualität:

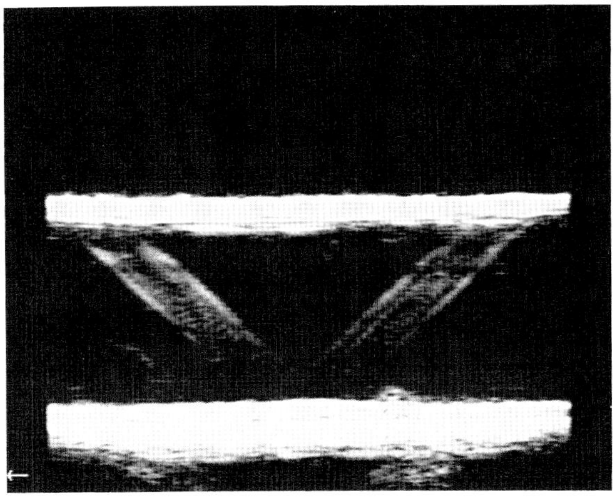

Abb. 7.**3** Störechos durch die Kante des Wasservorlaufkissens

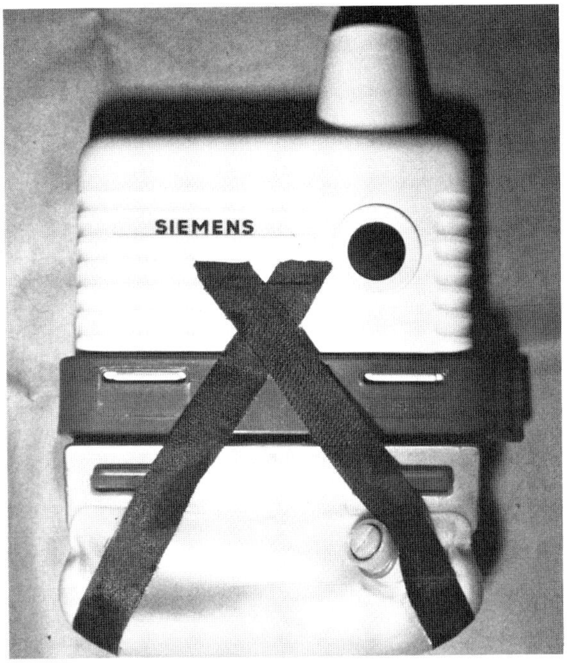

Abb. 7.**4** Abflachung der seitlichen Kanten des Wasserkissens durch Pflaster

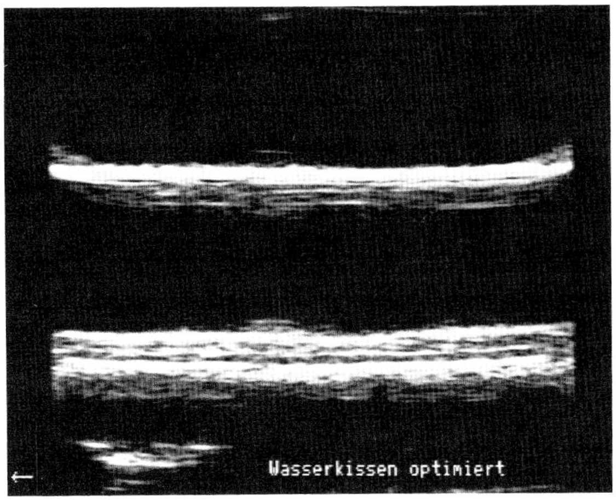

Abb. 7.**5** Beseitigung der Störreflexe bei Verwendung der ▷ Wasservorlaufstrecke (vgl. Abb. 7.**3**)

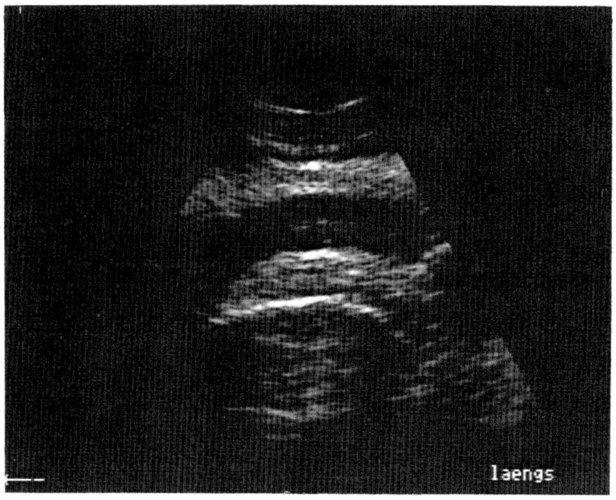

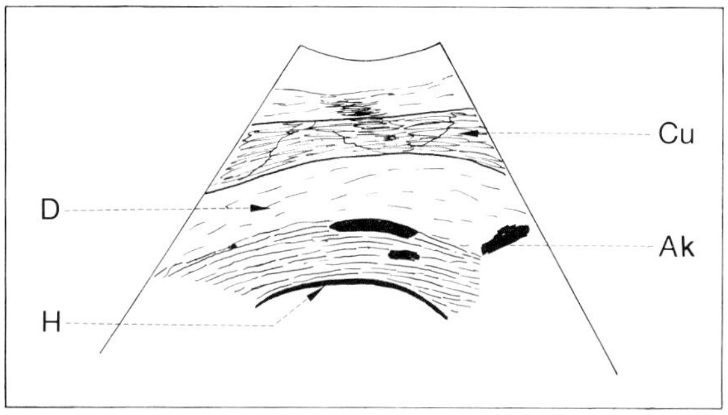

Abb. 7.**6** Längsschnitt der Supraspinatussehne mit 5-MHz-Sektorapplikator und Wasservorlaufstrecke
Cu = Cutis
D = M. deltoideus
Ak = Akromion
H = Humeruskopfkontur

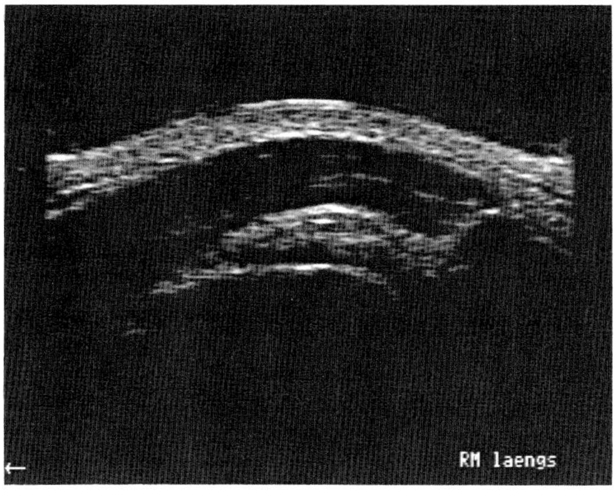

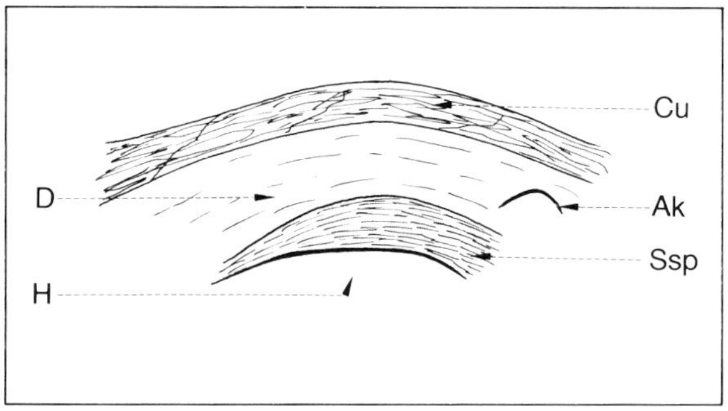

Abb. 7.**7** Längsschnitt der Supraspinatussehne mit 7,5-MHz-Linearapplikator und Wasservorlaufstrecke
Ssp = Supraspinatussehne

Die Abbildung mit dem *Sektorapplikator* (Abb. 7.**6**) zeigt nur noch eine leichte Verzerrung der Hautkontur; der M. deltoideus, die Supraspinatussehne und der Humeruskopf sind in ihrem natürlichen, konvexen Verlauf wiedergegeben.
Die Verlagerung der Strukturen aus dem applikatornahen Bereich macht sich bei dem Sektorapplikator auch im Sinne eines größeren Bildausschnittes bemerkbar, so daß neben der Supraspinatussehne auch der Akromionrand abgebildet werden kann.
Weiterhin werden alle Begrenzungslinien schärfer dargestellt, und die Knorpelschicht des Caput humeri ist andeutungsweise erkennbar.
Die beiden Linearapplikatoren (Abb. 7.**7**) bilden nun alle Schichten der Haut ab.
Weil sich das Wasserkissen der Schulteroberfläche gut anpaßt, bleibt die natürliche Kontur im Sonogramm erhalten.

Vergleich der Applikatoren mit Proxonkissen

Weil das Proxonkissen an keinem der Applikatoren befestigt werden konnte, war die *Handhabung relativ umständlich*.
Im Gegensatz zu den Wasservorlaufstrecken löste das Proxonkissen **keine Störreflexe** aus.

Weitere Vorteile gegenüber dem Wasservorlauf waren:
- eine verbesserte Darstellung des Gelenkknorpels bei dem *5-MHz-Sektorapplikator* (Abb. 7.**8**),
- eine schärfere Abbildung aller Strukturen, vor allem der Haut und der Faserstruktur des M. deltoideus beim *5-MHz-Linearapplikator* (Abb. 7.**9**)

und
- eine hervorragende Abbildung der Begrenzungslinien, besonders der Bursa subdeltoidea/subacromialis bei dem *7,5-MHz-Linearapplikator* (Abb. 7.**10**).

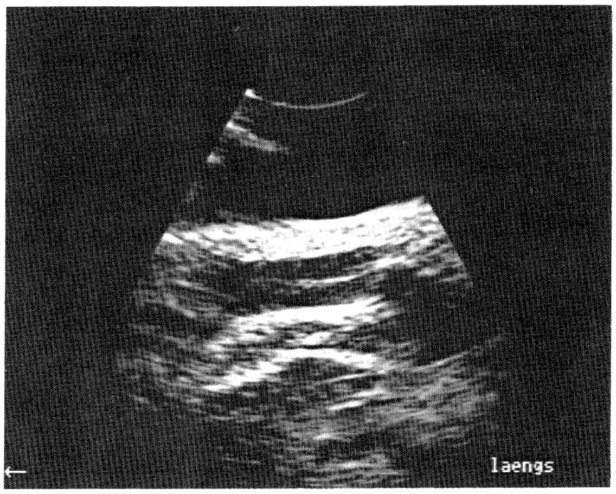

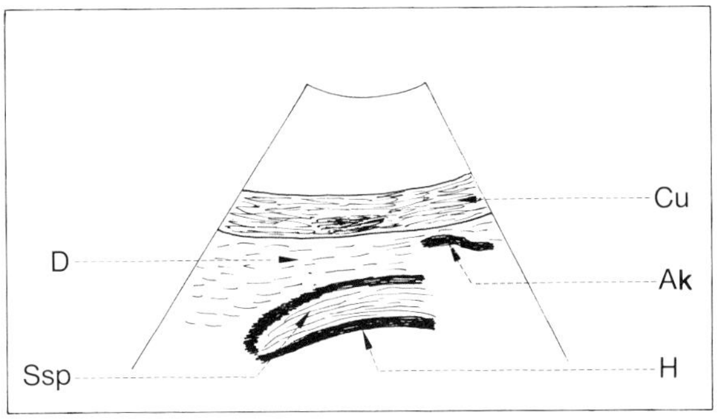

Abb. 7.**8** Längsschnitt der Supraspinatussehne mit 5-MHz-Sektorapplikator und Proxonkissen

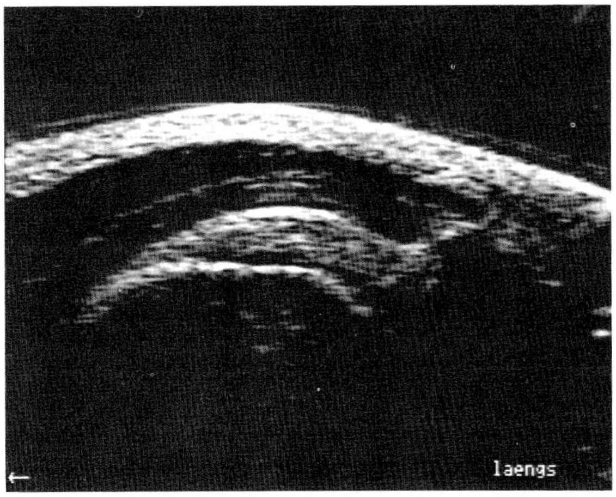

Abb. 7.**9** Längsschnitt der Supraspinatussehne mit 5-MHz-Linearapplikator und Proxonkissen

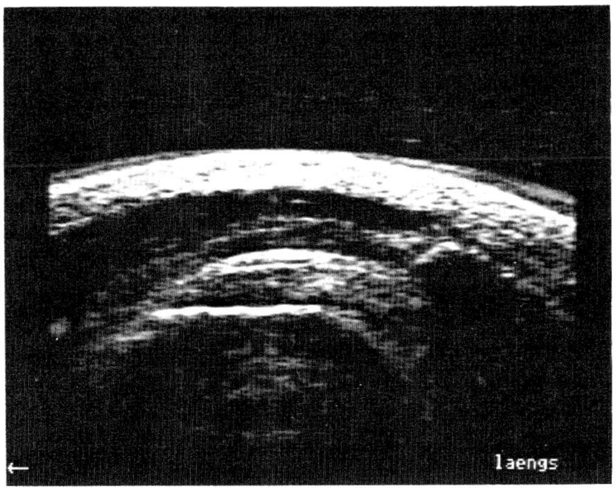

Abb. 7.**10** Längsschnitt der Supraspinatussehne mit 7,5-MHz-Linearapplikator und Proxonkissen

Vergleich der Dokumentationseinrichtungen

Die bisherigen Sonogramme waren mit dem Thermoprinter dokumentiert worden.
Um zu überprüfen, ob die Bildqualität dieses Gerätes der Multiformatkamera entspricht, wurde ein Längsschnitt der Supraspinatussehne sowohl mit dem Thermoprinter (Abb. 7.**11**a) als auch mit der Multiformatkamera (Abb. 7.**11**b) dokumentiert.
Die Abbildungen zeigen, daß bezüglich der Bildqualität nur geringe Unterschiede zwischen beiden Verfahren bestehen.

Diskussion

Nachdem die bisher in der Literatur beschriebenen Ultraschalluntersuchungen mit *verschiedenen Applikatoren* zwischen 3,5 MHz und 10 MHz – z. T. mit Wasservorlauf – durchgeführt worden waren (vgl. Tab. 7.**1**), sollten die eigenen Untersuchungen zunächst einmal klären, welcher Schallkopf am besten für die Schultersonographie geeignet ist.
Es stellte sich heraus, daß der *7,5-MHz-Linearapplikator alle Strukturen* mit Ausnahme der oberen Hautschichten *gut darstellt.*
Der 5-MHz-Linearapplikator liefert ebenfalls ein gutes Bild, bei dem die Begrenzungslinien jedoch etwas unscharf erscheinen.

a
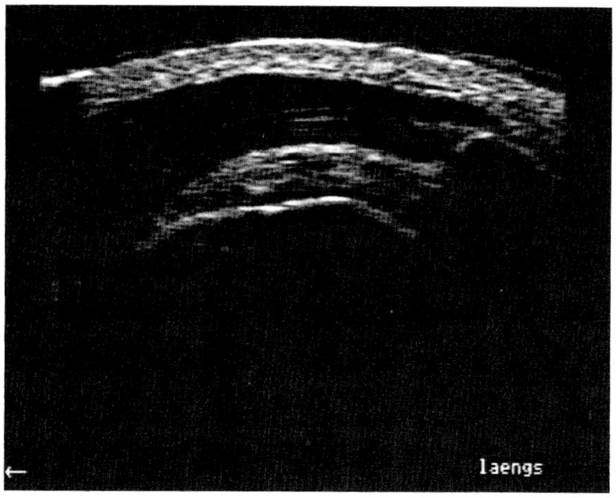

b
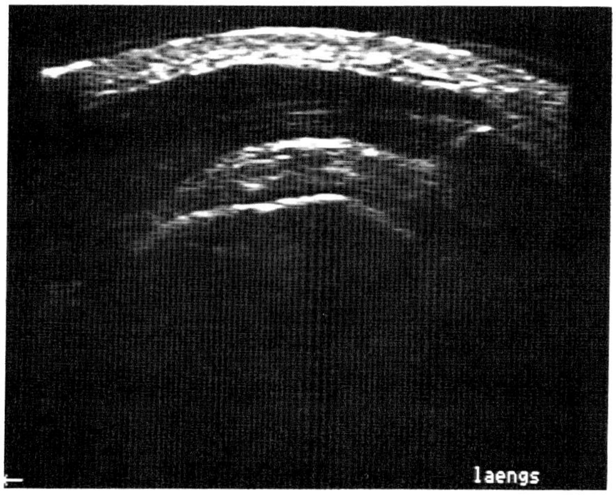

Abb. 7.**11** Längsschnitt der Supraspinatussehne
a Dokumentation mit Thermoprinter
b Dokumentation mit Multiformatkamera

Weil die Strukturen im Schulterbereich sehr oberflächlich liegen, führt der Sektorapplikator zu einer Verzerrung der normalen anatomischen Verhältnisse.

Die gute Abbildungsqualität bei Verwendung hochfrequenter Applikatoren erklärt sich dadurch, daß zum einen das Auflösungsvermögen eines Ultraschallgerätes mit der Frequenz des verwendeten Applikators ansteigt und zum anderen die effektive Fokuszone, in der das Auflösungsvermögen am größten ist, mit zunehmender Frequenz näher an die Schallkopfoberfläche heranrückt (vgl. Kap. 6, S. 30).

Lediglich die oberen Hautschichten, die der Schallkopfoberfläche unmittelbar anliegen, sind auch bei dem 7,5-MHz-Applikator zu weit von der effektiven Fokuszone entfernt, um scharf abgebildet werden zu können.

Die geringe Eindringtiefe hochfrequenter Applikatoren macht sich bei der Schultersonographie nicht störend bemerkbar, weil die Sehnen der Rotatorenmanschette relativ oberflächlich (1–3 cm unter der Hautoberfläche) liegen.

Aufgrund der Streueffekte, die ebenfalls mit der Frequenz zunehmen (vgl. Kap. 6, S. 29), können jedoch nur orthograd getroffene Bereiche eindeutig beurteilt werden.

Möglicherweise erlaubt ein 10-MHz-Applikator eine noch bessere Darstellung der Rotatorenmanschette als der 7,5-MHz-Schallkopf.

Allerdings sind bei diesem Applikator neben einem besseren Auflösungsvermögen auch eine noch geringere Eindringtiefe und stärkere Streueffekte zu erwarten.

Leider stand uns solch ein 10-MHz-Schallkopf für die eigenen Untersuchungen nicht zur Verfügung.

Um den Nahfeldbereich zu überbrücken, wurden Vorlaufstrecken eingesetzt.

Durch diese Vorlaufstrecken wurde die Abbildungsqualität aller Applikatoren verbessert.

Die *besten Ergebnisse* lieferte der **7,5-MHz-Applikator mit Proxonkissen**, das jedoch in der Handhabung recht umständlich war, weil es nicht am Schallkopf befestigt werden konnte. Inzwischen werden aber am Applikator fixierbare Proxonkissen angeboten.

Als *Alternative* bot sich die Kombination des *7,5-MHz-Applikators* mit einem *Wasserkissen* an, das am Schallkopf befestigt werden konnte.

Nachdem anfängliche Störreflexe durch Abflachung der seitlichen Kanten des Wasserkissens beseitigt werden konnten, führte auch diese Kombination zu einer hervorragenden Abbildungsqualität.

Die Vorteile der Wasservorlaufstrecke gegenüber dem Proxonkissen sind die niedrigen Anschaffungskosten und die gute Verformbarkeit.

Allerdings hält ein Wasserkissen nur etwa 15–20 Untersuchungen aus, während die Kunststoffvorlaufstrecke nahezu unbegrenzt haltbar ist. Außerdem ist die blasenfreie Füllung des Wasserkissens recht zeitaufwendig.

Daher wäre ein Proxonkissen, das am Schallkopf befestigt werden kann, durchaus wünschenswert.

Im orthopädischen Bereich erfolgte die Dokumentation von Ultraschallbildern bisher meist durch die Multiformatkamera auf Röntgenfolien.

Die Dokumentation mittels Thermoprinter auf Normal- bzw. Superpapier ist jedoch nicht nur *weniger aufwendig*, sondern auch *viel billiger*.

In einem Vergleich zwischen Multiformatkamera und Thermoprinter konnte gezeigt werden, daß die *Bildqualität* des geprüften Druckers ausreichend gut ist.

Während Röntgenfolien lange gelagert werden können, stellt die *Haltbarkeit der Papierbilder* hingegen ein *Problem* dar: Bei Dokumentation auf Normalpapier beobachtet man oft schon nach wenigen Wochen einen *Bildschwund*, so daß dieses Verfahren für eine *längere Archivierung* von Befunden *nicht geeignet* ist.

Seit 1986 ist das sog. „Superpapier“ im Handel, auf dem eine Archivierung möglich sein soll.

Auch dieses Papier ist jedoch gegenüber Sonnenlicht, Feuchtigkeit und organischen Lösungsmitteln empfindlich.

8. Untersuchungstechnik

Allgemeine Untersuchungsbedingungen

Die Untersuchung findet am sitzenden Patienten statt. Um Interesse und Mitarbeit des Patienten zu fördern, bietet es sich an, ihn mit auf den Bildschirm sehen zu lassen. Der Untersucher setzt sich schräg hinter den Patienten und führt mit der einen Hand den Schallkopf und mit der anderen Hand den Arm des Patienten (Abb. 8.**1**).
Der Arm befindet sich in Neutralstellung, wobei das Ellenbogengelenk um 90 Grad gebeugt ist und der Unterarm vom Untersucher geführt wird. Diese Stellung wird auch von Middleton u. Mitarb. (1984, 1985a, 1985b, 1986a) und von Mack u. Mitarb. (1985) bevorzugt.
Manchmal ist die Untersuchung am hängenden Arm von Vorteil.
Die *dynamische Untersuchung* gestattet eine Beurteilung des Gleitprozesses. Dabei wird der Schallkopf in einer Standardeinstellung fixiert und der Arm im Schultergelenk bewegt. Kleine Risse der Supraspinatussehne treten bei aktiver Abduktion gegen Widerstand oft besonders deutlich hervor (Mack u. Mitarb. 1985). Die dynamische Untersuchung ist ein wesentlicher Bestandteil der Schultersonographie (Hedtmann u. Mitarb. 1986); umschriebene Prozesse stellen sich oft sehr eindrucksvoll dar, wenn der Arm unter dem Schallkopf bewegt wird (Hedtmann u. Mitarb. 1986).

Darstellung der wichtigsten Untersuchungsverfahren

Untersuchungsgang nach Mack u. Mitarb. (1985)

Die Autoren untersuchen die Schulter in 6 Schnittebenen:

a) *Längsschnitt der langen Bizepssehne* (Abb. 8.**2**)
Der Applikator wird auf der Ventralseite des Armes parallel zum Sulcus intertubercularis aufgesetzt. Die Bizepssehne stellt sich als stark echogene Struktur dar, die dem Humeruskopf aufliegt.

b) *Supraspinatussehne (Längsschnitt)* (Abb. 8.**3**)
Ausgehend vom Längsschnitt der Bizepssehne führt man den Applikator etwa 1 cm nach dorsal. Die Supraspinatussehne tritt als schnabelförmige Weichteil-

Abb. 8.**1** Übersicht der Untersuchungssituation

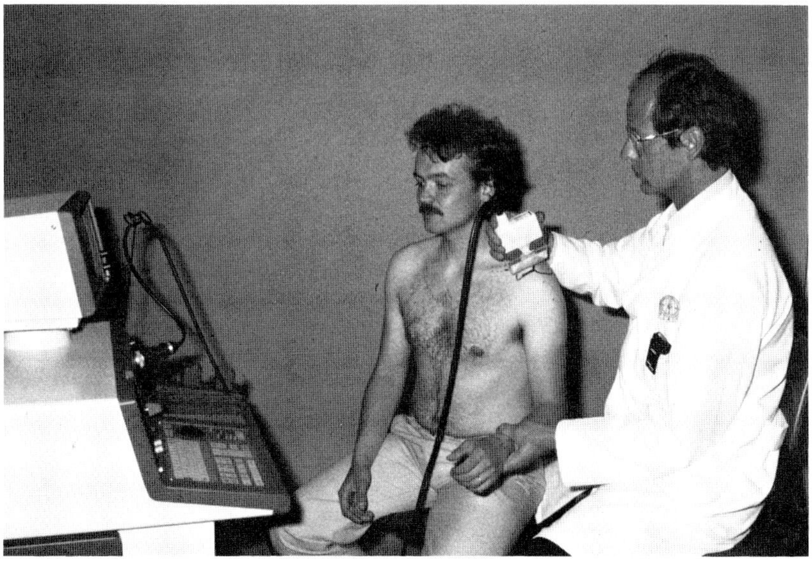

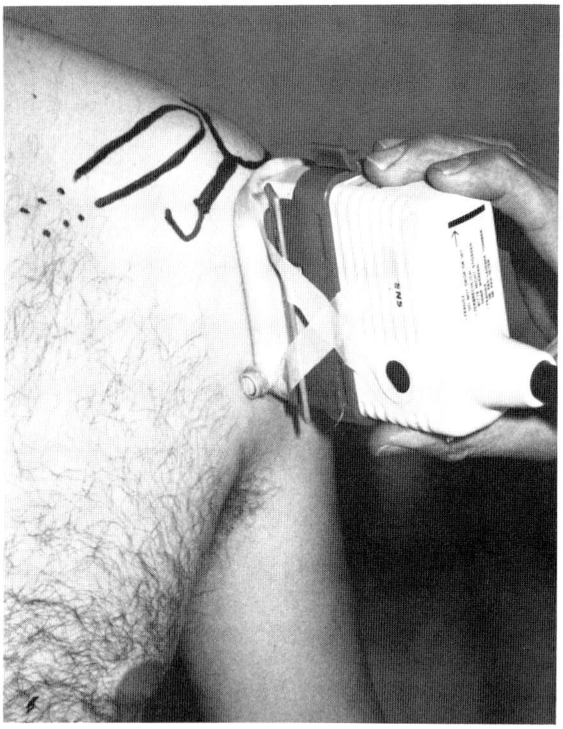

Abb. 8.**2** Längsschnitt der langen Bizepssehne

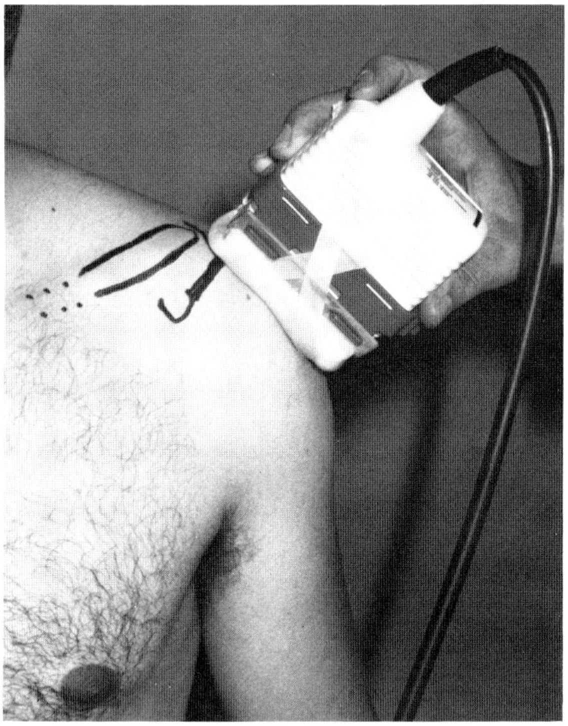

Abb. 8.**3** Längsschnitt der Supraspinatussehne

struktur aus dem Akromionschatten hervor und heftet sich am Tuberculum majus an.
Der Ansatzbereich der Supraspinatussehne am Tuberculum majus, und zwar vor allem der ventrale Anteil, ist das kritische Gebiet der Rotatorenmanschette, da hier oft die ersten Risse entstehen (Neer 1972).
Der beschriebene Längsschnitt erlaubt zusammen mit dem Querschnitt der Supraspinatussehne eine gute Beurteilbarkeit dieses pathologisch bedeutsamen Abschnittes.
c) *Sulcus intertubercularis mit Bizepssehne (Querschnitt)* (Abb. 8.**4**)
Der Applikator wird senkrecht zum Sulcus intertubercularis auf den proximalen Humerus gehalten. Die Bizepssehne zeichnet sich als echogene, runde Struktur im Sulcus intertubercularis ab, umgeben von einem schmalen Flüssigkeitssaum.
d) *Subskapularissehne (Längsschnitt)*
Zunächst führt man den Applikator zum proximalen Teil des Humerus, senkrecht zum Sulcus intertubercularis. Bewegt man ihn nun nach medial, so kommt die Ansatzstelle der Subskapularissehne ins Bild.
e) *Supraspinatussehne (Querschnitt)* (Abb. 8.**5**)
Ist der Applikator auf den Querschnitt der Bizepssehne eingestellt, so bewegt man ihn nach dorsal. Die Supraspinatussehne erscheint als eine bogenförmige Struktur mittelstarker Echos, die zwischen dem schwach echogenen M. deltoideus und den starken Echos des Humeruskopfes liegt.
f) *dorsale Anteile der Rotatorenmanschette* (Abb. 8.**6**)
Geht man vom Querschnittsbild der Supraspinatussehne aus und bewegt den Applikator weiter nach dorsal, so erscheint die Infraspinatussehne als bogenförmige Weichteilstruktur. Außer der Infraspinatussehne ist in dieser Einstellung die hintere Pfannenlippe zu sehen, eine gut echogene, dreieckige Struktur, die dem Humeruskopf anliegt.
Außer Mack u. Mitarb. (1985) verwenden auch viele andere amerikanische Autoren diese Schnitte.
Der größtmöglich überschaubare Bereich wurde unter Ultraschallkontrolle mit Kanülen markiert und anschließend durch Präparation der Schulter geprüft.
Nach der Präparation war zu erkennen, daß das Verfahren nach Mack u. Mitarb. in der Lage ist, **nahezu die gesamte Rotatorenmanschette** vom Unterrand der Subskapularissehne bis zum Übergang Infraspinatussehne/M. teres minor im Sonogramm abzubilden.

Untersuchungsgang nach Hedtmann u. Mitarb. (1986)

Hedtmann u. Mitarb. untersuchen die Schulter in 2 Standardebenen:

- *In der Position I* liegt der Schallkopf lateral der korako-akromialen Linie. Es handelt sich bei dieser Linie um die Verbindung von Akromionspitze und Rabenschnabelfortsatz; sie entspricht somit dem Verlauf des Lig. coracoacromiale (Abb. 8.**7**).
- *In der Position II* wird der Applikator senkrecht zur korako-akromialen Linie gehalten. Durch pas-

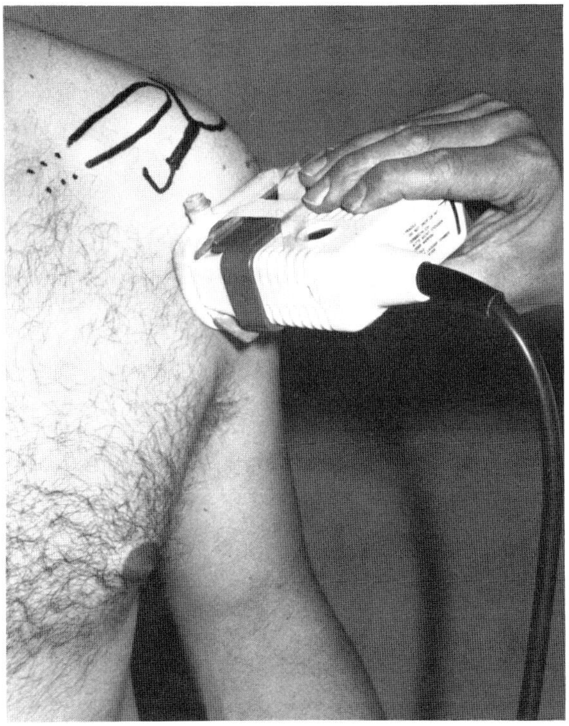

Abb. 8.**4** Querschnitt der Bizepssehne

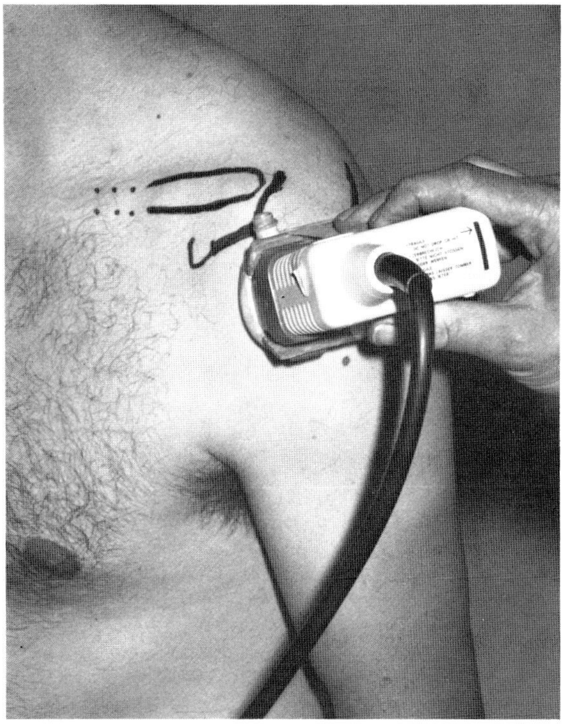

Abb. 8.**5** Querschnitt der Supraspinatussehne

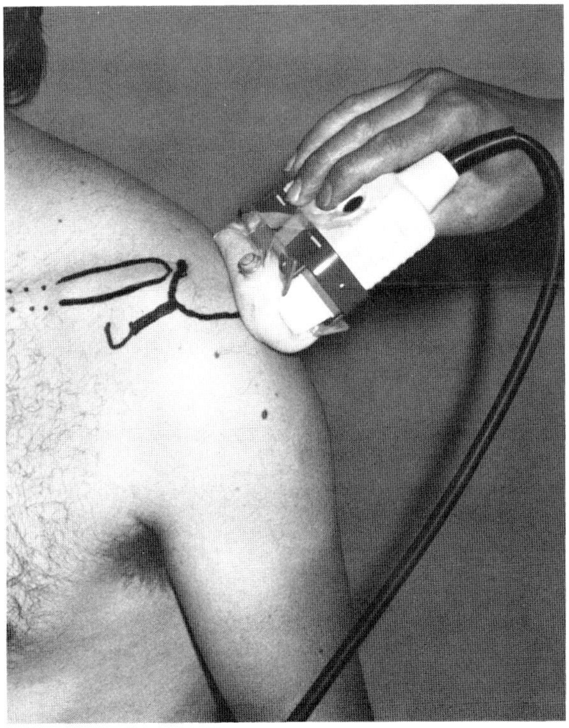

Abb. 8.**6** Längsschnitt der Infraspinatussehne, hier zur besseren Sichtbarkeit etwas zu weit kranial

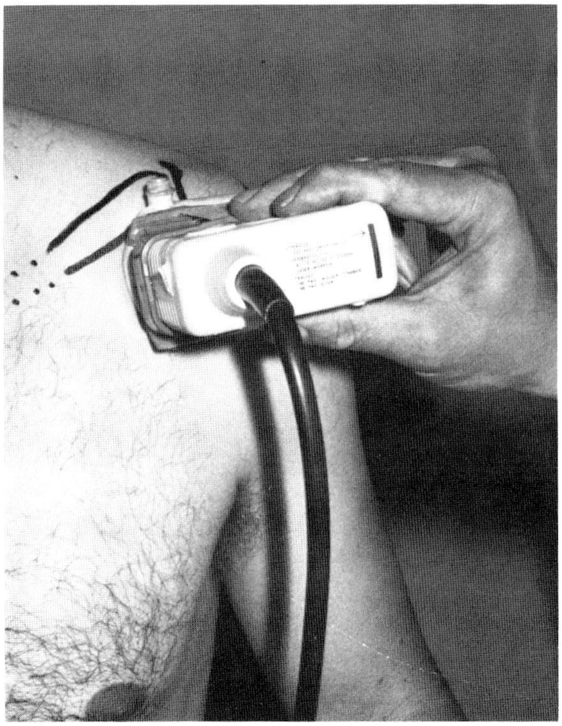

Abb. 8.**7** Schallkopfposition parallel zur korako-akromialen Linie, die Linie ist vom Schallkopf verdeckt

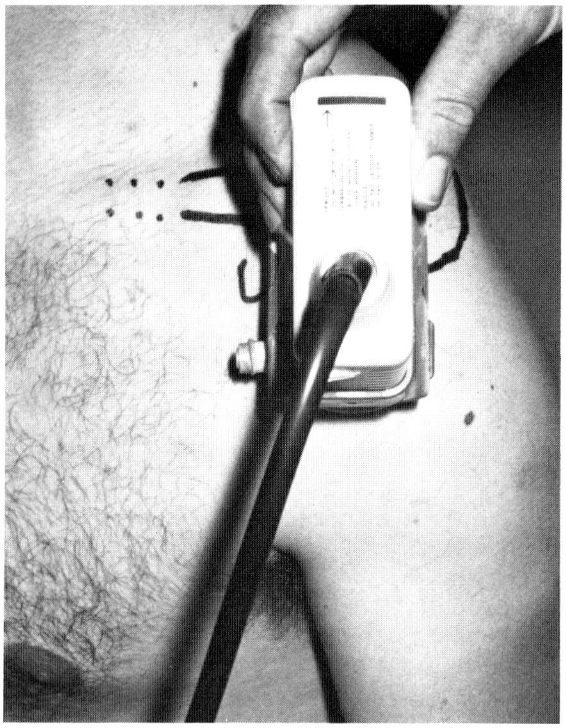

Abb. 8.**8** Schallkopfposition senkrecht zur korako-akromialen Linie

sive Bewegung des Armes werden die zu untersuchenden Sehnenareale unter das *„korako-akromiale Fenster"* gedreht.

Bei der Position I wird die Rotatorenmanschette im Querschnitt, bei der Position II hingegen im Längsschnitt dargestellt.
Diese Positionen liegen parallel zu den Positionen e) bzw. b) nach Mack u. Mitarb.
Die mediale Grenze des Sehnenareals, welches durch dieses Untersuchungsverfahren abgebildet werden kann, wurde mit einer Kanüle markiert, die bei maximaler Außenrotation des Armes am medialen Rand der Schnittebene eingeführt wurde.
Die laterale Begrenzung wurde bei maximaler Innenrotation am lateralen Rand der Schnittebene durch eine Kanüle gekennzeichnet.
Bei der Präparation zeigte sich, daß das Untersuchungsverfahren nach Hedtmann u. Mitarb. die Rotatorenmanschette von der Mitte der Subskapularissehne bis zum Übergang der Supraspinatussehne in die Infraspinatussehne sonographisch darstellen kann.
Um diesen Befund abzusichern und um Fehler durch eine Einschränkung der Beweglichkeit der Schultergelenke so weit wie möglich auszuschließen, wurde der überschaubare Bereich an 9 weiteren Schultern festgestellt. In allen Fällen war die Subskapularissehne höchstens zur Hälfte darstellbar, und von der Infraspinatussehne konnte höchstens der Oberrand (etwa 0,5 cm) eingesehen werden.

Untersuchungstechniken anderer Autoren

Seltzer u. Mitarb. haben bereits 1979 am Rhesusaffen eine sonographische Untersuchung des Gelenkspaltes ausgearbeitet, die später auch am Menschen praktiziert wurde. Dabei untersuchten sie den glenohumeralen *Gelenkspalt* von ventral in Sagittal- und Transversalschnitten.
Stahl u. Mitarb. (1986) ergänzen die Untersuchung der Rotatorensehnen durch eine Darstellung des M. supraspinatus, indem sie den Applikator über das Akromion nach hinten medial führen.
Die Möglichkeit, durch passive **Retroversion und Innenrotation** einen größeren Teil der Supraspinatussehne aus dem Akromionschatten herauszudrehen und dadurch der Untersuchung zugänglich zu machen, wird von Kujat u. Mitarb. (1986) sowie Bretzke u. Mitarb. (1985) beschrieben. Crass u. Mitarb. (1984) lassen den untersuchten Arm so innenrotieren, daß die Hand der kontralateralen Schulter aufliegt. Hierbei wird die zu untersuchende Schulter angehoben, weil dann ein größerer Teil der Supraspinatussehne aus dem Akromionschatten hervortritt (Abb. 8.**9**a u. b).
Harland (1986, 1987) führt insgesamt 5 Schnitte zur Schultersonographie durch. Er beginnt mit einem dorsalen Horizontal- und Vertikalschnitt. Der *Horizontalschnitt* entspricht der Darstellung f) nach Mack u. Mitarb. (1985) und zeigt den M. infraspinatus mit Sehne sowie Skapula und proximalen Humerus. Dieser Schnitt wird auch zur Funktionsprüfung (**Instabilitätsprüfung**) benutzt. Der Oberarm wird nach vorne unten gedrückt und das Ausmaß der Verschiebung sonographisch bestimmt. Im dorsalen Vertikalschnitt können zusätzlich die dorsalen Anteile der Rotatorenmanschette geprüft werden.
Der *Frontalschnitt* entspricht der Schnittebene b) nach Mack u. Mitarb., in welcher die Supraspinatussehne mit Akromion und Insertionszone abgebildet wird.
Der *ventrale Horizontalschnitt* entspricht dem Längsschnitt d) der Subskapularissehne von Mack u. Mitarb. und der ventrale Vertikalschnitt dem Schnitt a) (Längsschnitt der langen Bizepssehne) von Mack u. Mitarb.
Zusätzlich stellt Harland das Akromioklavikulargelenk durch einen verschobenen Frontalschnitt dar. Außerdem beschreibt er eine Retrotorsionswinkelbestimmung, wobei der Patient auf dem Rücken liegt und ein ventraler Schnitt am proximalen und distalen Humerus gelegt wird.

Diskussion und Empfehlungen

Hedtmann u. Mitarb. kommen mit *2 Standardpositionen* aus, dadurch ist der Untersuchungsgang einfach durchführbar und wenig zeitaufwendig. Die Beweglichkeit des Schultergelenkes muß jedoch zumindest teilweise erhalten sein, um die einzelnen Sehnenareale unter den Schallkopf drehen zu können. Der ventrale Anteil der Supraspinatussehne als kritisches Gebiet der Rotatorenmanschette kann gut beurteilt werden, wobei vor allem die dynamische Un-

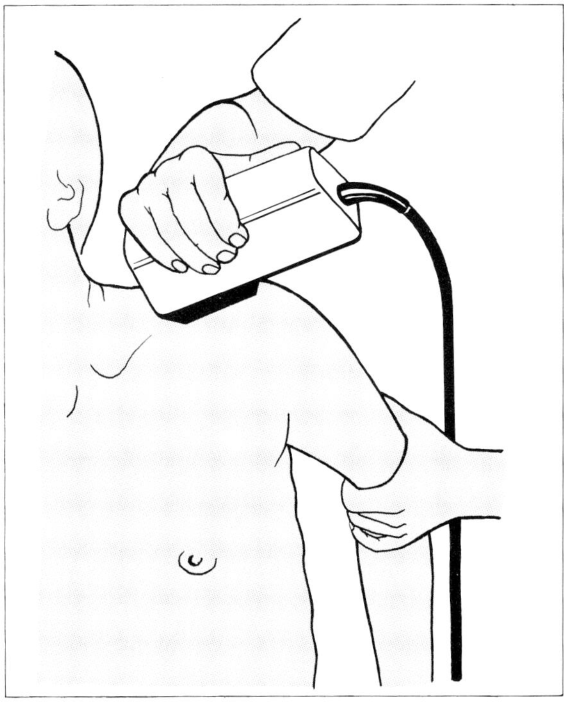

a

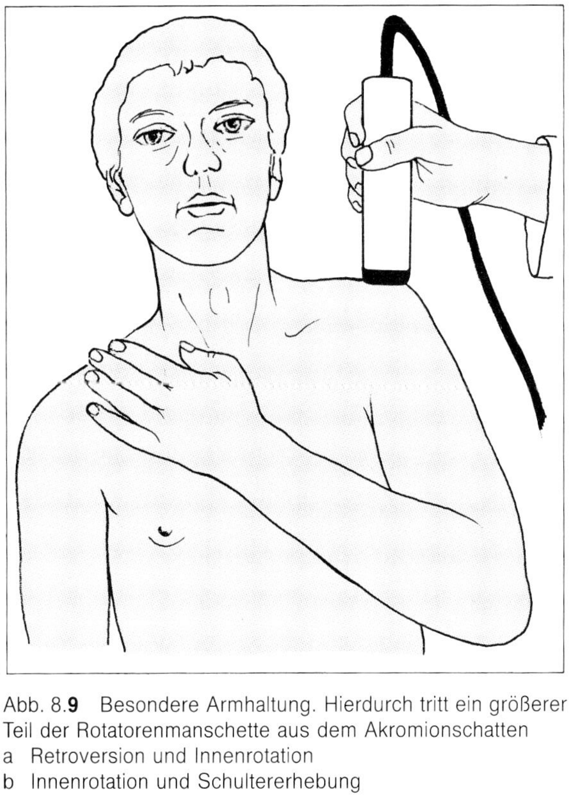

b

Abb. 8.**9** Besondere Armhaltung. Hierdurch tritt ein größerer Teil der Rotatorenmanschette aus dem Akromionschatten
a Retroversion und Innenrotation
b Innenrotation und Schultererhebung

tersuchung von Vorteil ist. Defekte, die in der unteren Hälfte der Subskapularissehne, der Bizepssehne oder in der Infraspinatussehne lokalisiert sind, können durch die beiden Standardpositionen nach Hedtmann u. Mitarb. nicht diagnostiziert werden, weil diese Anteile der Schulter nicht zur Darstellung gelangen.
Im Gegensatz dazu ist der Untersuchungsgang nach Mack u. Mitarb., der aus 6 Schnittebenen besteht, zwar aufwendiger, ermöglicht aber eine Begutachtung der gesamten Rotatorenmanschette. Weil in Neutralstellung des Armes untersucht wird, kann er selbst dann noch angewandt werden, wenn eine komplette Schultersteife besteht.
Die Schnittebenen von Harland (1986) entsprechen – bei allerdings anderer Reihenfolge – im wesentlichen den Schnitten von Mack u. Mitarb. (1985).
Ein immer einheitliches Vorgehen wird den Erfordernissen der Praxis nicht gerecht. *Grundsätzlich sollte folgendermaßen vorgegangen werden:*
Zunächst werden die Schultern klinisch und röntgenologisch untersucht. Die klinische Untersuchung hilft, die Schmerzen zu lokalisieren, entsprechend sollte auch das Hauptaugenmerk bei der späteren sonographischen Untersuchung gerichtet werden. Bewegungseinschränkung und röntgenologisch sichtbare knöcherne Deformierung können die sonographische Untersuchung erheblich erschweren und erfordern ein entsprechend *angepaßtes Vorgehen.*
In der täglichen Praxis ist die standardisierte Untersuchung nach Hedtmann u. Mitarb. oft ausreichend, denn sie erlaubt eine gute Beurteilung des Sehnenareals, in dem die meisten Schäden entstehen. Man muß sich allerdings darüber im klaren sein, daß Defekte der Infraspinatussehne, der kaudalen Subskapularissehne oder der Bizepssehne bei dieser Untersuchungstechnik nicht erfaßt werden, weswegen wir grundsätzlich auch die Infraspinatussehne und die lange Bizepssehne mit den entsprechenden Schnitten untersuchen. In den beschriebenen Schnittebenen muß durch dynamische Untersuchung bzw. entsprechende Verschiebung des Applikators das gesamte Sehnenareal abgetastet werden.

Tips für die Untersuchung der langen Bizepssehne

Bei der Untersuchung der langen Bizepssehne wird zunächst der Sulcus intertubercularis getastet und der Schallkopf im Querschnitt entsprechend aufgesetzt. Durch leichte Drehung kommen wechselweise Tuberculum majus und Tuberculum minus besser zur Darstellung. Die Bizepssehne kann im Sulcus intertubercularis gefunden werden bzw. fehlt bei Subluxation und Luxation. Durch Drehung des Schallkopfes um 90 Grad kann anschließend die lange Bizepssehne längs geschnitten werden. Um sich sicher zu orientieren, ist es dabei wieder zu empfehlen, den Oberarm leicht zu drehen, um auf diese Weise Tuberculum majus und minus zur Darstellung zu bringen. Man ist dann sicher, den Längsschnitt zwischen beiden im Sulcus intertubercularis zu führen.

Tips für die Längsschnitte der Supraspinatussehne

Um sich bei den Untersuchungen besser zurechtzufinden, ist es empfehlenswert, die Untersuchung mit der Darstellung des Akromions zu beginnen. Das Akromion ist meist gut zu tasten und auch im Ultraschallbild an dem Schallschatten eindeutig zu identifizieren. Der Schallkopf wird dann bei den Längsschnitten so geführt, daß das Akromion am Rand im Bild noch sichtbar ist, was wieder die Orientierung erheblich erleichtert. Da man vom Röntgenbild her gewohnt ist, den Patienten *von vorne* zu betrachten, wird die Orientierung so gewählt, daß *das Akromion der linken Schulter links* und das *der rechten Schulter rechts* im Bild zu sehen ist (Abb. 8.**10**).

Um die gesamte Supraspinatussehne beurteilen zu können, wird nun entweder durch Armdrehung in der dynamischen Untersuchung die Supraspinatussehne bei festgehaltenem Applikator unter diesem durchbewegt oder, wenn dies aus verschiedenen Gründen nicht möglich ist, der Applikator von ventral nach dorsal um eine Achse gedreht, die senkrecht durch das Akromion geht (Abb. 8.**11**).

Der dorsale Längsschnitt (bei stark einwärtsgedrehtem Arm oder entsprechend gedrehtem Applikator) zeigt bereits den Übergangsbereich der Supraspinatussehne zur Infraspinatussehne.

Tips für die Querschnitte der Supraspinatussehne

Bei den Querschnitten wird auch der Schallkopf zunächst auf das Akromion gesetzt, welches anhand des dorsalen Schallschattens eindeutig zu identifizieren ist. Der Schallkopf wird dann in Richtung Humerus neben das Akromion geführt. Es verschwindet dann der Akromionschatten, und es kommt die radähnliche Figur (Hedtmann u. Mitarb. 1986) mit fast konzentrischer Projektion von Deltoideus, Supraspinatussehne und Humeruskopfkontur zur Darstellung.

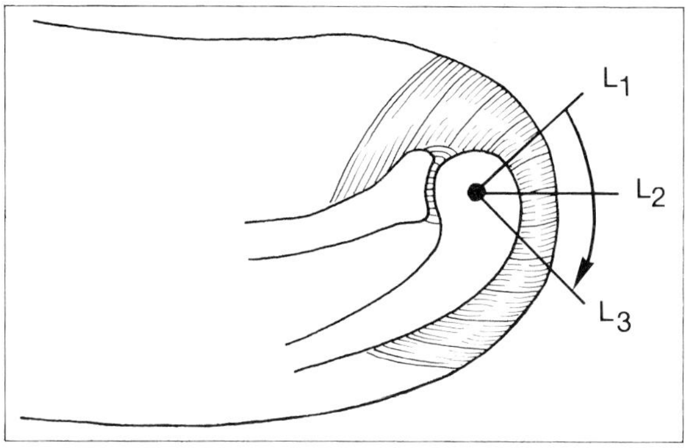

Abb. 8.**11** Lage der Längsschnitte (Aufsicht). Zwischen L1 und L3 können durch Drehung des Armes bzw. Schallkopfes beliebig viele Längsschnitte gelegt werden

Der Schallkopf wird also *senkrecht zur Hautoberfläche* und *parallel zum Rand des Akromions* geführt. Der vordere Querschnitt zeigt neben der Supraspinatussehne oft auch den intraartikulären Anteil der langen Bizepssehne, der hintere Querschnitt liegt im Übergangsbereich zur Infraspinatussehne. Diese unterschiedlichen Querschnitte können wieder entweder durch Bewegungen des Armes oder entsprechende Bewegungen des Applikators gefunden werden. Zur Beurteilung des Gleitprozesses muß natürlich der Applikator festgehalten und der Arm bewegt werden.

Beim dorsalen Schnitt (Horizontalschnitt) wird unter der Infraspinatussehne auch der hintere Pfannenrand sichtbar.

Tips für die Dokumentation

Bei den dieser Arbeit zugrundeliegenden Untersuchungen wurden immer 3 Längsschnitte und 3 Querschnitte dokumentiert, außerdem ein Längsschnitt der Bizepssehne und weiterhin noch 2 Längsschnitte der Infraspinatussehne.

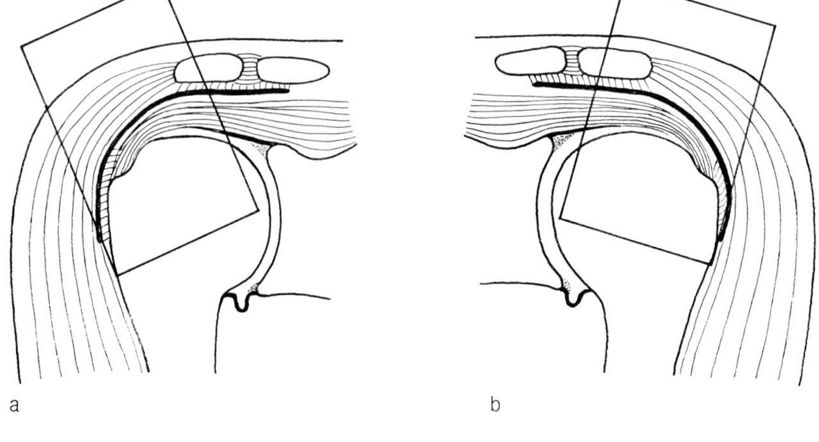

Abb. 8.**10** Schema zur Orientierung der Längsschnitte
a rechts
b links

In der klinischen Praxis ist das natürlich zu aufwendig. Eine Beschränkung nur auf die Dokumentation pathologischer Befunde erscheint uns aber nicht ausreichend. Empfehlenswert ist auch bei Normalbefunden zumindest 1 Längs- und 1 Querschnitt festzuhalten.
Grundsätzlich sollten beide Schultern untersucht und dokumentiert werden.
Bei der Dokumentation muß natürlich die Lage des Schnittes gekennzeichnet werden. Bei der dynamischen Untersuchung hängt die Lage des Schnittes von der Rotationsstellung des Armes, bei der statischen Untersuchung von der Applikatorstellung ab. Damit nicht in jedem einzelnen Fall eine zeitaufwendige, komplizierte Beschriftung erfolgen muß, empfiehlt sich ein standardisiertes Vorgehen auch bei der Dokumentation. Der Schnitt Q1 und L1 bezeichnet den vorderen Quer- und Längsschnitt der Rotatorenmanschette in neutraler Rotationsstellung bzw. bei entsprechender Applikatorhaltung, die Schnitte Q2 und L2 die entsprechenden Schnitte bei mittlerer Innenrotationsstellung und die Schnitte Q3 und L3 die Schnitte bei maximaler Innenrotation. Kann der Arm nicht gedreht werden, wird der Applikator entsprechend von vorne nach hinten geführt (Abb. 8.**11** u. 8.**12**).
Um sich später auf den Bildern besser orientieren zu können, ist es sinnvoll, die *gewohnte Blickrichtung* beizubehalten. Daher haben wir *in den Längsschnitten* das Akromion der linken Schulter immer links im Bild und das der rechten Schulter rechts im Bild (Blickrichtung von vorne).
Bei den Querschnitten ist der ventrale Anteil der rechten Schulter in der rechten Bildhälfte, der linken in der linken Bildhälfte. Man hat dann den Eindruck, die Schultern *von der Seite* zu betrachten (Abb. 8.**13**).
Zur Orientierung bei dem Längsschnitt der Infraspinatussehne (entspricht dem dorsalen Horizontalschnitt) haben wir immer die Spina der rechten Schulter links im Bild und die Spina der linken Schulter rechts im Bild. Dies entspricht dem normalen *Bild von hinten* auf die Schulter des Patienten.
Diese theoretische Darstellung der Orientierung mag zunächst verwirrend erscheinen, sie ist aber dadurch einfach und klar, daß sie der normalen Betrachtungsweise – wie wir es von der klinischen Untersuchung gewöhnt sind – von vorne, von der Seite und von hinten entspricht. Wenn man sich dies bei den Bildern immer klarmacht, fällt die Orientierung erheblich leichter, und man gewöhnt sich schnell an diese Betrachtungsweise.
Wenn die Richtungsmarkierung auf dem Applikator beim Untersuchungsgang stets im Uhrzeigersinn um die Längsachse der Patienten geführt wird, ergeben sich automatisch korrekte Seitenprojektionen (keine Seitenumkehrung am Schallgerät!).

Allgemeine Hinweise

Entsprechend den physikalischen Regeln der Reflexion, Absorption und Streuung von Ultraschall-

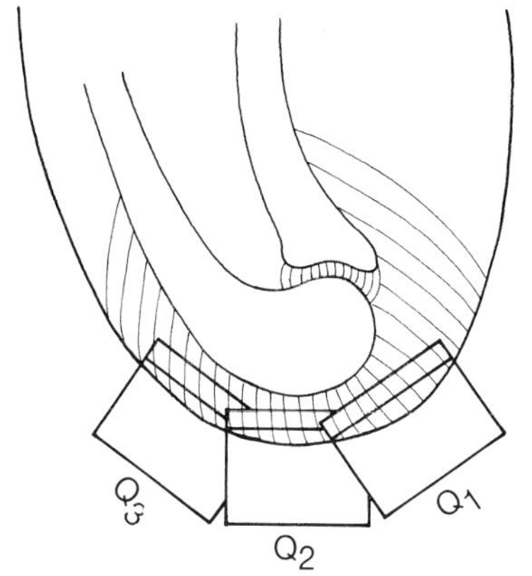

Abb. 8.**12** Lage der Querschnitte (Aufsicht)

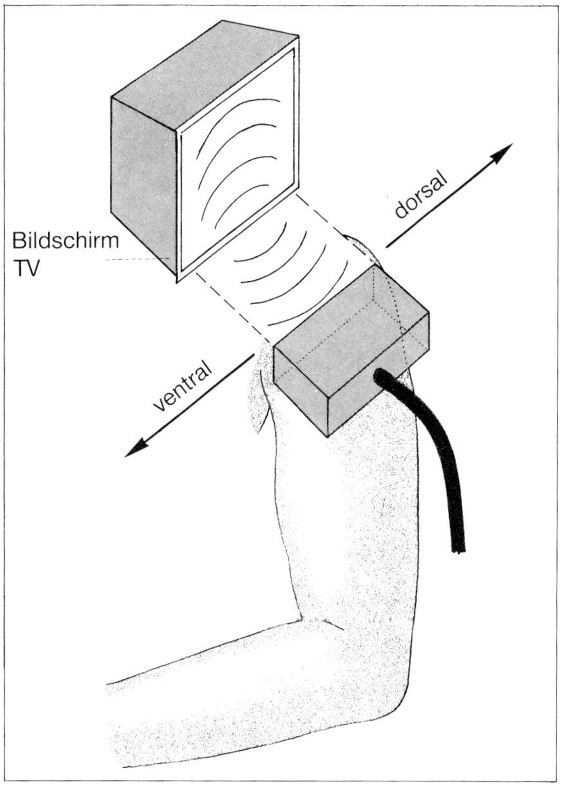

Abb. 8.**13** Schema zur Orientierung der Querschnitte (linke Schulter). Projektion im Ultraschallbild umrandet

wellen ist es bei der Weichteilsonographie unerläßlich, daß die interessierenden Strukturen exakt senkrecht angeschallt werden. Man muß sich gerade bei der Schultersonographie immer vor Augen führen, daß bei schräg eintreffenden Ultraschallwellen durch Streuung und Reflexion vom Applikator weg die Echogenität der Strukturen nicht beurteilt werden kann. Es ist ganz streng darauf zu achten, daß nur die senkrecht getroffenen Strukturen sicher beurteilt werden können (Abb. 8.**14**). Erforderlichenfalls muß der Schallkopf (längs und quer) so gekippt werden, daß der senkrechte Strahlengang zustande kommt.

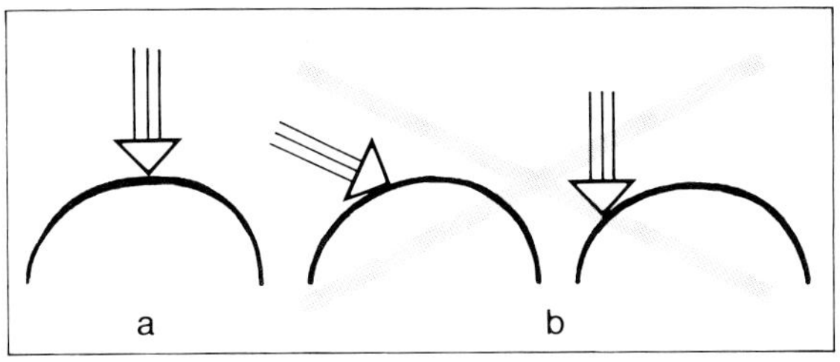

Abb. 8.**14** Auftreffen der Ultraschallwellen
a orthograd, das Bild ist gut zu beurteilen
b schräg, die Bilder dürfen nicht verwertet werden

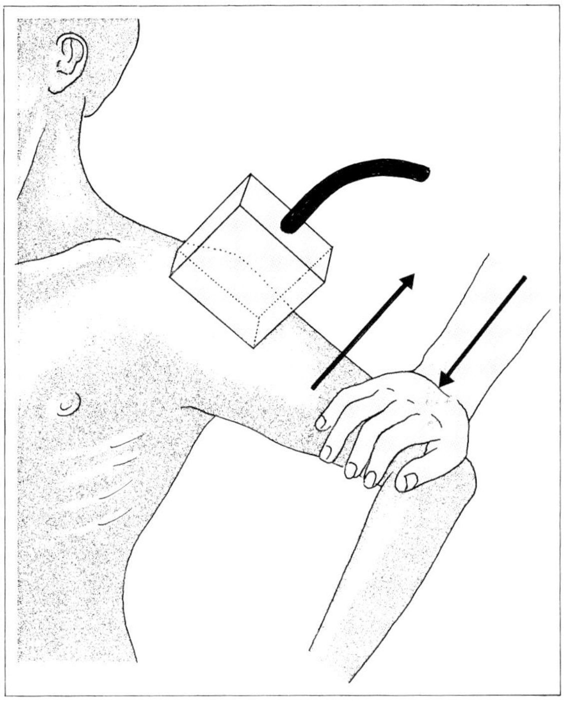

Abb. 8.**15** Aktive dynamische Untersuchung mit Abduktion ▷ des Armes gegen Widerstand

Zusätzlich zu der **statischen** und **passiv dynamischen Untersuchung** können die Sehnenstrukturen entsprechend den Empfehlungen von Mack u. Mitarb. (1985) auch **aktiv dynamisch** untersucht werden. Es wird z. B. die Supraspinatussehne unter aktiver Abduktion gegen Widerstand bei konstanter Applikatorhaltung beobachtet (Abb. 8.**15**).

Stabilitätsuntersuchung

Die von Harland empfohlene Untersuchung des Akromioklavikulargelenkes kann bei entsprechenden Verletzungen ggf. eine Stufenbildung zwischen Klavikula und Akromion zeigen. Diese Verletzungen sind aber bei Belastungsaufnahmen im Röntgenbild so gut darzustellen, daß wir zumindest jetzt noch bei diesen Verletzungen grundsätzlich eine Röntgenaufnahme durchführen. Einen Anwendungsbereich sehen wir bei Polytraumatisierten, bei denen eine Belastungsaufnahme nicht möglich ist.
Dem Hinweis von Harland auf die *Funktionsprüfung der Gelenkstabilität* des Schultergelenkes im dorsalen Horizontalschnitt kommt große Bedeutung zu. Nach Schulterluxationen, aber auch bei manchen anderen unbestimmten Schultergelenksbeschwerden, insbesondere bei sportlich aktiven jüngeren Patienten, kann eine **Schulterinstabilität** zugrunde liegen. Diese kann zwar klinisch durch entsprechende Provokationstests (z. B. Apprehension-Test) geprüft werden, aber auch hier ist insbesondere bei Operationsindikationen die genaue Bestimmung der Instabilitätsrichtung und des Instabilitätsausmaßes wünschenswert. Natürlich können auch hier gehaltene Aufnahmen im Röntgenbild erfolgen. Zur Verminderung der Strahlenbelastung und zur besseren Beurteilung der Beweglichkeit in der dynamischen Untersuchung empfiehlt sich aber auch hier heute die Ultraschalluntersuchung. Die Funktionsprüfung des Schultergelenkes mit dem dorsalen Horizontalschnitt sollte unter standardisierten Belastungsbedingungen erfolgen. Außerdem muß zunächst die altersentsprechende statistische Normalverteilung der Gelenkverschieblichkeit durch entsprechende Reihenuntersuchungen geklärt werden. Diese Untersuchungen führen wir zur Zeit durch. Es ist zu erwarten, daß die Schulterinstabilität in Zukunft genau quantifiziert und die Instabilitätsrichtung exakt bestimmt werden kann.

9. Sonographische Anatomie

Vorbemerkungen

Ziel der Schultersonographie ist eine *morphologische Beurteilung* der periartikulären Weichteile. Hierfür ist eine genaue Kenntnis der sonographischen Anatomie unerläßliche Voraussetzung. Dabei interessieren – entsprechend den Ausführungen zur Pathologie – vor allem die Rotatorenmanschette, die Gleitspalten, Knochen, Knorpel und Pfanne sowie die lange Bizepssehne.

Grundsätzlich können die Echos im Ultraschall entweder im **Vergleich** zur topographischen Anatomie angenommen oder durch direkten **Nachweis** mittels Markierung identifiziert werden.

In der Literatur wird die sonographische Anatomie aus der topographischen Anatomie abgeleitet. So hat Harland (1987) anatomische Schnitte an tiefgefrorenen Leichenschultern angelegt und diese mit den Sonographien verglichen. Die jeweiligen anatomischen und sonographischen Schnittebenen waren dabei identisch.

In den *eigenen Untersuchungen* wurde diese Zuordnung durch *direkten Nachweis* überprüft. So kann in einigen Punkten die bisher bekannte sonographische Anatomie ergänzt werden. Auf diese Weise konnte für die eigenen Ultraschalluntersuchungen eine solide Basis gewonnen werden.

Prinzipiell kann der direkte Nachweis durch 2 Verfahren erfolgen:

- Die Schulter wird zunächst präpariert, um die einzelnen Schichten darzustellen. Dann wird eine Markierung zwischen 2 Strukturen gelegt und die normalen anatomischen Verhältnisse werden so weit wie möglich wiederhergestellt. Im Ultraschallbild sind die entsprechenden Strukturen anhand der Markierungen zu erkennen.
  Nach der Präparation ist aber die Wiederherstellung der normalen anatomischen Verhältnisse für die Sonographie außerordentlich schwierig, da durch eindringende Luft und die Trennung der Schichten im Sonogramm Störechos auftreten.
- Vor der eigentlichen Präparation wird unter Ultraschallkontrolle eine Markierung in eine Struktur bzw. eine Grenzschicht eingeführt. Bei anschließender Präparation der Schulter wird die Lage der Markierung verifiziert.

Unsere eigenen anatomischen Studien stützen sich auf *Untersuchungen an 25 Leichenschultern*, die fast ausschließlich nach dem *2. Verfahren* erfolgten.

Zur Markierung der sonographischen Strukturen dienten Kanülen unterschiedlicher Länge und Durchmesser.

Die im folgenden wiedergegebene *sonographische Anatomie* wurde in allen Punkten entsprechend überprüft und abgesichert.

In der folgenden Darstellung der sonographischen Anatomie werden einige der Nachweise mittels Kanülenmarkierung gezeigt. Die eingebrachte Kanüle kann in der Sonographie erkannt werden und dient im makroskopischen Bild sozusagen als Zeiger zur Veranschaulichung.

Die lange Bizepssehne

Längsschnitt der langen Bizepssehne

Wird die Sehne des langen Bizepskopfes im Längsschnitt dargestellt (vgl. Kap. 8, S. 37), so erkennt man auf dem Ultraschallbild von oben nach unten 4 Schichten (Abb. 9.**1**):

- Die obere Schicht ist stark echogen.
- Die 2. Schicht ist mäßig bis schwach echogen und schwankt stark in der Ausdehnung.
- Die 3. Schicht ist von der 2. Schicht durch ein deutliches Echo getrennt und ist kaum echogen; sie zeigt lediglich zarte, streifenförmige Binnenechos.
- Die untere Schicht ist wieder stärker echogen und wird meist nach oben und unten durch kräftige echogene Linien begrenzt.

Die oberste Schicht entspricht der Kutis, die darunter gelegene 2. Schicht der Subkutis mit Unterhautfettgewebe. Die 3. Schicht entspricht dem M. deltoideus mit den Septierungen und die 4. Schicht der Sehne des langen Bizepskopfes.

Die hintere, stark echogene Begrenzungslinie der Sehne des langen Bizepskopfes ist anhand der Schallauslöschung eindeutig als Knochenoberfläche des Humerus zu erkennen. Die Nadelmarkierung der vorderen Begrenzungslinie der langen Bizepssehne hat einen interessanten unerwarteten Befund ergeben. Wir haben diese echogene Linie sowohl von

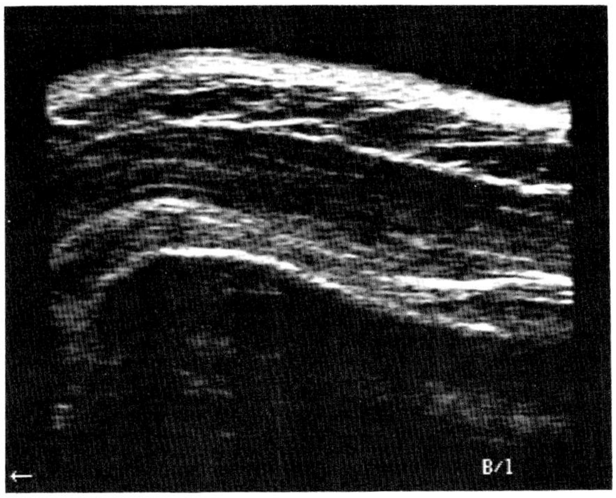

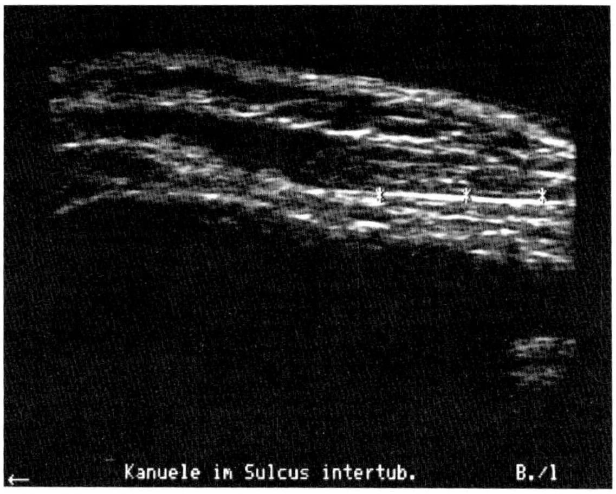

Abb. 9.**2** Längsschnitt der langen Bizepssehne, Markierung der oberen Begrenzungslinie von kaudal durch eine Kanüle (**)

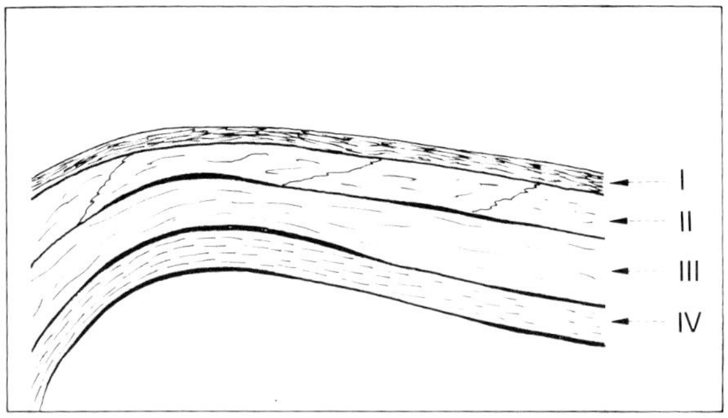

◁ Abb. 9.**1** Bizepssehnenlängsschnitt
I = Cutis
II = Subcutis
III = M. deltoideus mit Septierungen
IV = lange Bizepssehne

kaudal als auch von kranial durch eine Kanüle markiert (Abb. 9.**2**). Die von kaudal eingeführte Kanüle steckte tatsächlich in der Bizepssehne, während die von kranial eingeführte Kanüle zwischen dem M. deltoideus und der Deckfaserplatte des Sulcus intertubercularis lag (Abb. 9.**3**).
Die obere echogene Linie markiert mit ihrem kranialen Anteil also nicht den Übergang M. deltoideus/ lange Bizepssehne, sondern stattdessen den Übergang M. deltoideus/Deckfaserplatte.
In günstigen Fällen erlaubt das Sonogramm eine Differenzierung von Deckfaserplatte und langer Bizepssehne (Abb. 9.**4**). Diese anatomische Besonderheit ist für die spätere Beurteilung der Bizepssehnen von Bedeutung, da das starke Echo der Deckfaserplatte eine Beurteilung der langen Bizepssehne gerade in diesem so wichtigen Sulcus intertubercularis erschweren kann.

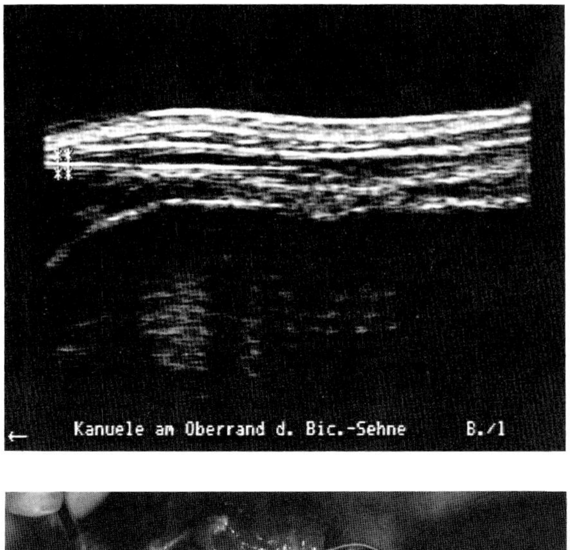

a

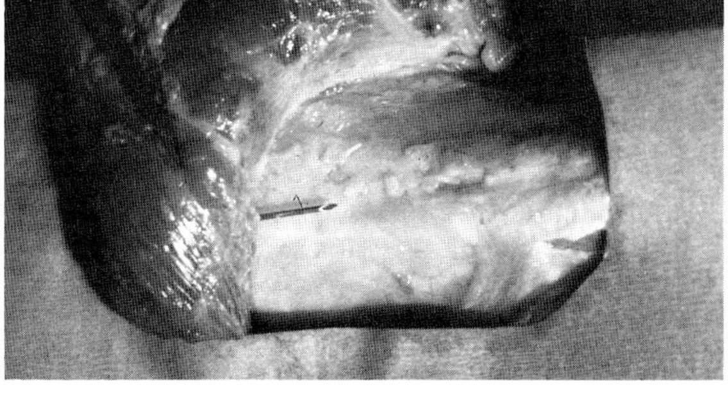

b

Abb. 9.**3** ▷
a Längsschnitt der langen Bizepssehne, Markierung der oberen Begrenzungslinie von kranial durch eine Kanüle (**)
b Die unter Ultraschallkontrolle eingeführte Kanüle liegt zwischen M. deltoideus und der Deckfaserplatte des Sulcus intertubercularis

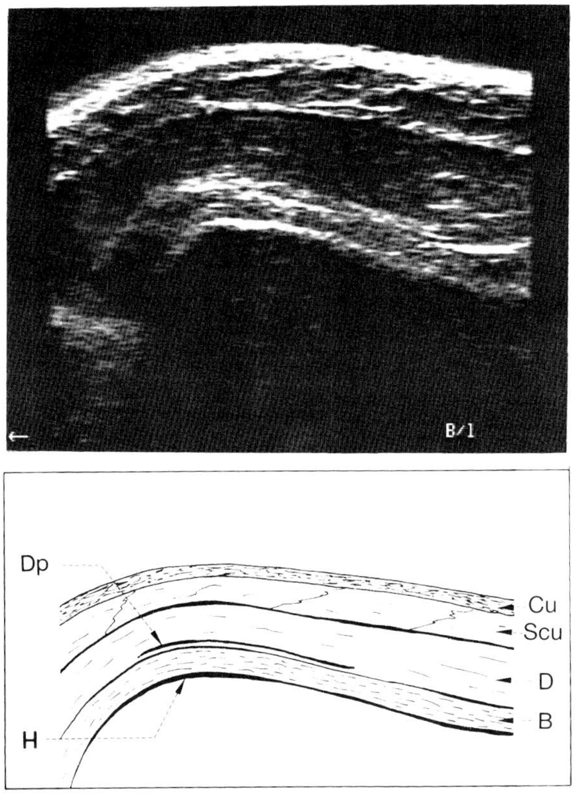

Abb. 9.**4** Längsschnitt der langen Bizepssehne
Cu = Cutis
Scu = Subcutis
D = M. deltoideus
B = lange Bizepssehne
Dp = Deckfaserplatte des Sulcus intertubercularis
H = Humerus

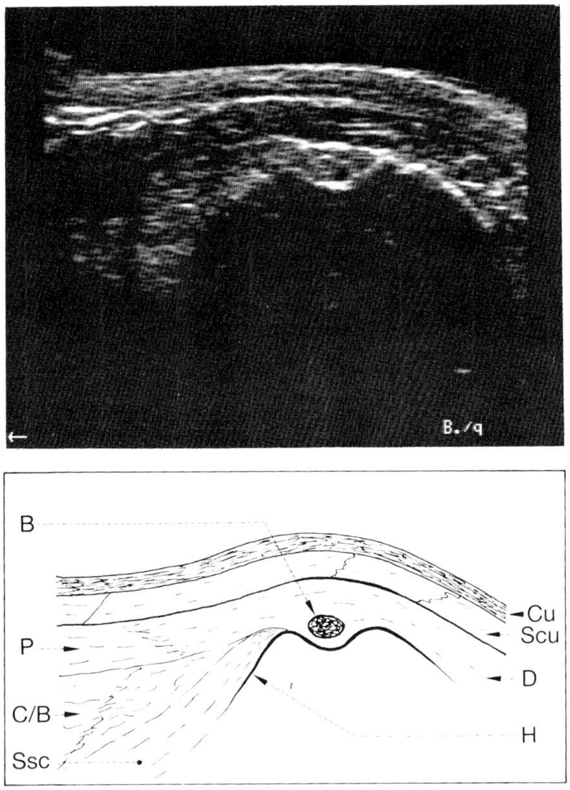

Abb. 9.**5** Querschnitt der langen Bizepssehne
B = lange Bizepssehne
P = M. pectoralis major
C/B = M. coracobrachialis und Caput breve des M. biceps brachii
Ssc = M. subscapularis
Cu = Cutis
Scu = Subcutis
D = M. deltoideus
H = Humerus
Die mediale Muskulatur (P, C/B, Ssc) ist auf diesem Bild schlecht zu differenzieren

Querschnitt der langen Bizepssehne

Analog zum Längsschnitt erkennt man auf dem Querschnitt der langen Bizepssehne die Haut, das Unterhautfettgewebe, den M. deltoideus und die ventrale Begrenzung des Oberarmknochens.
Bei einer entsprechenden Rotation zeigt die vordere Knochenoberfläche des Humerus eine Knochenmulde, den Sulcus intertubercularis. Zwischen M. deltoideus und Humerus liegt eine runde bis ovale, gut echogene Struktur in dieser Knochenmulde. Es handelt sich bei dieser echogenen Struktur erwartungsgemäß um die Sehne des langen Bizepskopfes, die im Sulcus intertubercularis liegt (Abb. 9.**5** u. 9.**6**).
Auf manchen Schnitten erkennt man in der medialen Bildhälfte den M. pectoralis major, das Caput breve des M. biceps brachii, den M. coracobrachialis und den M. subscapularis mit seiner Sehne.
Diese Strukturen werden im nächsten Kapitel noch ausführlich besprochen.

a
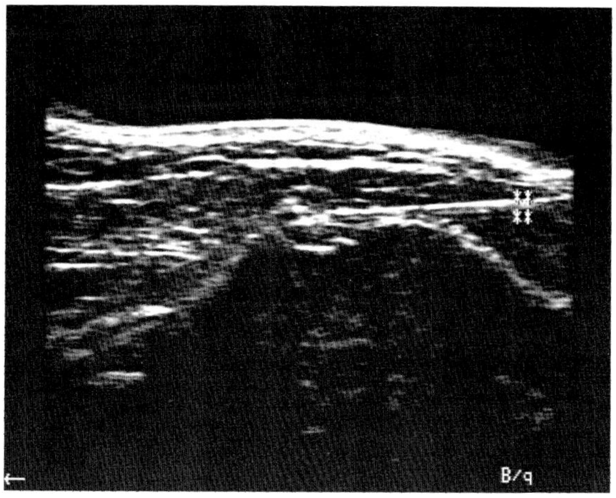

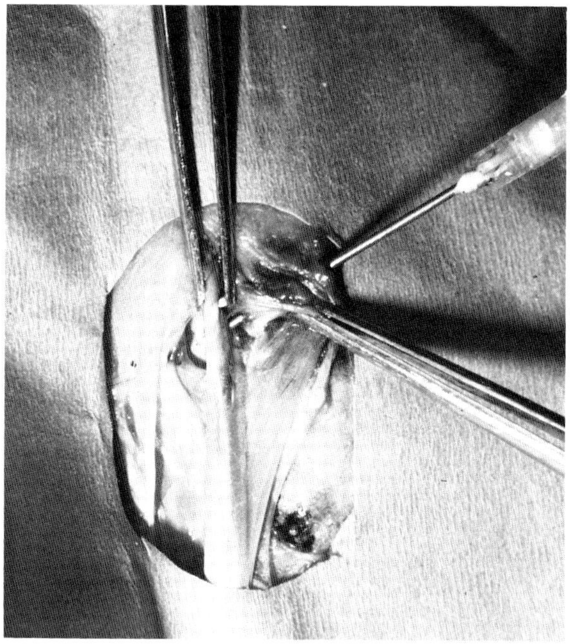
b

Abb. 9.**6**
a Querschnitt der langen Bizepssehne, Markierung der Sehne durch eine Kanüle (**)
b Die spätere Präparation bestätigt die Lage der Kanülenspitze in der langen Bizepssehne

Die Rotatorenmanschette mit Gleitspalten, Knochen, Knorpel und Pfanne

Längsschnitt des M. subscapularis und seiner Sehne

Das Sonogramm der Subskapularissehne (vgl. Kap. 8, S. 38) bildet eine Vielzahl von Strukturen ab (Abb. 9.**7**). Unter der echogenen Haut und dem nur schwach echogenen Unterhautfettgewebe lassen sich 3 Schichten unterscheiden:

- die obere Schicht bildet ein 1 bis 1,5 cm breiter Streifen, der durch eine schrägverlaufende Linie in einen medial (= rechts in der Abb. 9.**7**) und einen lateralen Anteil unterteilt wird. Der mediale Anteil entspricht dem M. pectoralis major, der laterale Anteil dem M. deltoideus.
- die mittlere Schicht ist annähernd rautenförmig und läuft sowohl nach medial, als auch nach lateral spitz zu, zuweilen lassen sich auch in dieser Schicht 2 Strukturen voneinander unterscheiden. Es handelt sich um den kurzen Bizepskopf und den M. coracobrachialis.
- die tiefe Schicht liegt lateral oberflächlicher als medial. Der oberflächlich gelegene Anteil ist gut echogen, der tiefergelegene Anteil weniger stark echogen. Nach unten wird diese Schicht durch den Knochen (Humerus, knöcherne Pfanne) begrenzt, was an der dorsalen Schallauslöschung dieser Strukturen eindeutig zu erkennen ist.

Es handelt sich bei dieser tiefen Schicht um den M. subscapularis, der vor dem ventralen Pfannenrand der Skapula bzw. vor dem Humerus liegt (Abb. 9.**8**).

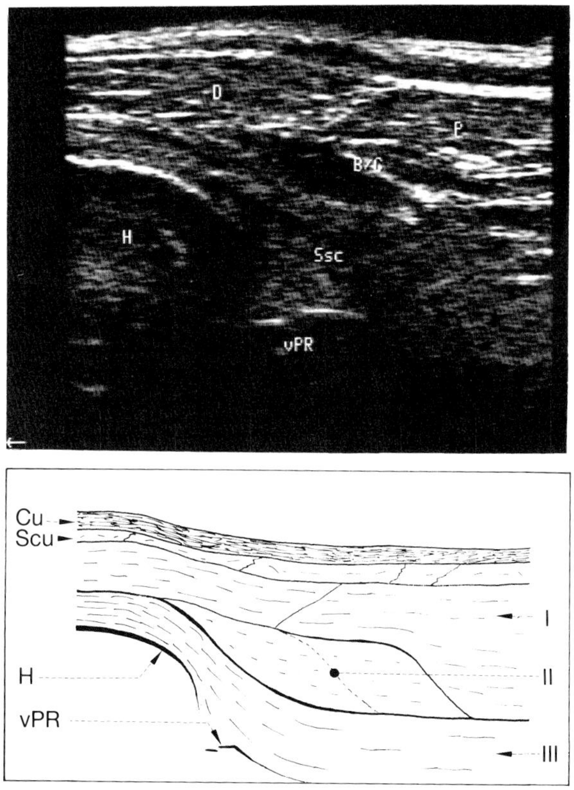

Abb. 9.**7** Subskapularislängsschnitt
Cu = Cutis
Scu = Subcutis
H = Humerus
vPr = ventraler Pfannenrand
d/P = obere Schicht (I) mit M. deltoideus und M. pectoralis major
B/C = mittlere Schicht (II) mit kurzem Bizepskopf und M. coracobrachialis
Ssc = tiefe Schicht (III) mit M. subscapularis

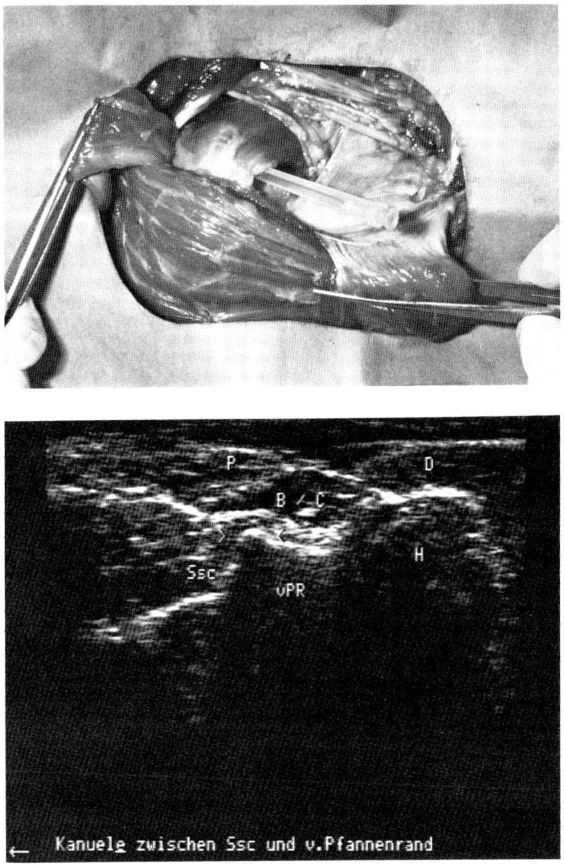

a

b

Abb. 9.**8**
a anatomische Präparation der rechten vorderen Schultermuskulatur (liegend)
links unten: M. deltoideus
links oben: (mit Pinzette nach kranial weggeklappt) kurzer Bizepskopf und M. coracobrachialis
In der linken oberen Ecke: Einstrahlung des M. pectoralis minor zum Korakoid (Korakoid nicht sichtbar)
rechts unten: (mit der Pinzette nach lateral weggeklappt) M. pectoralis major
rechts oben: Gefäß-Nerven Strang
In Bildmitte (mit Kanüle und Schutzkappe unterfahren) M. subscapularis
b Längsschnitt der Subskapularissehne (Kanüle zwischen Ssc und Skapula)
Die Kanüle (mit Schutzkappe, im Sonogramm zwischen Pfeilspitzen, quer) drückt die Subskapularissehne etwas nach oben, dadurch leicht veränderte Anatomie
P = M. pectoralis major
D = M. deltoideus
B/C = kurzer Bizepskopf, M. coracobrachialis
Ssc = M. subscapularis
vPr = ventraler Pfannenrand
H = Humerus

Weil der Längsschnitt der Subskapularissehne eine relativ hohe Eindringtiefe (3 bis 5 cm) verlangt, wurde auch eine Darstellung mit dem 5-MHz-Linearapplikator versucht (Abb. 9.**9**).
Dabei stellte sich heraus, daß dieser Schallkopf den vor der Skapula gelegenen Muskel besser darstellt als der 7,5-MHz-Applikator. Allerdings wird die Subskapularissehne, die ja vorrangig interessiert, weniger scharf abgebildet.
Weiterhin wurde geprüft, ob eine gezielte Darstellung des ventralen Pfannenrandes durch Ultraschall möglich ist.
Wie anatomische Untersuchungen zeigten, ist der ventrale Anteil der Gelenkpfanne mit der Pfannenlippe nur bei Außenrotation des Armes einsehbar, weil das Tuberculum minus sonst die Sicht auf Labrum und Pfannenrand verdeckt (Abb. 9.**10**).
Um das Tuberkulum zu umgehen, wurde daher zum einen in Außenrotationsstellung des Armes untersucht und zum anderen wurde der Ultraschall mit dem 5-MHz-Sektorschallkopf von medial her appliziert. Das Ergebnis war eine gute Darstellung des ventralen Pfannenrandes (Abb. 9.**11**), in der sich sogar die Pfannenlippe als echoarme Struktur abgrenzen ließ.
Es wurde dann wieder durch Kanülenmarkierung nachgewiesen, daß es sich bei dieser echoarmen Struktur tatsächlich um die Pfannenlippe handelt.

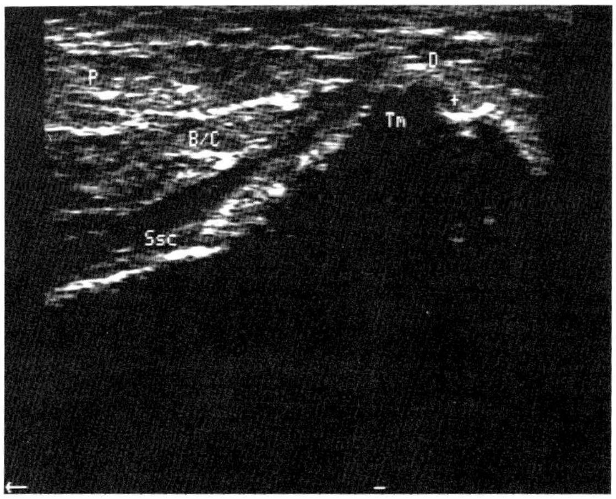

Abb. 9.**9** Längsschnitt der Subskapularissehne (5-MHz-Linearapplikator ohne Vorlaufstrecke)
P = M. pectoralis major
D = M. deltoideus
B/P = Sehne des kurzen Bizepskopfes
Ssc = M. subscapularis
Tm = Tuberculum minus
+ = Sehne des langen Bizepskopfes im Sulcus intertubercularis

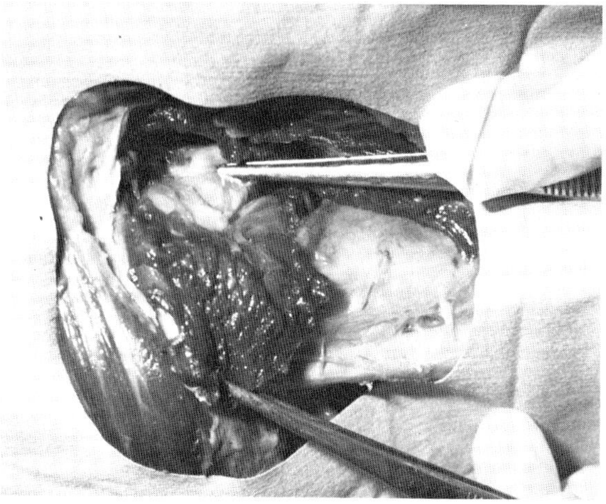
a

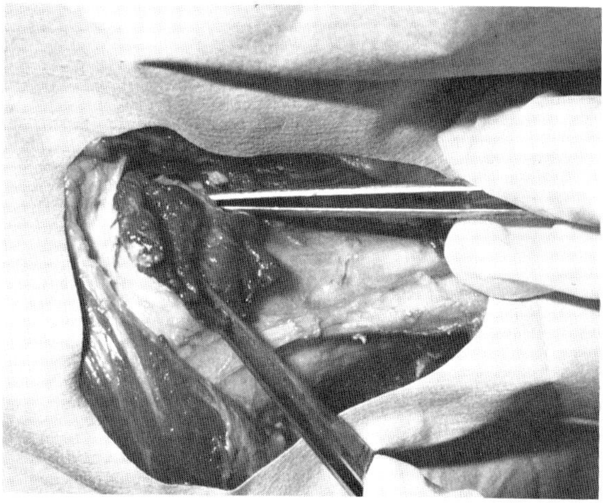
b

Abb. 9.**10** Präparat des rechten vorderen Schultergelenkes (liegend)
unten links M. deltoideus, nach dorsal weggeklappt, obere Pinzette markiert mit der Spitze das Labrum glenoidale, untere Pinzette faßt den abgeschnittenen M. subscapularis

a Blick bei Außenrotationsstellung des Armes, Labrum glenoidale sichtbar
b Blick bei Neutralstellung, das Labrum glenoidale und die Pinzettenspitze sind durch das Tuberculum minus verdeckt. Dies ist bei der Sonographie zu berücksichtigen

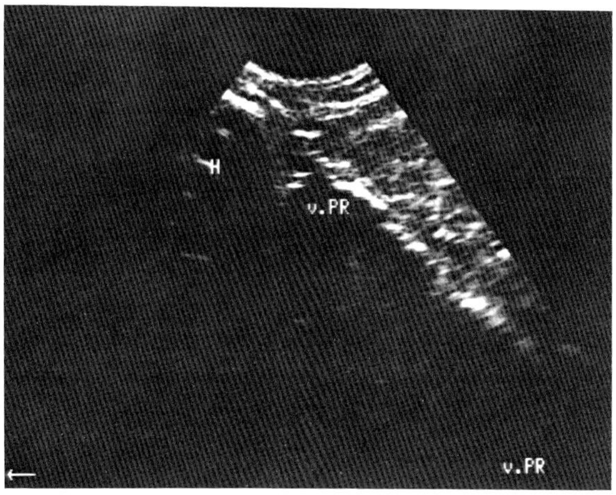

◁ Abb. 9.**11** Darstellung des ventralen Pfannenrandes mit dem 5-MHz-Sektorapplikator ohne Vorlaufstrecke
H = Humerus
V.Pr = ventraler Anteil der Gelenkpfanne

Längsschnitt der Supraspinatussehne

Die Sonographie kann nur den Teil der Supraspinatussehne darstellen, der nicht durch das Akromion verdeckt wird (Abb. 9.**12**). Dieser sonographisch sichtbare Anteil ist jedoch klinisch besonders relevant (vgl. Kap. 4, S. 11).

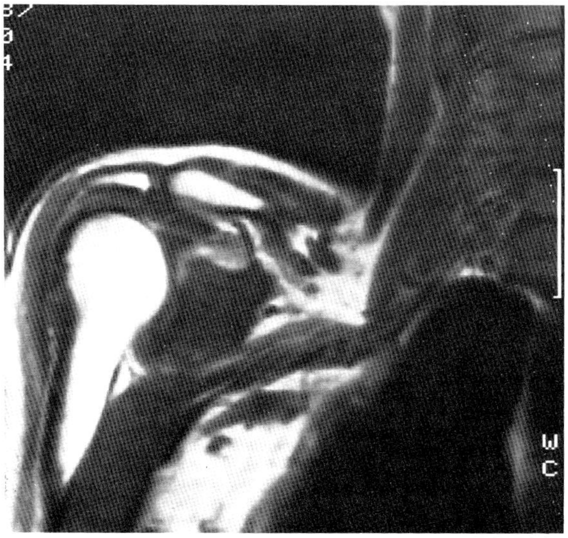

Abb. 9.**12** Anatomie des Schultergelenkes in frontaler ▷ Schichtführung (Kernspintomographie, vergr. 2fach). Zwischen Humerus und Akromion liegt der M. supraspinatus bzw. seine Sehne. Hier im Bild ist die Trennschicht zwischen M. deltoideus und der Supraspinatussehne im Kernspintomogramm gut zu erkennen. Die entscheidende Sehnenpartie der Rotatorenmanschette ist trotz der guten Auflösung der Kernspintomographie schwer zu beurteilen

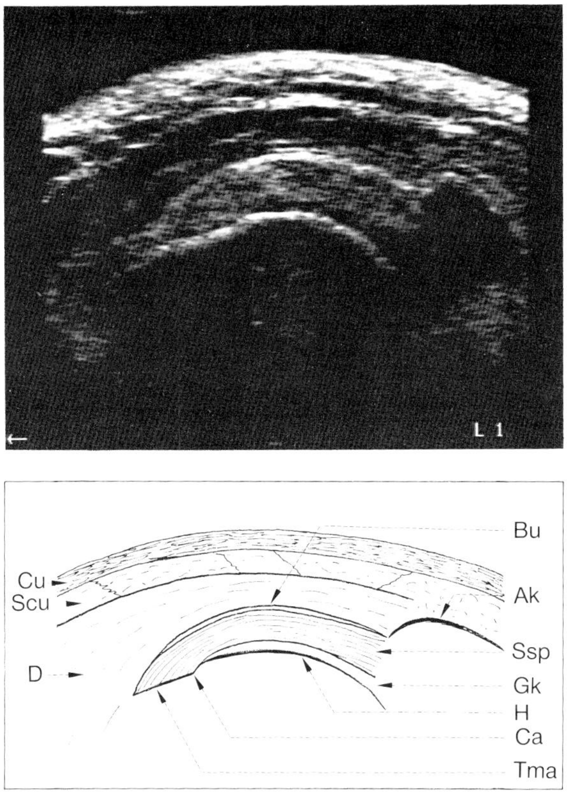

Abb. 9.**13** Längsschnitt der Supraspinatussehne
Cu = Cutis
Scu = Subcutis
D = M. deltoideus
Bu = Bursa subdeltoidea/subacromialis
Ak = Akromion
Ssp = Supraspinatussehne
Gk = Gelenkknorpel
H = Humerus
Ca = Collum anatomicum
Tma = Tuberculum majus

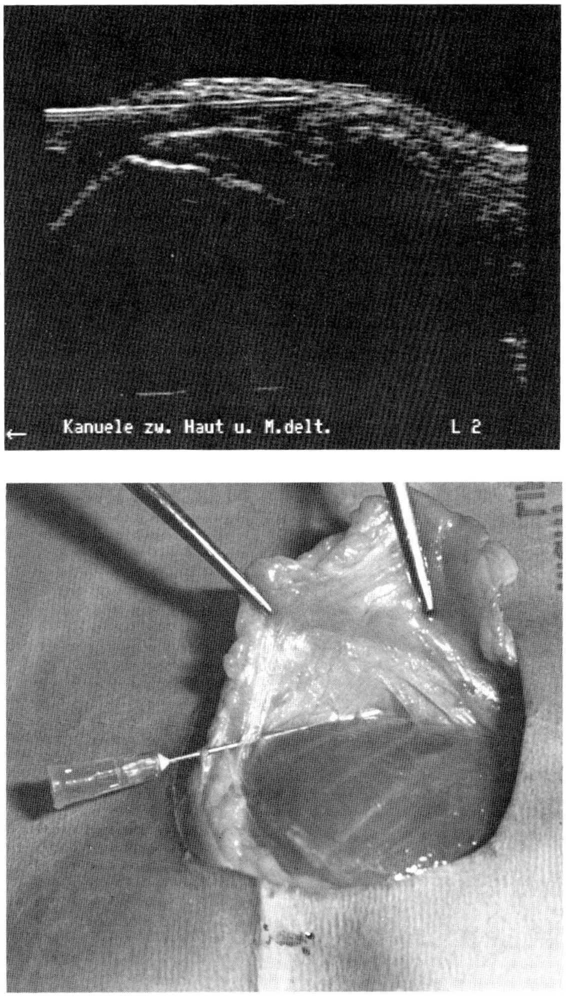

Abb. 9.**14**
a Längsschnitt der Supraspinatussehne, die Markierungskanüle liegt zwischen Subkutis und M. deltoideus
b Die Präparation zeigt die Kanülenlage auf dem M. deltoideus

Der Längsschnitt der Supraspinatussehne (vgl. Kap. 8, S. 37) ist dadurch charakterisiert, daß die echogenen Linien unter der Haut, dem Unterhautfettgewebe und dem M. deltoideus einen **Vogelkopf** mit gebogenem Schnabel skizzieren (Abb. 9.**13**). Der „Kopf" entspricht dem Akromion, der „Schnabel" der Supraspinatussehne. Die beiden echogenen Linien, die den Schnabel formen, entstehen durch die Bursa subdeltoidea/subacromialis und die Oberfläche des Caput humeri.
Die *Bursa* stellt sich im Sonogramm oft als Doppellinie dar, mitunter ist sie schwierig zu erkennen, sofern sie nicht durch Flüssigkeit entfaltet wird.
Die Dicke der gesunden Bursa beträgt nach Bretzke u. Mitarb. (1985) 1 mm oder weniger, nach Hedtmann u. Mitarb. (1986) 1 bis 2 mm.
Die Funktion der Bursa zeigt sich bei der dynamischen Untersuchung in dem gut zu erkennenden Gleitprozeß der einzelnen Gewebeschichten zueinander (Hedtmann u. Mitarb. 1986).

Über der Humeruskopfkontur erkennt man meist einen schmalen echoleeren Saum, den Gelenkknorpel. Der Knorpel reicht lateral bis zum Collum anatomicum, das sich im Ultraschallbild als flacher Sulkus darstellt. Dieser flache Sulkus bildet die Grenze zwischen dem Caput humeri und dem Tuberculum majus.
Die Abb. 9.**14**–9.**16** demonstrieren die Lage der einzelnen Schichten in diesem Längsschnitt der Supraspinatussehne.

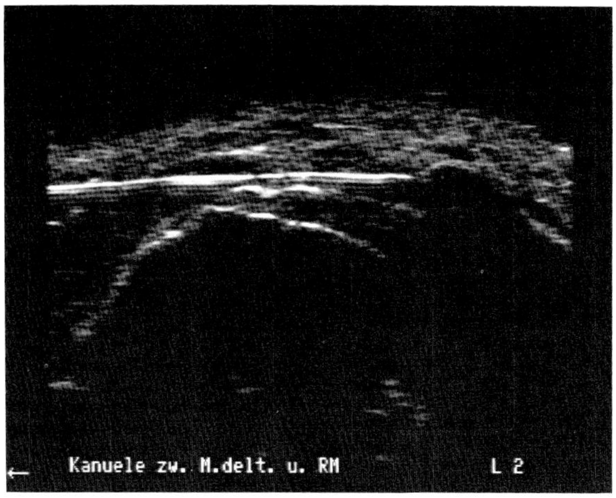

a

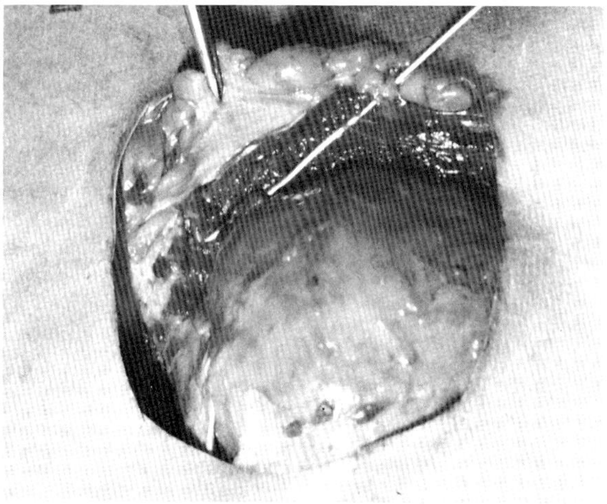

b

Abb. 9.**15**
a Längsschnitt der Supraspinatussehne. Die Kanülenspitze berührt das Akromion, sie liegt auf der Bursa subdeltoidea
b Präparat der Kanülenlage zwischen M. deltoideus und Bursa

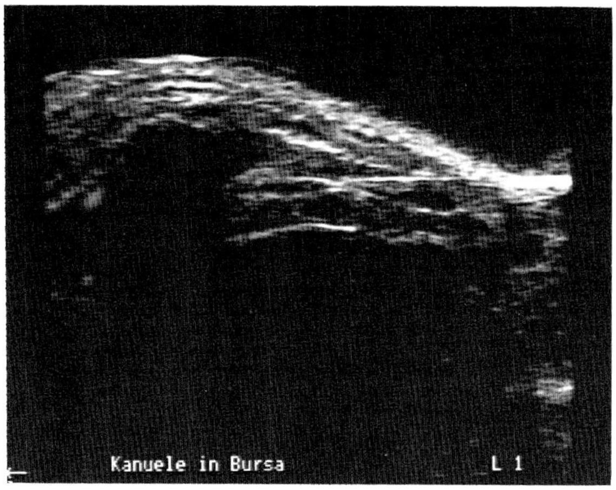

a

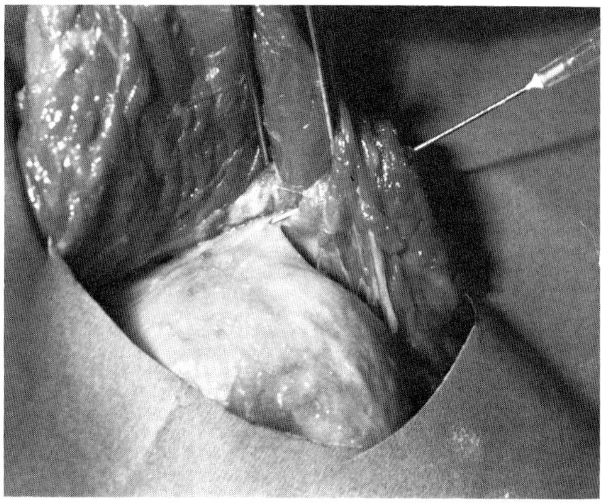

b

Abb. 9.**16**
a Längsschnitt der Supraspinatussehne. Die Kanülenspitze steckt in der Bursa subdeltoidea
b Das Präparat zeigt die Lage der Kanülenspitze in der Bursa

Querschnitt der Supraspinatussehne

Wenn die Supraspinatussehne im Querschnitt abgebildet wird, so grenzen sich über der Kontur des Humeruskopfes 4 bogenförmig verlaufende Schichten gegeneinander ab (Abb. 9.**17**).
Es handelt sich dabei wie beim Längsschnitt um die Haut, das Unterhautfettgewebe, den M. deltoideus und die Supraspinatussehne. Über der Sehne befindet sich die Bursa subdeltoidea/subacromialis, die auch auf diesem Schnitt als Doppellinie dargestellt sein kann. Unter der Sehne liegt der Gelenkknorpel.
Liegt der Schnitt ventral, so erkennt man in der Schicht der Supraspinatussehne fast immer eine gut echogene, ovale Struktur, die lange Bizepssehne (Abb. 9.**18** u. 9.**19**).
Liegt der Schnitt mehr dorsal, so beobachtet man häufig einen echogenen Streifen, der die Sehnenplatte schräg durchsetzt (Abb. 9.**20**).

Die Kanülenmarkierung mit anschließender Präparation macht deutlich, daß dieser schrägverlaufende echogene Streifen die Grenze zwischen Supraspinatus- und Infraspinatussehne darstellt. Diese Grenzlinie verläuft schräg durch die Sehnenplatte, weil sich die Supraspinatussehne nach dorsal verdünnt und von der Infraspinatussehne überlappt wird (Abb. 9.**20**).
Hedtmann u. Mitarb. (1986) sprechen beim Querschnittsbild der Rotatorenmanschette lateral der coracoacromialen Linie (also im coracoacromialen Fenster) vom **„Radmuster“**, das durch die Echos des Humeruskopfes, der Rotatorensehnen und der Bursa subdeltoidea/subacromialis entsteht (Abb. 9.**21**).

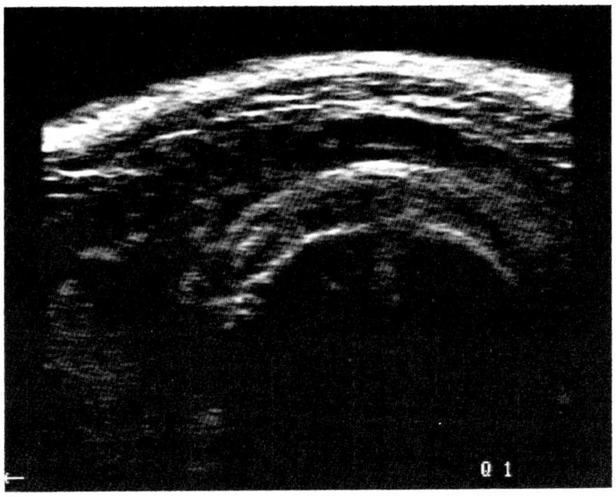

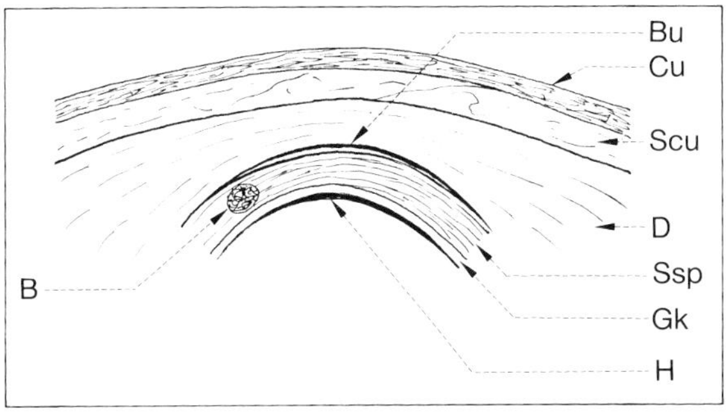

Abb. 9.**17** Querschnitt der Supraspinatussehne
Cu = Cutis
Scu = Subcutis
D = M. deltoideus
Bu = Bursa subdeltoidea
Ssp = Supraspinatussehne
Gk = Gelenkknorpel
H = Humerus
B = lange Bizepssehne (in der Sonographie nur angedeutet erkennbar)

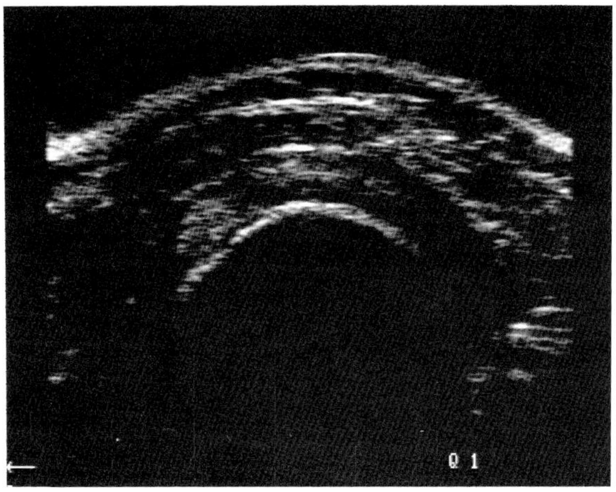

Abb. 9.**18** Querschnitt der Supraspinatussehne. Ventral (links im Bild) liegt die lange Bizepssehne am Rande der Supraspinatussehne

a

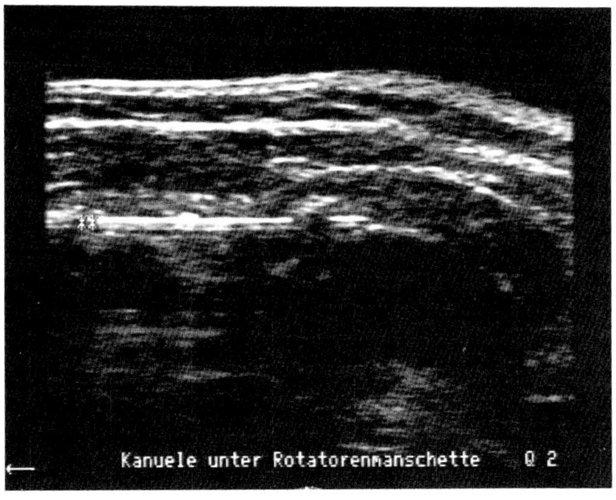

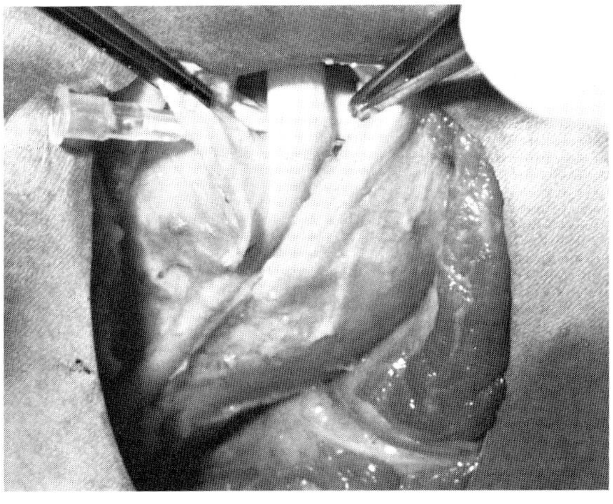

b

Abb. 9.**19** a die Kanüle (**) liegt unter dem ovalen Echo der langen Bizepssehne, ihre Spitze befindet sich zwischen der Supraspinatussehne und dem Caput humeri b makroskopischer Aspekt nach der Präparation

a
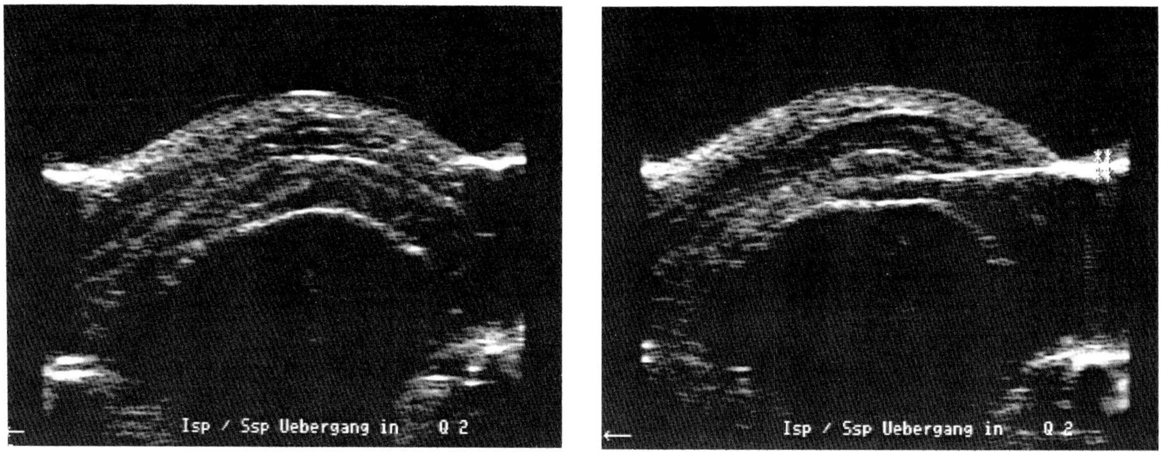

b

c
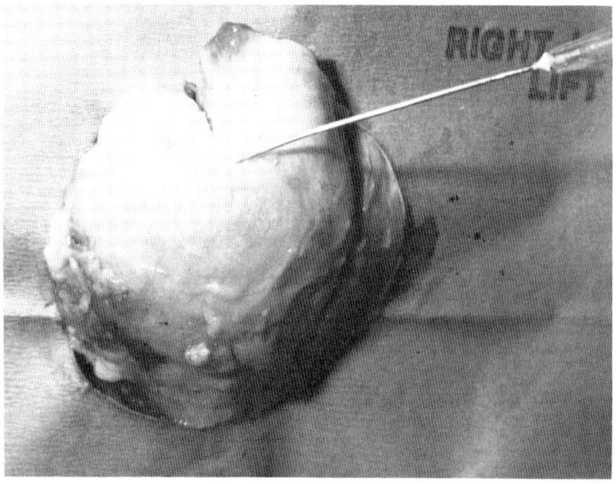

Abb. 9.**20** Dorsaler Querschnitt der Rotatorenmanschette
a ein echogener Streifen läuft schräg durch die Sehnenplatte
b dieser echogene Streifen ist mit der Kanüle markiert
c makroskopischer Aspekt nach der Präparation

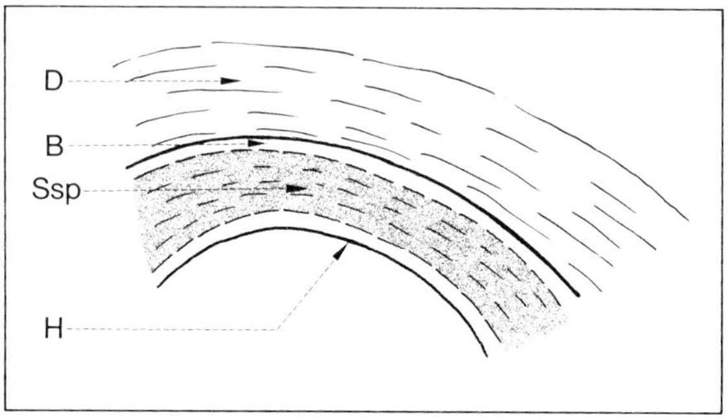

Abb. 9.**21** Radmuster nach Hedtmann u. Mitarb. (1986)
D = M. deltoideus
B = Bursa subdeltoidea
Ssp = Supraspinatussehne (Reifen)
H = Humeruskopfkontur (Felge)

Längsschnitt der Infraspinatussehne

Im Längsschnitt der Infraspinatussehne (entsprechend dem dorsalen Horizontalschnitt, vgl. Kap. 8, S. 38) entsprechen die oberen 3 Schichten wieder der echoreichen Haut, dem schwach echogenen Subkutangewebe und dem ebenfalls echoarmen M. deltoideus (Abb. 9.**22**).
Unter dem M. deltoideus und von diesem durch eine stark echogene Linie getrennt liegt eine mäßig echogene Struktur, der M. infraspinatus bzw. die Infraspinatussehne. Unter der Infraspinatussehne erkennt man knöcherne Begrenzungslinien mit hinterer Schallauslöschung, die Humeruskopfkontur und die dorsalen Anteile der Gelenkpfanne.
In den Längs- oder Querschnitten der Rotatorenmanschette, besonders in Längsschnitten der Infraspinatussehne wird über der Kontur des Humeruskopfes oft ein dünner, echoleerer Saum abgebildet. Es handelt sich hierbei um den Gelenkknorpel des Caput humeri (Abb. 9.**23**).
Bei der Präparation des dorsalen Schulterbereiches zum Nachweis der sonographischen Anatomie fiel auf, daß der M. infraspinatus und seine Sehne zur

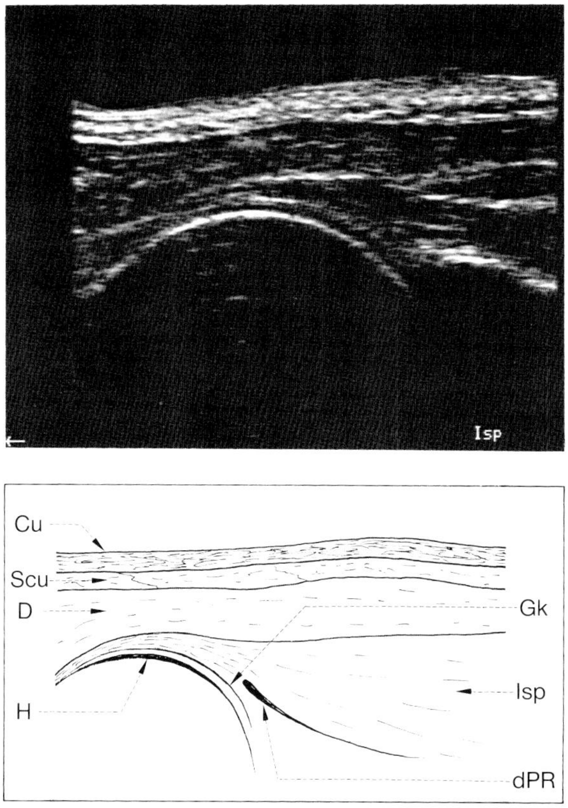

Abb. 9.**22** Längsschnitt der Infraspinatussehne (dorsaler Horizontalschnitt)
Cu = Cutis
Scu = Subcutis
D = M. deltoideus
H = Humerus
Gk = Gelenkknorpel
Isp = M. infraspinatus
dPR = dorsaler Pfannenrand

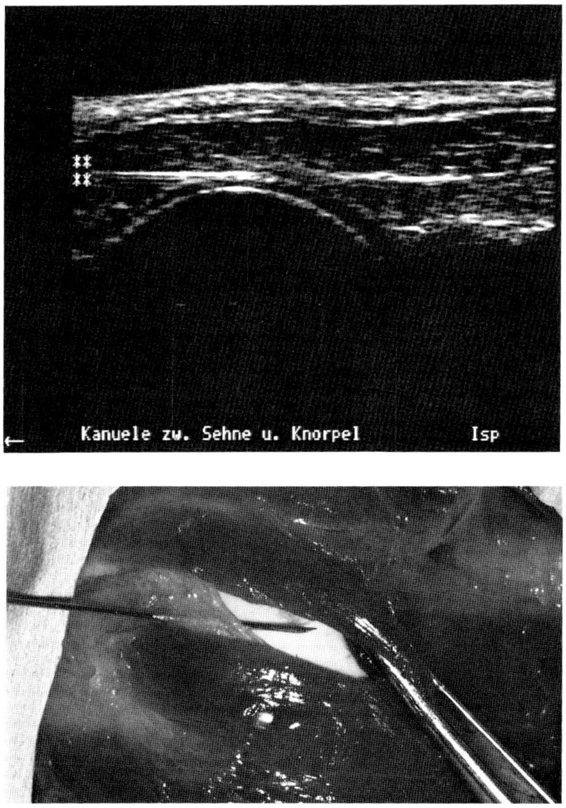

a

b

Abb. 9.**23**
a Längsschnitt der Infraspinatussehne. Die Humeruskopfkontur ist als Doppelkontur abgebildet. Die untere Linie zeigt eine dorsale Schallauslöschung und entspricht der Knochenoberfläche. Die vordere Linie zeigt die Knorpelgrenze. Die Kanüle (**) liegt auf dem Knorpel
b Das Präparat zeigt die Kanülenlage auf dem Knorpel unter dem M. infraspinatus (linke Schulter, dorsaler Aspekt, Bauchlage)

Hälfte von der Spina scapulae und dem Akromion verdeckt werden (Abb. 9.**24**). Diese Verhältnisse wurden an 10 Schultern überprüft. In allen Fällen wurden Muskel und Sehne zumindest zu 30% durch die Spina und das Akromion verdeckt. Dies ist natürlich bei der Interpretation der Befunde zu berücksichtigen.

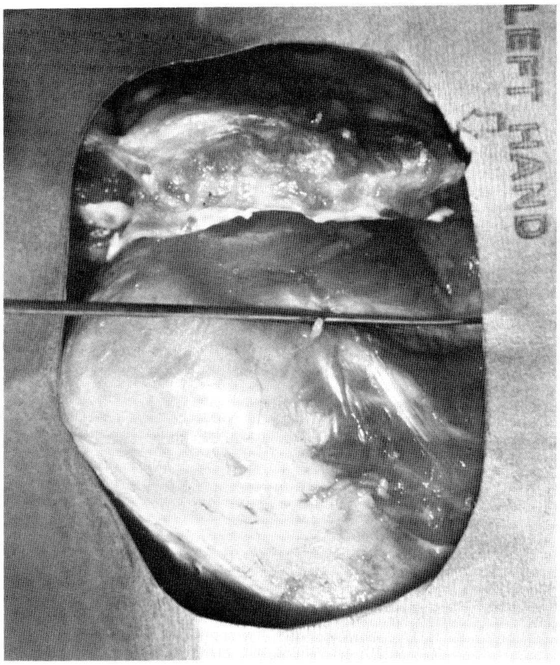

Abb. 9.**24** Präparat der linken Schulter, dorsaler Aspekt. Der M. infraspinatus und seine Sehne werden etwa zur Hälfte von der Spina scapulae und dem Akromion (oben quer im Bild) verdeckt.
Die Sonde markiert die Grenze zwischen M. infraspinatus (oben) und dem M. teres minor (unten)

Längsschnitt des Lig. coracoacromiale

Als Ergänzung zu den in der Literatur beschriebenen Untersuchungsebenen sollte ein Längsschnitt des Lig. coracoacromiale versucht werden mit dem Ziel, eine sonographische Abstandsmessung zwischen diesem Band und dem Humeruskopf durchführen zu können.
Solch ein Schnitt läßt sich leicht einstellen, indem der Applikator auf die Verbindungslinie zwischen Akromionspitze und Processus coracoideus (also parallel zur Schnittebene I nach Hedtmann) gehalten wird. Es gelingt jedoch oft nicht, gleichzeitig das Ligament und die Humeruskopfkontur scharf abzubilden.
Um eine bessere Vorstellung und Orientierung von dieser so wichtigen anatomischen Region zu bekommen, wurde zur Markierung eine Kanüle etwas lateral vom Akromion so eingeführt, daß ihre Spitze auf dem Processus coracoideus lag (Abb. 9.25a).

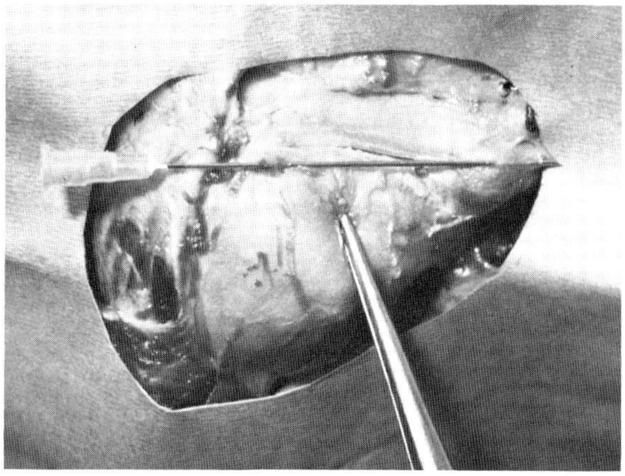

a

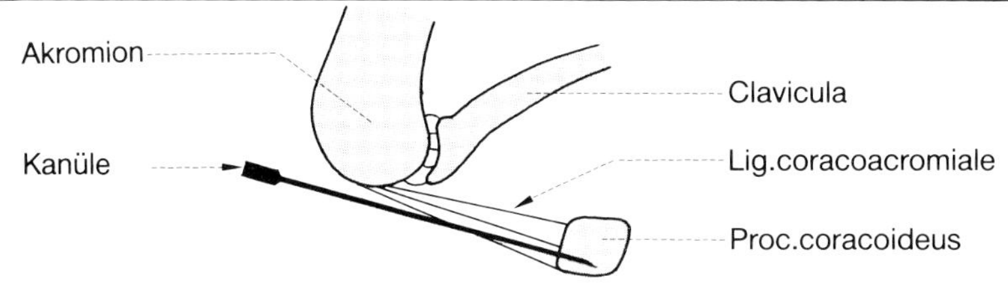

a

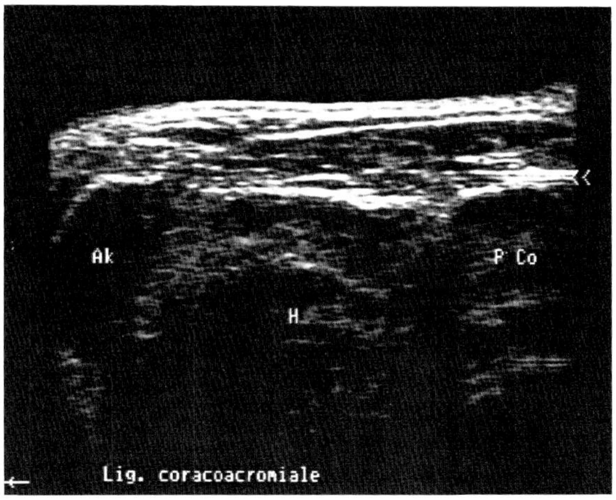

b

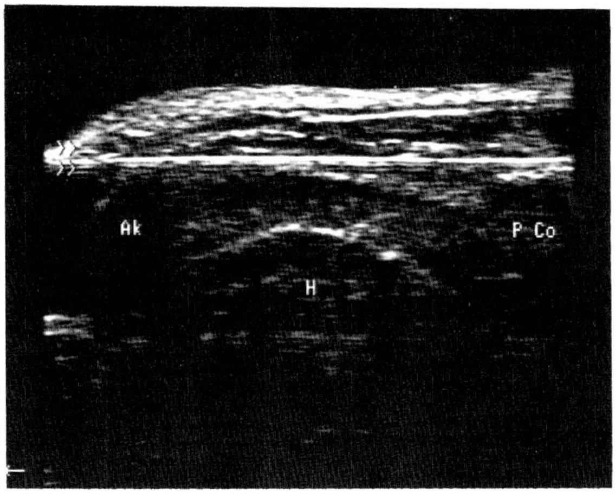

c

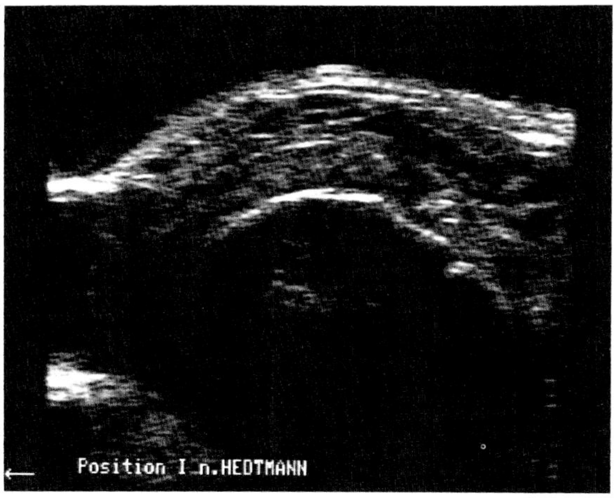

d

Abb. 9.**25** Sonographische Untersuchung des Schulterdaches
a Schema und Präparat des Schulterdaches (Blick von oben) Markierung mit der Kanüle
b Akromion und Korakoid sind gut sichtbar, ebenso das Lig. coracoacromiale. Angedeutet ist die Markierungskanüle (Pfeilspitzen) im Sonogramm erkenntlich. Die Spitze liegt auf dem Korakoid
c weiter lateral und kaudal kommt angedeutet die Humerusoberfläche zur Darstellung, Akromion und Korakoid sind noch sichtbar, kaum jedoch das Lig. coracoacromiale
d noch etwas weiter kaudal kommen Humeruskopfoberfläche und Supraspinatussehne gut zur Darstellung (orthograd getroffen), Korakoid und Akromion sowie das Lig. caracoacromiale sind jedoch nicht mehr dargestellt

Wenn man jetzt im Sonogramm das Lig. coracoacromiale einstellt, so ist nur die Spitze der Kanüle zu erkennen. Der Humeruskopf wird unscharf dargestellt, die Rotatorenmanschette ist nicht zu sehen (Abb. 9.**25**b).
Bewegt man dann den Applikator langsam nach lateral und kaudal, so verschwindet das Lig. coracoacromiale, die Kanüle kommt in voller Länge ins Bild, der Humeruskopf gewinnt an Echogenität und Schärfe und die Rotatorenmanschette beginnt sich abzuzeichnen (Abb. 9.**25**c).
Noch weiter kaudal ist von der Kanüle dann nichts mehr zu sehen, Humeruskopf und Rotatorenmanschette sind jedoch deutlich abgebildet. Die Lage des Applikators entspricht jetzt der Position I nach Hedtmann u. Mitarb. (1986) (Abb. 9.**25**d).
Bei der Präparation ist nach Entfernung der Rotatorensehnen deutlich zu erkennen, daß die Schallwelle oberhalb der vorher eingebrachten Kanüle (also unter dem Lig. coracoacromiale) schräg einfallen. Der Humeruskopf fällt unter dem Lig. coracoacromiale nach medial und dorsal stark ab und kann hier von den Ultraschallwellen nicht mehr orthograd getroffen werden. Wird der Schallkopf jedoch entsprechend der Position I nach Hedtmann u. Mitarb. (1986) nach lateral und kaudal verschoben, so wird der Humeruskopf mit der aufliegenden Rotatorenmanschette fast orthograd getroffen.
Eine gleichzeitige Darstellung von Lig. coracoacromiale und Caput humeri ist also nicht möglich, weil der Humeruskopf unter dem Band so steil abfällt, daß keine oder kaum Ultraschallwellen in den Applikator zurückreflektiert werden. Eine *Abstandsmessung* zwischen Lig. coracoacromiale und Humeruskopf ist meist im Sonogramm *nicht direkt* durchführbar (Abb. 9.**26**).
Man muß sich daher einer *Hilfskonstruktion* bedienen (Abb. 9.**27**). Humeruskopf, Korakoid und Akromion werden als markante Punkte im Sonogramm gleichzeitig abgebildet und der Abstand zwischen der Tangente an Humeruskopfoberfläche und einer Verbindungslinie zwischen Korakoid und Akromion gemessen. Die anatomische Korrelation und klinische Relevanz werden zur Zeit von uns geprüft.
Krämer u. Seibel (1983) hatten mit einer graduierten Nadel Abstandsmessungen an Leichenschultern durchgeführt, um dadurch den Engpaß unter dem Schulterdach, einen wichtigen Faktor für die Entstehung des Impingements, quantitativ beurteilen zu können.

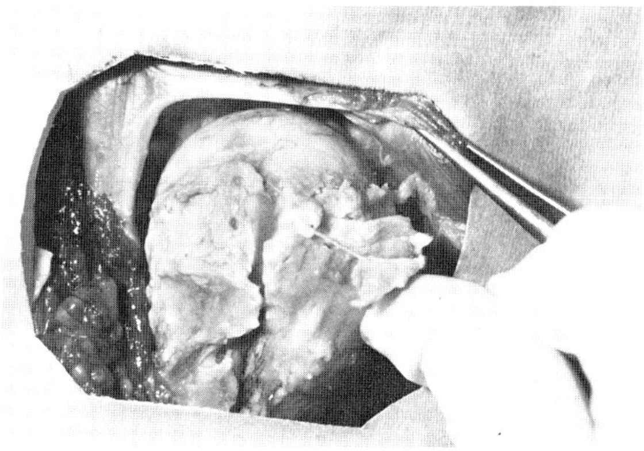

Abb. 9.**26** Blick unter das vordere Schulterdach, die Rotatorenmanschette wurde entfernt. Das Bild zeigt die Enge zwischen Lig. coracoacromiale und dem Humeruskopf

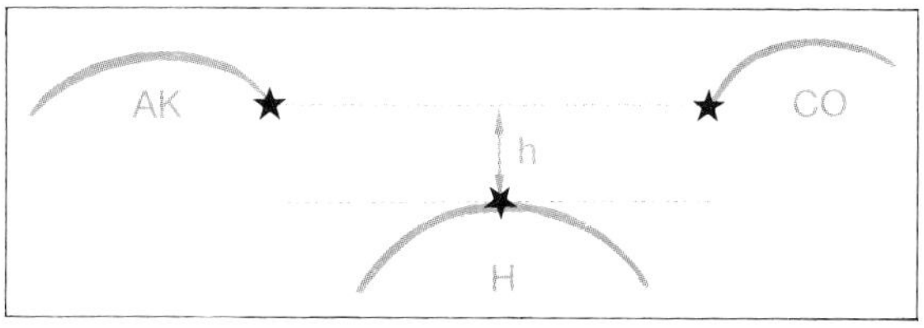

Abb. 9.**27** Schema der Hilfskonstruktion zur Abstandsmessung zwischen Humeruskopfoberfläche und Lig. coracoacromiale

Die Dicke der Sehnen

Bretzke u. Mitarb. (1985) führten Messungen der Sehnendicke der Supraspinatussehne und der Bizepssehne durch. Sie ermittelten eine mittlere Dicke der Rotatorenmanschette von 6 mm (s = 1,1 mm) und für die Bizepssehne eine durchschnittliche Dicke von 4,3 mm.
Middleton u. Mitarb. (1985b) errechneten nach Messungen an 63 gesunden Schultern eine durchschnittliche Dicke der normalen Bizepssehne von 4,3 mm. Anhand von 82 makroskopisch unauffälligen Bizepssehnen und 36 makroskopisch unauffälligen Supraspinatussehnen haben wir in den eigenen Untersuchungen die Dicke der Bizepssehne und Supraspinatussehne erneut bestimmt.
Dabei ergab sich für die **Bizepssehne** ein Mittelwert x von 3,6 mm bei einer Standardabweichung s von 0,6 mm und einer Variationsbreite R von 2,6 mm. Bei den eigenen Untersuchungen wurde berücksichtigt, daß die sonographisch nachgewiesene Deckfaserplatte natürlich nicht der Dicke der Bizepssehne zugerechnet, sondern nur die eigentliche Dicke der Bizepssehne gemessen werden darf. Die unterschiedlichen Ergebnisse bezüglich der Dicke der langen Bizepssehne im Vergleich zur Literatur erklären sich dadurch, daß wahrscheinlich bei den Literaturangaben fälschlicherweise die Deckfaserplatte zusammen mit der Bizepssehne ausgemessen wurde.
Die durchschnittliche **Dicke der Supraspinatussehne** betrug 4,3 mm (s = 0,6 mm, R = 2,5 mm). Wurden Knorpel und Sehne gemeinsam ausgemessen, so betrug die mittlere Dicke 5,5 mm (s = 0,6 mm, R = 2,5 mm). Es ist davon auszugehen, daß Bretzke u. Mitarb. (1985) bei ihren Messungen der Supraspinatussehne ebenfalls nicht die sonographische Anatomie beachtet, sondern Knorpel und Supraspinatussehne gemeinsam ausgemessen haben.
Diese Beispiele machen deutlich, daß der Analogschluß von der topographischen zur sonographischen Anatomie zu Fehlern führen kann und unterstrei-

chen den Wert der eigenen Nachweise mittels Nadelmarkierung. Andererseits muß bei uns das relativ hohe Durchschnittsalter und eine gewisse Inaktivitätsatrophie nach längerem Krankenhausaufenthalt berücksichtigt werden.
Mit dem t-Test für unabhängige Stichproben wurde dann geprüft, ob in der Dicke dieser Sehnen zwischen rechter und linker Schulter bzw. zwischen Männern und Frauen ein signifikanter Unterschied besteht.
Bei einer Irrtumswahrscheinlichkeit von $\alpha = 5\%$ besteht weder zwischen rechter und linker Schulter, noch zwischen Männern und Frauen ein signifikanter Unterschied in der Sehnendicke.
Natürlich muß bei der Abgrenzung pathologischer Sehnenformen und -dicken die physiologische Schwankungsbreite berücksichtigt werden. So schwankt die Dicke der langen Bizepssehne zwischen 2,3 und 4,9 mm und die der Supraspinatussehne zwischen 3,1 und 5,6 mm. Außerdem ist eine Verdünnung der Rotatorenmanschette nach dorsal physiologisch.

Die Echogenität der Sehnen

Während die *Form* einer Sehne relativ leicht beurteilt werden kann, stellt sich bei der *Echogenität* das Problem der Abhängigkeit von der Geräteeinstellung.
Middleton u. Mitarb. (1984, 1986b) haben die Echogenität der Rotatorenmanschette mit der des M. deltoideus verglichen. Dieser Vergleich der Echogenität mit dem M. deltoideus hat sich auch anderen Untersuchern bewährt (Hedtmann u. Mitarb. 1986, 1987) und wurde von uns übernommen.
Schwankungen der Echogenität kommen auch bei gesunden Sehnen zur Beobachtung. Häufig ist die Echogenität – besonders bei älteren Patienten – diffus vermindert.
Umgekehrt finden sich gelegentlich in gesunden Rotatorenmanschetten auch kleine Bereiche mit leicht verstärkten Echos (Crass u. Mitarb. 1984).
Um all diese *Normvarianten* gegen *pathologische Veränderungen* abgrenzen zu können, wird empfohlen, die Schultern **immer im Seitenvergleich zu untersuchen**.
Nach Middleton u. Mitarb. (1986b) kann ein unklarer Befund, der beidseitig vorhanden ist, als physiologisch betrachtet werden, eine Seitendifferenz dagegen als pathologische Veränderung.
Hier ist allerdings zu berücksichtigen, daß gerade im Bereich der Rotatorenmanschette **degenerative Veränderungen oft beidseitig** vorkommen und deswegen natürlich oft auch im Sonogramm beidseitig pathologische Veränderungen auftreten können, die dann nicht als physiologisch gewertet werden dürfen, nur weil sie beidseitig sind. Dennoch ist in der Praxis dieser Seitenvergleich sehr hilfreich.
Um die Beurteilung der Echogenität der Rotatorenmanschette zu vereinheitlichen, empfiehlt es sich einerseits, eine standardisierte Geräteverstärkung zu wählen und andererseits eine Graduierung der Echogenität im Vergleich einzuführen.
Entsprechend den Empfehlungen von Hedtmann u. Mitarb. (1986, 1987) wird die Geräteeinstellung bei der Schultersonographie so gewählt, daß gerade eben noch Binnenechos im M. deltoideus (die Muskelsepten) in der Sonographie sichtbar werden.
Vergleicht man dann die Echogenität in der Rotatorenmanschette mit der des M. deltoideus, so kann man immer *eindeutig beurteilen*, ob in der Rotatorenmanschette gleich viel, mehr oder weniger Echos zu sehen sind.
Für die **Beurteilung der Echogenität der Sehnen** haben wir deswegen **5 relative Maßeinheiten** eingeführt, die sich inzwischen sowohl bei den pathologisch-anatomischen Vergleichsuntersuchungen als auch in der klinischen Praxis bewährt haben:
E = −2: Die Sehne hat viel weniger Binnenechos als der M. deltoideus, d. h. sie ist echofrei (Abb. 9.**28**a).
e = −1: Die Echogenität der Sehne ist etwas geringer als die des M. deltoideus (Abb. 9.**28**b).
E = 0: Sehne und M. deltoideus sind gleich echogen (Abb. 9.**28**c).
E = +1: Die Echogenität der Sehne ist etwas höher als die des M. deltoideus (Abb. 9.**28**d).
E = +2: Die Sehne besitzt viel mehr Binnenechos als der M. deltoideus (Abb. 9.**28**e).
Die *gesunde Sehne* hat typischerweise eine Echogenität von E = +1 oder E = +2.
Sowohl in der Form, als auch in der Echogenität der Sehnen kommen jedoch Varianten des normalen sonographischen Bildes vor, die für sich allein keine pathologische Bedeutung haben. Die Echogenität der „gesunden" Sehne kann bis auf E = 0 vermindert sein, was im Alter gehäuft beobachtet wird (Abb. 9.**29**). Diese im Alter auftretende Verminderung der Sehnenechogenität beruht weniger auf altersphysiologischen Veränderungen; sie korreliert nach unseren histologischen Vergleichsuntersuchungen vielmehr mit der Zunahme degenerativer Prozesse (vgl. Kap. 4, S. 22 u. Kap. 14, S. 110).
Außerdem sollte man beachten, daß ein orthograd beschallter Bereich in der Regel stärker echogen erscheint als ein schräg beschalltes Gebiet, in dem die Ultraschallwellen stark gestreut werden (vgl. Kap. 6, S. 29 u. Kap. 11, S. 98). Die Echogenität einer Sehne sollte deswegen nur in wirklich orthograd beschallten Bereichen beurteilt werden.

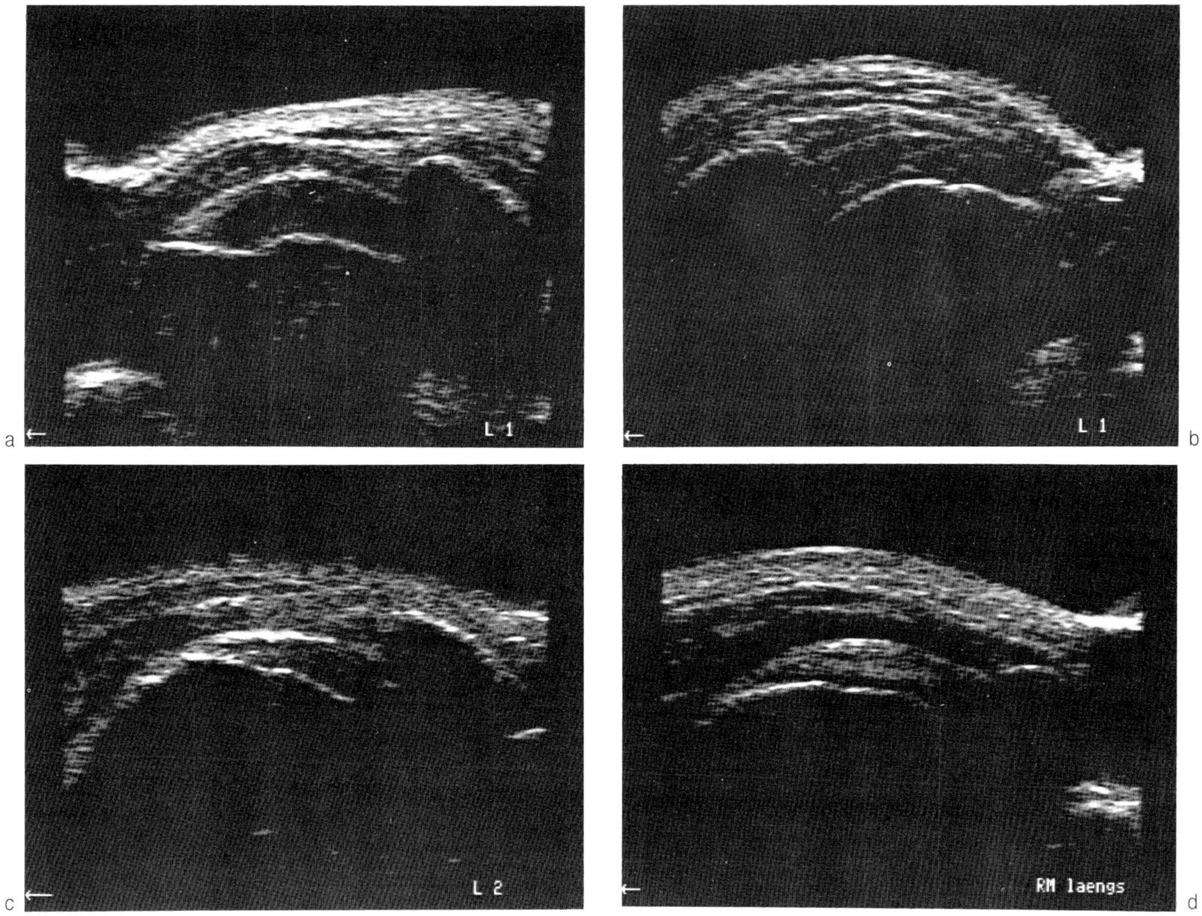

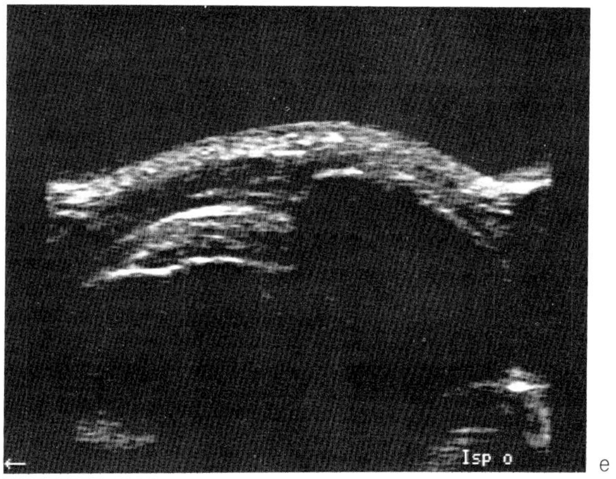

Abb. 9.**28** Beurteilung der Sehnenechogenität im Vergleich zum M. deltoideus mit 5 relativen Maßeinheiten
a echofrei, viel weniger Binnenechos (e = −2)
b etwas weniger Binnenechos (e = −1)
c etwa gleich viel Binnenechos (e = 0)
d etwas mehr Binnenechos (e = +1)
e viel mehr Binnenechos (e = +2)
Maßgeblich für die Beurteilung kann natürlich nur der orthograd geschallte Sehnenbezirk sein

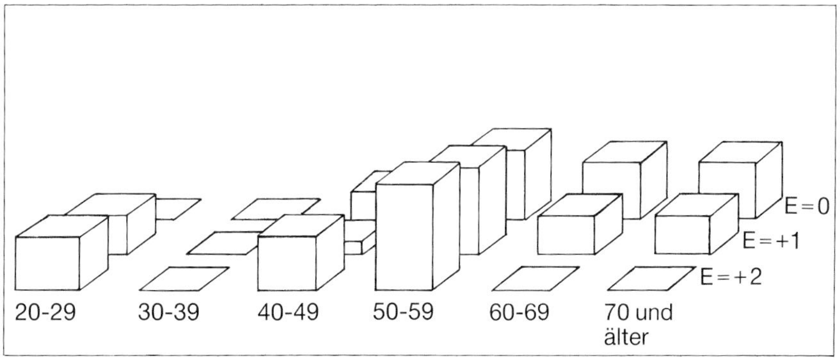

Abb. 9.**29** Graphische Darstellung der Echogenitätsverteilung makroskopisch unauffälliger Sehnen in verschiedenen Altersgruppen. Mit zunehmendem Alter werden die Binnenechos bei makroskopisch unauffälligen Sehnen zunehmend schwächer. Entsprechend unserer histologischen Auswertung ist aber die Verminderung der Echogenität mit einer Zunahme degenerativer Veränderungen korreliert

10. Sonographische Pathologie

Vorbemerkungen

Zur *Erkennung krankhafter Veränderungen der Schulterweichteile* dienen im Sonogramm die *Kriterien* **Echogenität** *und* **Form**. Anhand dieser Kriterien sollen pathologische Zustände von den physiologischen Verhältnissen abgegrenzt werden. Eine möglichst exakte Zuordnung sonographischer Veränderungen zu pathologisch-anatomischen Zuständen ist dabei anzustreben.

In der klinischen Praxis läßt sich der Untersucher von Beschwerden und Befund leiten und richtet dementsprechend bei der sonographischen Untersuchung seine Aufmerksamkeit auf die mutmaßlich betroffenen Strukturen. Dadurch wird einerseits die sonographische Untersuchung erheblich erleichtert, andererseits besteht aber – bei dem noch jungen diagnostischen Verfahren der Schultersonographie – die Gefahr, daß in Kenntnis des klinischen Befundes in die sonographischen Bilder „etwas hineininterpretiert wird" oder etwas übersehen wird.

Zur *Leistungsbeurteilung der Sonographie* ist es aber erforderlich, daß die Befunde möglichst unvoreingenommen erhoben und anschließend in jedem einzelnen Fall vollständig und sorgfältig überprüft werden. Neben dem wichtigen makroskopischen Befund interessierten uns dabei vor allem auch die histologischen Verhältnisse. Die *Sehnenbeurteilung* kann sich nicht nur auf das Kriterium der Form stützen, sondern muß als wichtigen Faktor die Echogenität mit berücksichtigen.

Wie wir oben bereits bei der sonographischen Anatomie beschrieben haben, kommen physiologischerweise *Echogenitätsschwankungen* der Sehnen vor. Um die Ursache dieses Phänomens zu klären, sind histologische Untersuchungen unerläßlich. Noch wichtiger sind aber die histologischen Untersuchungen, wenn krankhafte Veränderungen – unter Berücksichtigung der physiologischen Schwankungsbreite – gegen gesunde Verhältnisse abgegrenzt werden sollen.

Neben den klinisch-sonographischen Untersuchungen hielten wir es deswegen für erforderlich, sonographische und pathologisch-anatomische *Vergleichsuntersuchungen* mit Autopsien durchzuführen. Nur so schien uns eine Erfüllung der obigen Forderungen möglich. Da durch Einzeluntersuchungen keine ausreichende Aussagekraft erreicht wird, haben wir *Serienuntersuchungen an 100 Leichenschultern* durchgeführt. Die Aussagekraft der histologischen Untersuchungen konnte dadurch erhöht werden, daß (bei Kunststoffeinbettung) die histologische Schnittführung der Sehnen und Knochenansätze den sonographischen Schnittebenen entsprach. Dadurch ist eine *direkte Vergleichbarkeit* von Ultraschallbild und histologischem Präparat gewährleistet.

Die im folgenden wiedergegebene sonographische Pathologie wurde – wie die sonographische Anatomie – in allen Punkten makroskopisch und mikroskopisch überprüft und abgesichert.

Echogenität der Sehnen und ihr histologisches Korrelat

Aus der Hüftsonographie der Säuglinge ist bekannt, daß die **histologische Umwandlung** des Pfannendachknorpels an einer **Zunahme der Echogenität** erkannt werden kann (Unterschied der IIIb- gegenüber der IIIa-Hüfte, Graf 1985).

Degenerative und regenerative Prozesse an den Schultersehnen gehen ebenfalls mit *charakteristischen Veränderungen der Echogenität* einher.

Die *physiologischerweise* parallele und dichte Lagerung der Sehnenfibrillen führt – im Vergleich zum Muskelgewebe – zu einer relativ starken Reflexion der Ultraschallwellen (Abb. 10.**1**).

Bei **ödematöser Verquellung** kommt es zu einem Auseinanderweichen der Kollagenfibrillen mit einer relativen Verminderung der Sehnenfasern, die proportional zum Ausmaß der Verquellung mit einer **Echogenitätsverminderung** einhergeht (Abb. 10.**2**).

Durch die *Zerstörung der Faserstrukturen* mit Verlust der parallelen Lagerung der Kollagenfibrillen und eine Verminderung der Zellzahl *geht die Echogenität bis zum völligen Verlust jeglicher Reflexion verloren* (Abb. 10.**3**, vgl. Kap. 4, S. 21).

Diese degenerativen Veränderungen finden sich anfangs zwar bevorzugt an der Insertionszone, betreffen aber dann zunehmend größere Anteile der Rotatorenmanschette. Dementsprechend gibt es umschriebene Echogenitätsverminderungen verschiedener Größe bis hin zum generalisierten Echogenitätsverlust der Rotatorenmanschette. Diese Verände-

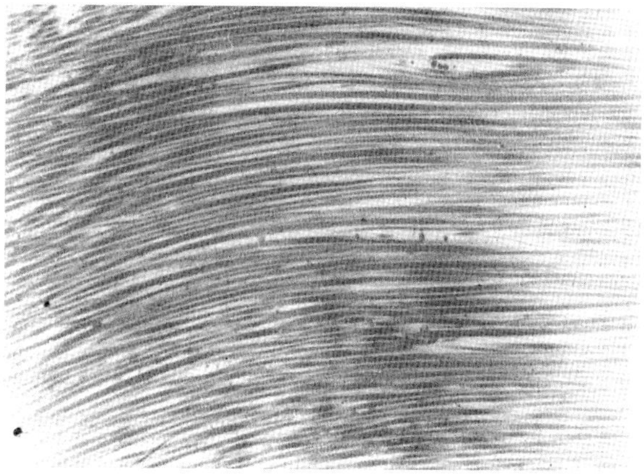
a

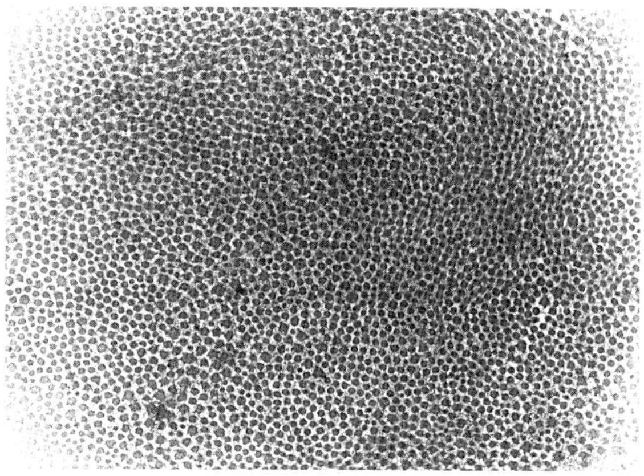
b

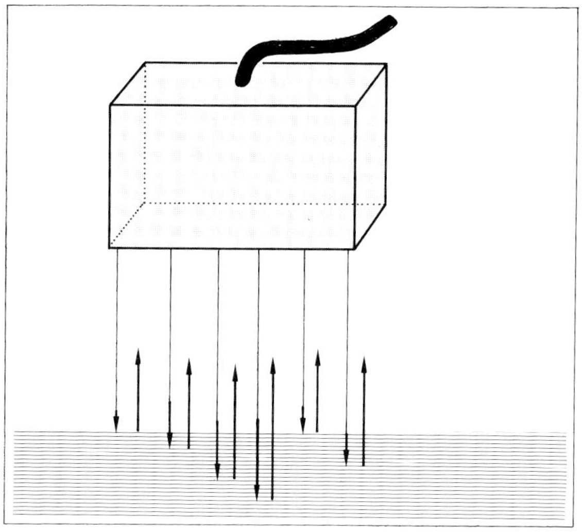
c

Abb. 10.**1**
a Entstehung der Echogenität bei gesunden Sehnen. Parallele und dichte Lagerung der gesunden Sehnenfibrillen im Längsschnitt; Elektronenmikroskop, Vergr. 20 000fach
b im Querschnitt; Elektronenmikroskop, Vergr. 20 000fach
c Reflexion der Ultraschallwellen an parallel und dicht gelagerten Sehnenfibrillen

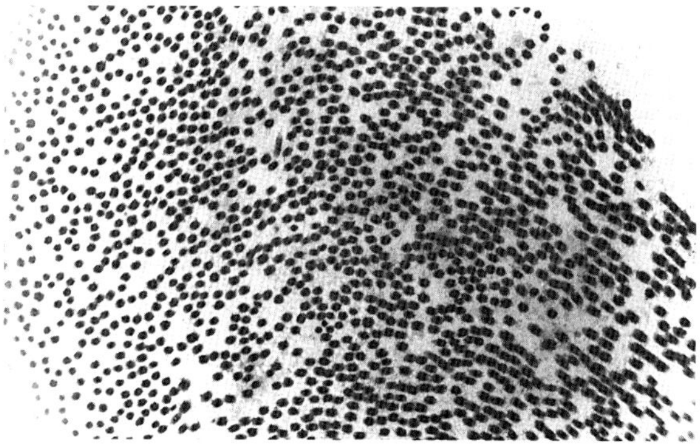
a

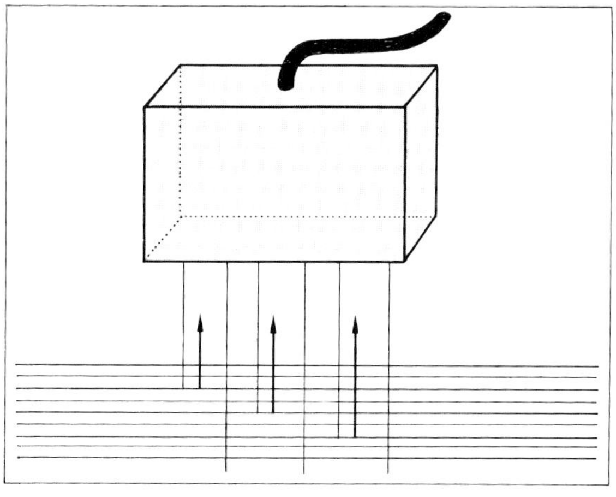
b

Abb. 10.**2** Entstehung der Echogenitätsverminderung bei ödematöser Verquellung
a relative Verminderung der Sehnenfasern durch Auseinanderweichen der Kollagenfibrillen (Querschnitt, Elektronenmikroskop, Vergr. 20 000fach)
b Reflexion der Ultraschallwellen an parallelen, aber ödematös verquollenen Sehnenfibrillen

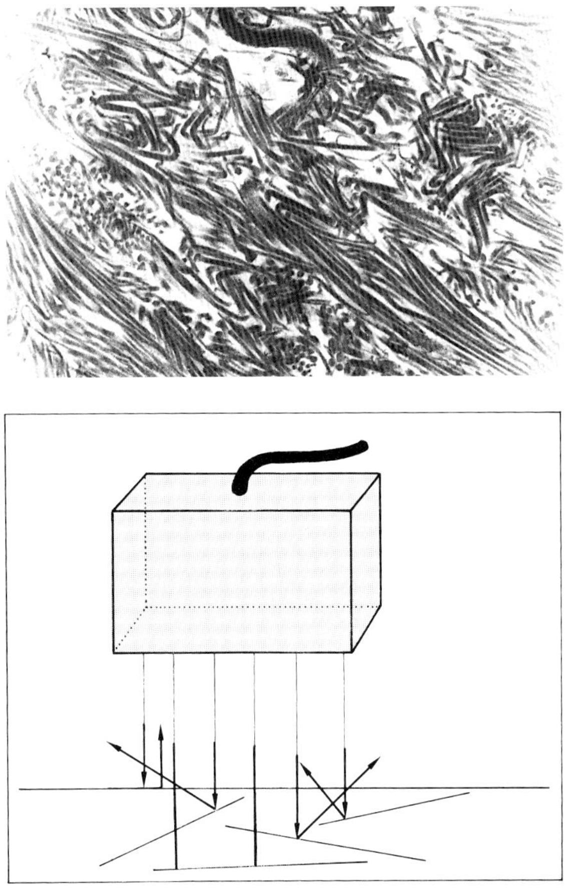

Abb. 10.**3** Entstehung der Echogenitätsverminderung bei Zerstörung der Faserstrukturen
a Zerstörung der Faserstrukturen mit Verlust der parallelen Lagerung (Elektronenmikroskop, Längsschnitt, Vergr. 20000fach), vgl. Abb. 4.**22**, S. 21
b Reflexion der Ultraschallwellen an Sehnen mit zerstörter Faserstruktur

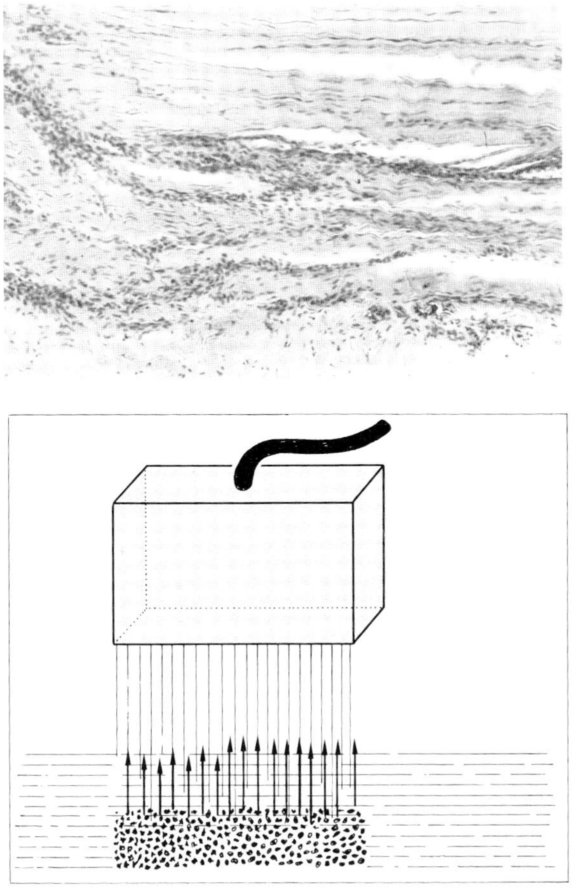

Abb. 10.**4** Entstehung der Echogenitätsvermehrung bei zellreichem Granulationsgewebe
a benachbart verhältnismäßig unauffällige normale Sehnenstrukturen (oberes Drittel) und zellreiches Granulationsgewebe (untere zwei Drittel); Hämatoxylin-Eosin-Färbung, Vergr. 30fach
b Reflexion der Ultraschallwellen an zellreichem Granulationsgewebe

rungen können – müssen aber nicht – mit Formveränderungen einhergehen.
Degenerative Sehnenveränderungen, die mit **Kalkeinlagerungen** verbunden sind, können demgegenüber zu einer **Vermehrung der Echogenität** führen, die dann oft eine dorsale Schallauslöschung bedingt. Im Unterschied zu diesen Kalkgranulomen und Kalkherden sind die häufig vorkommenden feinpartikulären diffusen Verkalkungen sonographisch oft nicht zu erkennen (vgl. Abb. 4.**25** u. 4.**26**).
Während die Echogenitätsvermehrung durch Kalkeinlagerung physikalisch ohne weiteres verständlich und deswegen auch allgemein bekannt ist, ist das Phänomen der Echogenitätsvermehrung bei anderen Sehnenläsionen bislang nicht eindeutig geklärt. In allen Fällen, in denen wir eine umschriebene Echogenitätsvermehrung der Sehnen beobachtet haben, ohne daß Kalkablagerungen makroskopisch oder mikroskopisch nachweisbar waren, imponierte histologisch ein entsprechendes *zellreiches Granulationsgewebe*. Diese starken umschriebenen regenerativen Prozesse mit Zellanhäufung können zu einer *verstärkten Reflexion von Ultraschallwellen* führen; so kann z. B. das Phänomen des zentralen echogenen Streifens erklärt werden (Abb. 10.**4**).
Wie bereits aus der Hüftsonographie bekannt, sind somit durch hochauflösende Ultraschallgeräte **histologische Veränderungen im Sonogramm nachweisbar.**
Entsprechend der in der Einleitung formulierten Zielsetzung dieses Buches werden im folgenden den sonographisch-pathologischen Bildern – soweit dies zur Veranschaulichung und zum Verständnis der Bilder beiträgt – die jeweils entsprechenden makroskopischen bzw. mikroskopischen Befunde gegenübergestellt.

Klassifikation der Sehnenbefunde

Eine möglichst umfassende, genaue, aber dennoch einfache deskriptive Klassifikation der pathologisch-anatomischen Sehnenverhältnisse im Bereich der Rotatorenmanschette erscheint aus verschiedenen Gründen von Vorteil zu sein:

- Eine exakte Zuordnung der mikroskopischen und makroskopischen Befunde wird möglich, die Terminologie wird vereinheitlicht.
- Eine wissenschaftliche Auswertung wird erleichtert.
- Die genaue Aussagekraft der Sonographie kann besser geprüft werden, evtl. noch bestehende Mängel und Unsicherheiten werden deutlich.
- Die klinische Dokumentation wird klargestellt und erleichtert.

Diese Klassifikation soll nach Möglichkeit sämtliche physiologischen und krankhaften Sehnenverhältnisse umfassen. Eine Einteilung der *Rupturen* nach ihrer Ausdehnung war schon von Gschwend u. Mitarb. (1986) vorgenommen worden (vgl. Kap. 4, S. 18). Diese Einteilung ist jedoch unvollständig und bezieht sich nur auf die Rupturen. Wir haben deswegen bei unseren Untersuchungen folgende *Klassifikation* zugrunde gelegt:

I. Normale Sehnenverhältnisse (histologisch weniger als ein Drittel degenerativ verändert, makroskopisch unauffällig, vgl. Kap. 4, S. 21).

II. Degenerative Veränderungen

a) nur mikroskopisch sichtbar (mehr als ein Drittel degenerativ verändert)

b) auch makroskopisch sichtbar

III. Partialrupturen (oberflächlich, intermediär oder tief)

a) der Supraspinatussehne

b) der Infraspinatus- oder Subskapularissehne

c) = a + b (Partialruptur der Supraspinatussehne auf Nachbarsehne übergreifend)

IV. Komplette Rupturen der Rotatorenmanschette

a) der Supraspinatussehne

b) der Infraspinatus- oder Subskapularissehne

c) = a + b (Ruptur der Supraspinatussehne auf Nachbarsehne übergreifend)

Die bei den degenerativen Sehnenveränderungen oft beobachteten *Knorpel-Knochen-Arrosionen* können durch ein „+" gekennzeichnet werden, dies ist natürlich in allen Klassen möglich.

V. Ausgedehnte komplette Ruptur mit sekundär-arthrotischen Veränderungen (Cuff tear arthropathy)

Intratendinöse Verkalkungen oder Verknöcherungen werden mit dieser Klassifikation nicht erfaßt; sie müssen gesondert beschrieben werden (s. Tab. 12.**5**, S. 100).

Veränderungen der langen Bizepssehne

An der Bizepssehne können Ergüsse, Subluxationen und Luxationen, schwere degenerative Veränderungen, Rupturen, Auffaserungen mit regenerativen Veränderungen und Knochenarrosionen am Sulkusboden verhältnismäßig gut sonographisch nachgewiesen werden. Mitunter ist aber die sonographische Beurteilung der langen Bizepssehne recht schwierig. Erstens ist manchmal der Sulcus intertubercularis so eng, daß die Sehne nur schwer dargestellt werden kann und zweitens kann die Bizepssehne im Sulcus intertubercularis oft kaum von der Deckfaserplatte unterschieden werden (vgl. Kap. 9, S. 46). So kann eine intakte Deckfaserplatte im Sulcus intertubercularis eine erhaltene Bizepssehne vortäuschen, wodurch falsch-negative Befunde, besonders bei den Längsschnitten der langen Bizepssehne, möglich sind.

Die folgende Darstellung pathologischer Ultraschallbefunde der langen Bizepssehne *gliedert sich* in Veränderungen der Echogenität, Veränderungen der *Form* und *kombinierte Veränderungen*. Diese **Systematik** soll das Einsehen in die pathologischen Befunde erleichtern und sollte auch immer in der klinisch-sonographischen Diagnostik beibehalten werden.

Veränderungen der Echogenität

Normalerweise hat die gesunde Bizepssehne eine Echogenität von E = 0 bis E = +2 (d. h. also gleich viel oder mehr Echos als im M. deltoideus, vgl. Kap. 9, S. 58) (Abb. 10.**5**).

Eine *Verminderung der Echogenität* wird aber oft beobachtet (Abb. 10.**6**a). Bei korrekter Schalltechnik geht diese Echogenitätsverminderung auf E = −1 bis E = −2 fast regelmäßig im histologischen Präparat mit einer deutlichen Degeneration einher (Abb. 10.**6**b u. c). Die Beurteilung der Echogenität der Bizepssehne findet im Längsschnitt statt, weil hier im Unterschied zum Querschnitt eine größere Sehnenpartie beurteilt werden kann. Als Erschwernis ergibt sich aber beim Längsschnitt das Problem, daß große Sehnenpartien schräg beschallt werden und in den schräg beschallten Bezirken die Echogenität ja nicht beurteilt werden darf (vgl. Abb. 10.**5**a, 10.**8**a u. 10.**14**). Beim Längsschnitt der langen Bizepssehne ist insbesondere auf die *orthograde Beschallung des hauptsächlich interessierenden Bezirkes im Sulcus intertubercularis* zu achten. Hier ergibt sich aber – wie oben ausgeführt – das Problem der Überlagerung mit der Deckfaserplatte, so daß insgesamt die *Beurteilung der Echogenität der langen Bizepssehne außerordentlich schwierig und auch nur bedingt zuverlässig* ist.

Im *Querschnitt* der langen Bizepssehne im Bereich des Sulcus intertubercularis kann *bei Ergüssen* eine Zone verminderter Echogenität um die Bizepssehne beobachtet werden. Die Größe dieses Saumes hängt von der Ergußmenge ab. Um das sonographische Bild von Ergüssen an der Bizepssehnenscheide zu erforschen, wurde von Middleton u. Mitarb. (1985 b) Flüssigkeit in Leichenschultern injiziert. Es stellte sich dabei heraus, daß schon bei einem Gelenkerguß von 5 ml Flüssigkeit hinter der Bizepssehne ein schmaler, kaum echogener Halbmond zu sehen ist. Mit zunehmender Flüssigkeitsmenge wird dieser

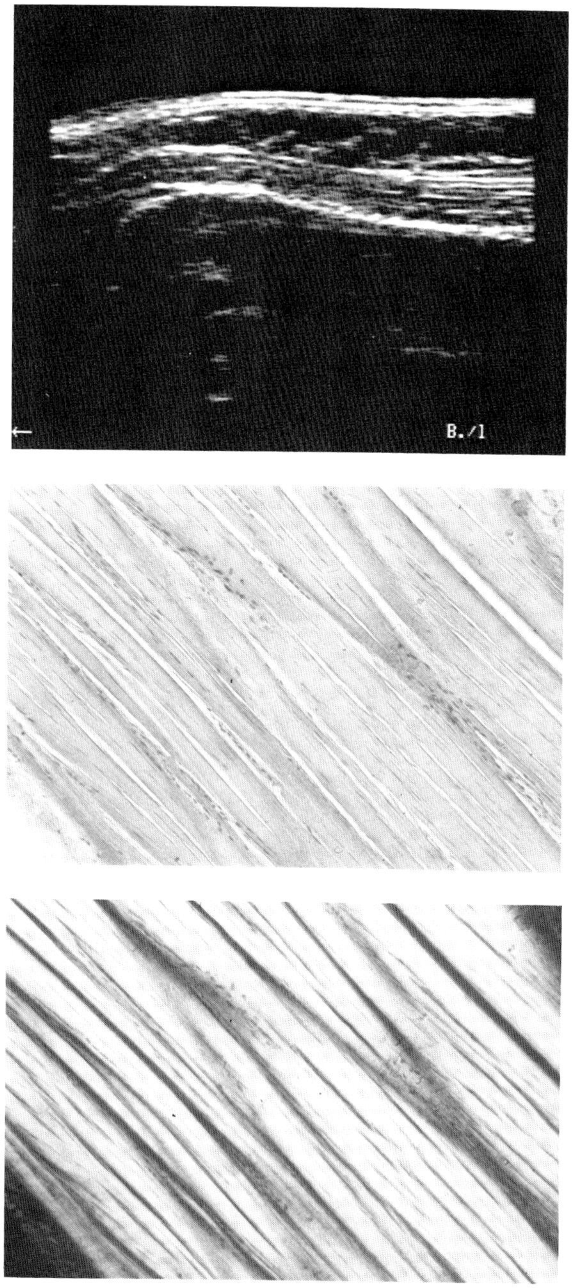

a b c

Abb. 10.**5** Die gesunde Bizepssehne
a mehr Echos in der langen Bizepssehne als im M. deltoideus (E = +1, Längsschnitt)
b parallele dichte Lagerung der Fibrillenbündel; Hämatoxylin-Eosin-Färbung, Vergr. 30fach
c anhand der vollständigen Doppelbrechung sind die Kollagenfibrillen in demselben Präparat eindeutig zu erkennen (Polarisationsmikroskop, Vergr. 30fach)

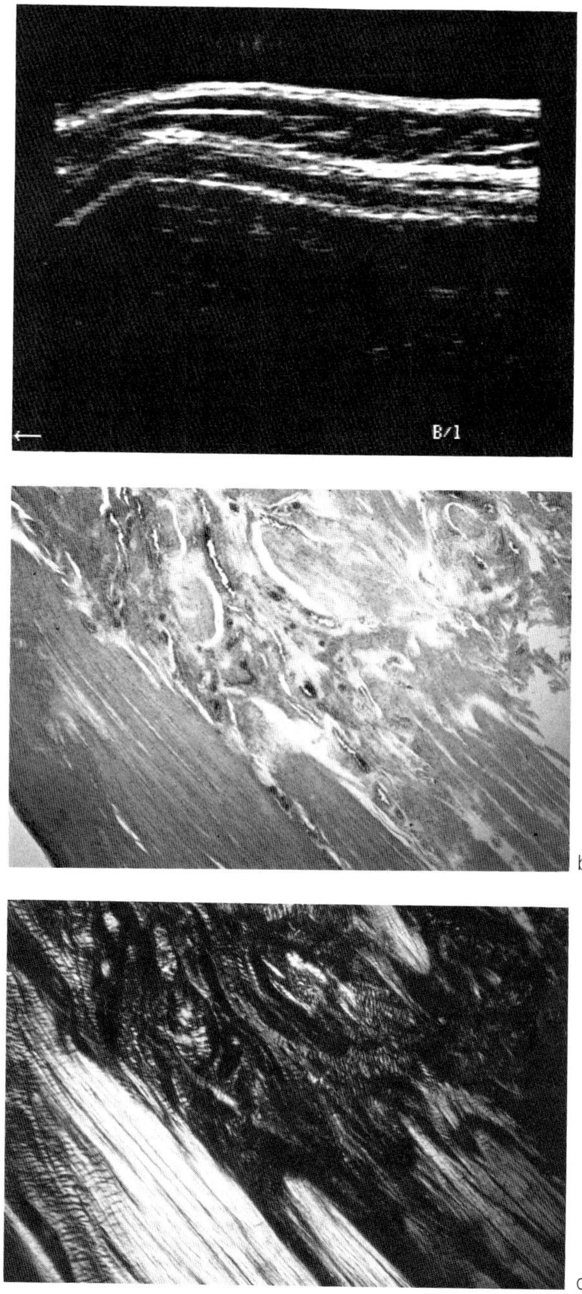

a b c

Abb. 10.**6** Teilweise degenerativ veränderte Bizepssehne
a verminderte Echogenität im Bereich des Sulcus intertubercularis (E = −1, Längsschnitt)
b benachbart Zone mit noch gesundem Sehnengewebe (unten links) und degenerativ verändertes Sehnengewebe (Bildmitte und oben rechts); Hämatoxylin-Eosin-Färbung, Vergr. 10fach
c benachbart gut doppelbrechende Kollagenfibrillenbündel (unten links) und teilweiser Verlust der Kollagenität (Bildmitte und oben rechts); Polarisationsmikroskop, Vergr. 10fach

Halbmond größer, bis schließlich ein wenig echogener Ring um die Bizepssehne liegt (Abb. 10.**7**). Zuweilen findet man bei der Schulteruntersuchung auch eine *Verdickung der Bizepssehne*. Bei einem Teil dieser Patienten ist intraoperativ eine ödematöse Schwellung zu erkennen, was Verdickung und verminderte Echogenität erklärt (Hedtmann. u. Mitarb. 1986).

Eine *verstärkte Echogenität* wurde von uns mitunter an der Gleitfläche der Sehnenunterseite im Bereich des Sulcus intertubercularis sonographisch nachgewiesen. Makroskopisch zeigte sich hier eine Auffaserung der Sehnenunterseite, histologisch bestanden erhebliche regenerative Veränderungen mit zellreichem Granulationsgewebe (Abb. 10.**8**).

Kalkeinlagerungen, die im Bereich der Rotatorenmanschette oft zu vermehrter Echogenität führen, werden im Bereich der Bizepssehne nicht oder kaum beobachtet.

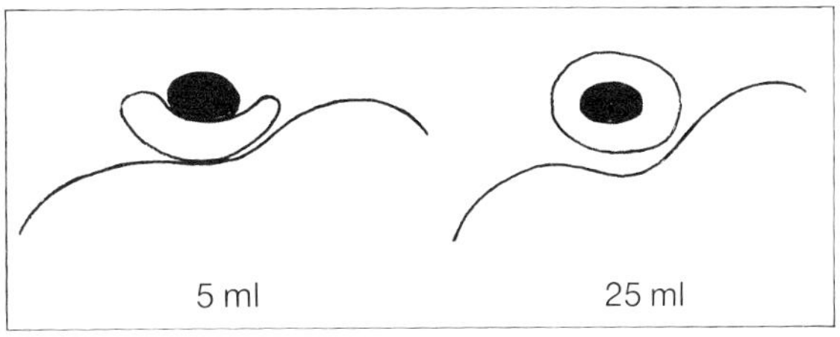

Abb. 10.**7** Schema des echoarmen Saumes im Bizepssehnenquerschnitt bei Ergußbildung
links: schmaler, kaum echogener Halbmond hinter der Bizepssehne bei Injektion von 5 ml Flüssigkeit
rechts: echoarmer Ring um die Bizepssehne bei Injektion von 25 ml Flüssigkeit

a
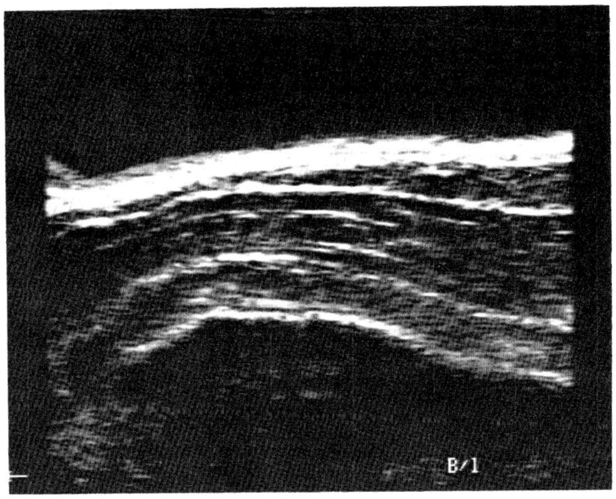

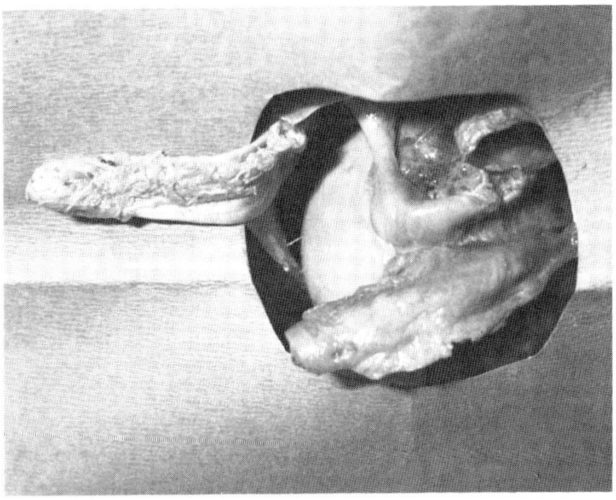
b

a
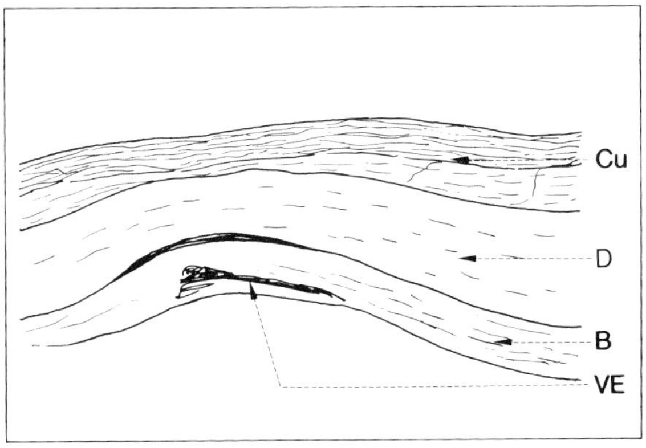

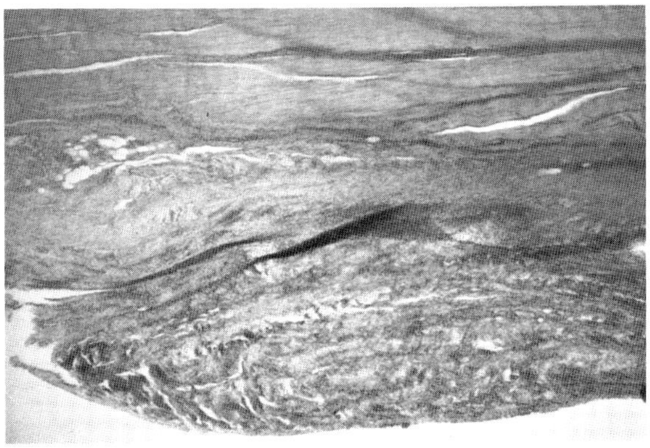
c

Abb. 10.**8** Verstärkte Echogenität (VE) der Sehnenunterseite
a im Sulcus intertubercularis (Bizepssehnenlängsschnitt)
b starke Auffaserung der Sehnenunterseite (makroskopischer Aspekt)
c zellreiches Granulationsgewebe an der Sehnenunterseite erklärt die vermehrte Echogenität. Darüber unauffälliges Sehnengewebe (oben quer); Hämatoxylin-Eosin-Färbung, Vergr. 10fach

Veränderungen der Sehnenform

Wie oben ausgeführt, sind Verminderungen der Echogenität bei der Bizepssehne ein verhältnismäßig unsicheres Zeichen. Die Formveränderungen dagegen können als *beweisend* für Bizepssehnenschäden gelten.

Middleton u. Mitarb. (1985 b) beschrieben den *leeren Sulcus intertubercularis* als Zeichen der Subluxation bzw. Luxation (Abb. 10.**9**).

Neben diesem vollständig leeren Sulkus beobachteten wir einmal eine auffallend *dünne Darstellung der Bizepssehne* im Längsschnitt, die im Querschnitt nur noch als punktförmige echogene Struktur zu erkennen war. In Wirklichkeit war hier die Bizepssehne nach medial luxiert und im eigentlichen anatomischen Verlauf der langen Bizepssehne und im Sulkus wurde makroskopisch lediglich Narbengewebe nachgewiesen (Abb. 10.**10**).

Bei **Subluxationen** der Bizepssehne zeigt sich sonographisch eine Verlagerung des Bizepssehnenquerschnittes aus dem Sulcus intertubercularis zum Tuberculum minus; zuweilen kann die Bizepssehne auf dem Sulkusrand reitend dargestellt werden (Abb. 10.**11**).

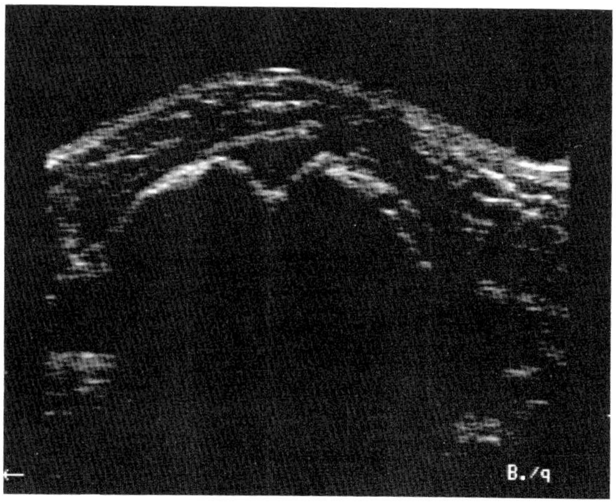

a

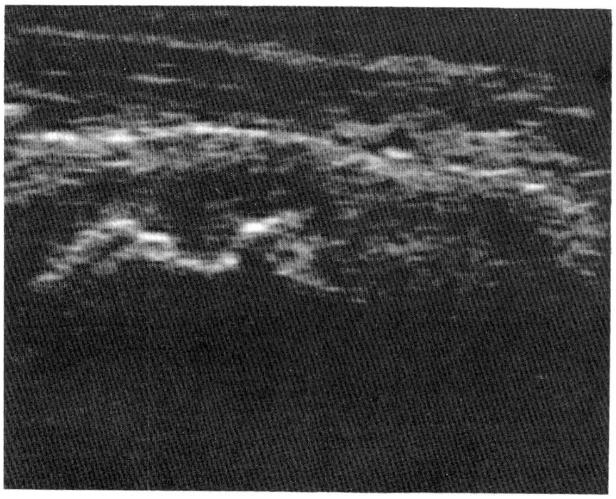

b

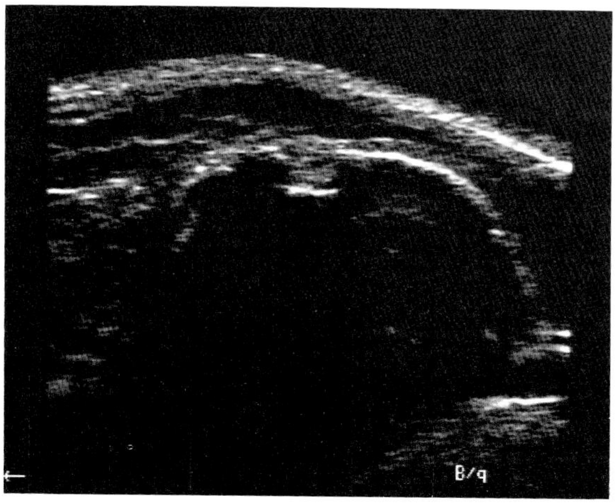

c

Abb. 10.**9** Bizepssehnenquerschnitt
a fehlendes Bizepssehnenecho im Sulcus, dieses Bild kann bei Luxation oder Ruptur beobachtet werden
b wie a, zusätzlich fehlt die Deckfaserplatte (ohne Wasservorlauf)
c Sulkus mit Bizepssehnenecho zum Vergleich

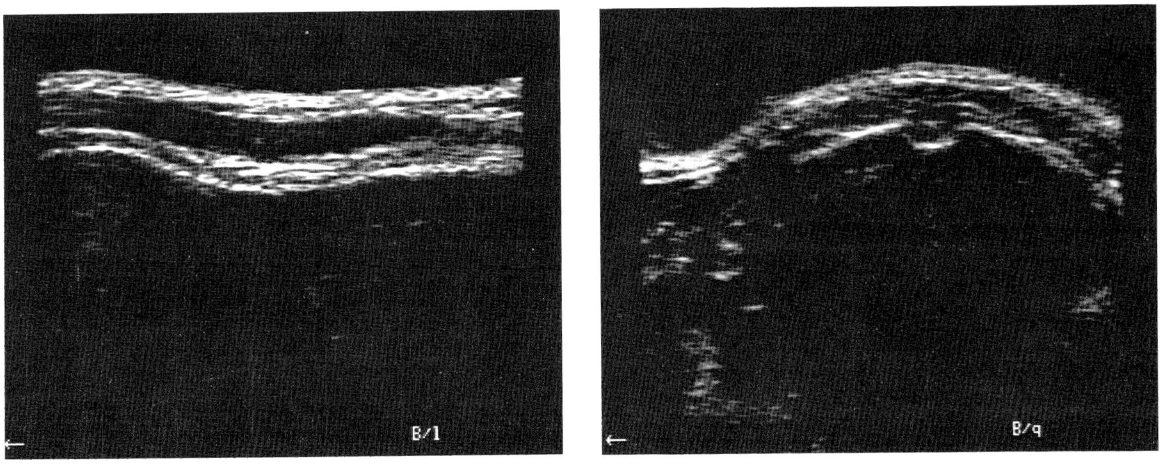

a b

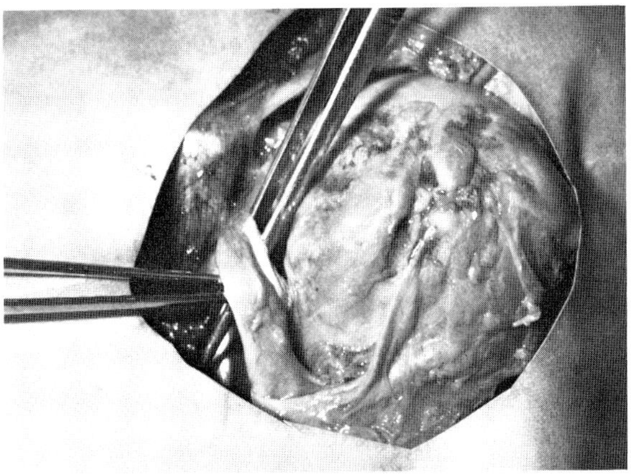

c

Abb. 10.**10** Bizepssehnenluxation mit Granulationsgewebe im Sulcus intertubercularis
a auffallend dünne Darstellung der Bizepssehne (Längsschnitt)
b nur punktförmige, echogene Struktur im Sulkus (Querschnitt)
c makroskopischer Aspekt, Granulationsgewebe im Sulkus

Abb. 10.**11** Subluxation der Bizepssehne (Querschnitt)
a Das gut sichtbare helle Bizepssehnenecho liegt neben dem Sulcus intertubercularis auf dem Tuberculum minus
b Bei demselben Patienten liegt die Sehne weiter distal auf dem Sulkusrand

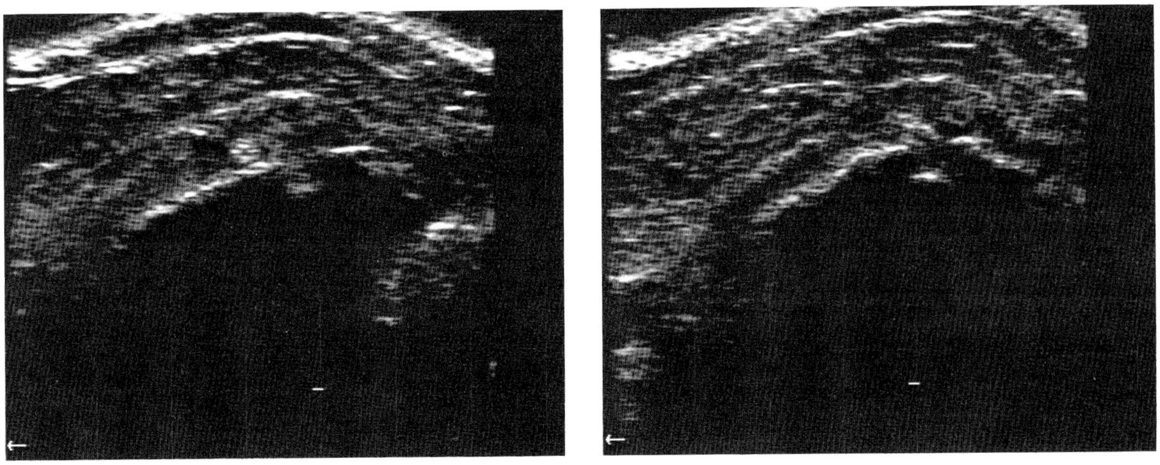

a b

Kombinierte Veränderungen von Echogenität und Form

Wie die isolierten Formveränderungen, so sind auch die kombinierten Veränderungen von Sehnenform und Echogenität *beweisend* für pathologische Sehnenverhältnisse. Verhältnismäßig oft sieht man Bizepssehnenrupturen im Sulcus intertubercularis, bei denen die Stumpffasern der Bizepssehne mit den Tuberkeln verwachsen sind. Sonographisch zeigen sich bei diesen schweren Bizepssehnenveränderungen sowohl eine *Verdünnung* als auch *umschriebene Verminderungen der Echogenität*. Dabei kann die Dicke der Bizepssehne im distalen Anteil durchaus noch normal sein, die Veränderungen finden sich wieder meist im Bereich des Sulcus intertubercularis. Auch ist in diesen Fällen oft die *Deckfaserplatte nicht mehr nachweisbar* (Abb. 10.**12**).

Während *Verdickungen der Bizepssehne* mit einer *Verminderung* der Echogenität bei ödematöser Verquellung beobachtet werden, kann eine Verdickung der Bizepssehne auch mit einer meist umschriebenen *Vermehrung* der Echogenität vorkommen. Es handelt sich bei dieser umschriebenen Echogenitätsvermehrung wieder um den Ausdruck eines regenerativen Prozesses an der Bizepssehnenunterseite (Abb. 10.**13**).

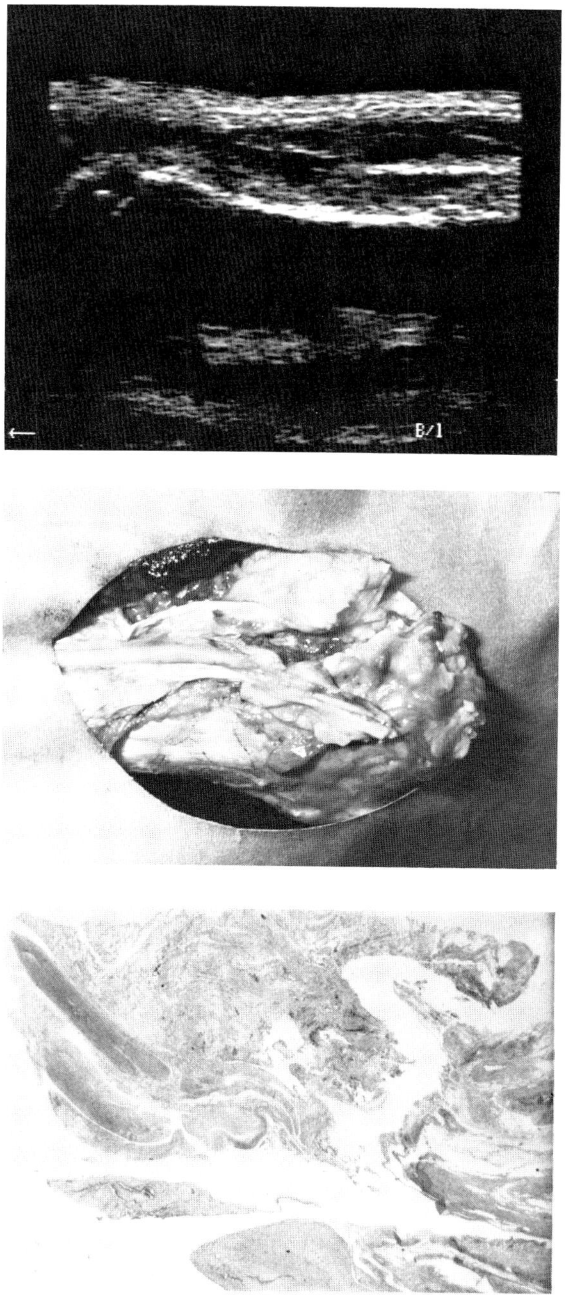

a
b
c

Abb. 10.**12** Ruptur der langen Bizepssehne im Bereich des Sulcus intertubercularis mit Zerstörung der Deckfaserplatte. Distal ist die Sehne noch gut erhalten

a Im Längsschnitt Kombination von Verdünnung und verminderter Echogenität. Die echogene Linie der Deckfaserplatte ist nicht mehr zu erkennen

b makroskopischer Aspekt

c Mikroskopischer Aspekt mit starker Degeneration und Ruptur (nur noch minimale längliche kollagene Anteile, dunkel, links im Bild; Giemsa-Färbung, Vergr. 3fach)

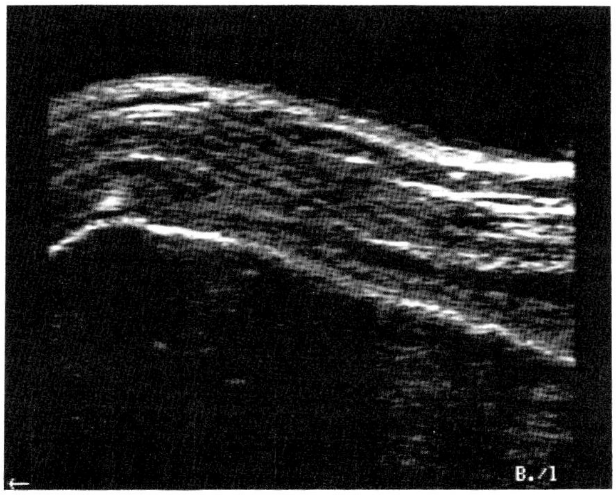

a

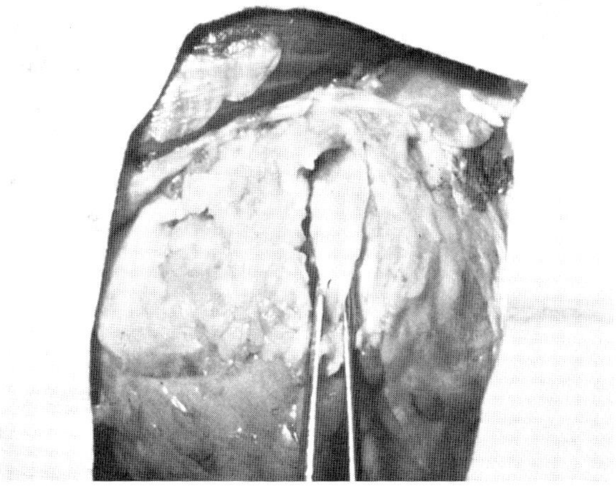

b

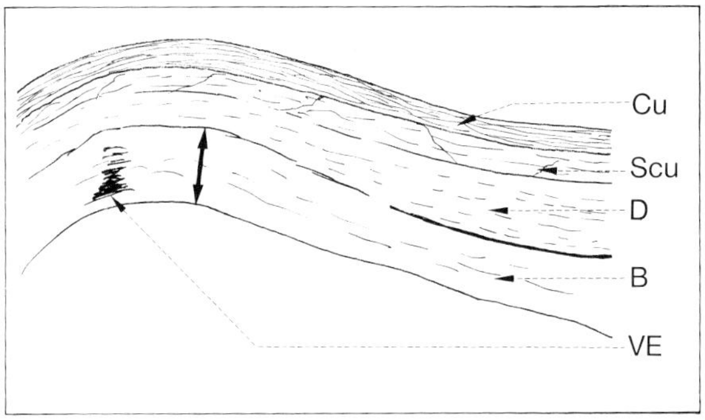

a

Abb. 10.**13** Verdickung der Bizepssehne mit ödematöser Verquellung und deutlichen degenerativen Veränderungen

a Sonographischer Längsschnitt mit Verdickung (↔) und punktförmig verstärkter Echogenität (VE) im Umbiegebereich, benachbart Zone verminderter Echogenität, die Deckfaserplatte ist erhalten

b Makroskopischer Aspekt bei durchtrennter Deckfaserplatte, die Bizepssehne (in der Pinzette) nach oben deutlich verdickt. Gleichzeitig makroskopisch sichtbare degenerative Veränderungen der Rotatorenmanschette

Veränderungen des Gleitlagers

Der Sulcus intertubercularis ist im *Querschnitt* gut zu beurteilen. Er kann auch – unter Beibehaltung der queren Schallkopfführung – abgefahren werden, um die Erkennung von *Kaliberänderungen* zu ermöglichen. Mitunter ist der Sulcus intertubercularis auffallend eng. Bei der Beurteilung des Sulkus ist zu berücksichtigen, daß er sich physiologischerweise von kranial nach kaudal abflacht. *Knöcherne Strukturunregelmäßigkeiten* am Sulkusboden sind dagegen auf dem Querschnittsbild oft nur schwer zu erkennen. Sie stellen sich aber im *Längsschnitt* gut dar. Diese knöchernen Strukturunregelmäßigkeiten am Sulkusboden sind ein Hinweis für die Aufrauhung des Gleitlagers und können auf eine Störung des Bizepssehnengleitprozesses hindeuten (Abb. 10.**14**).

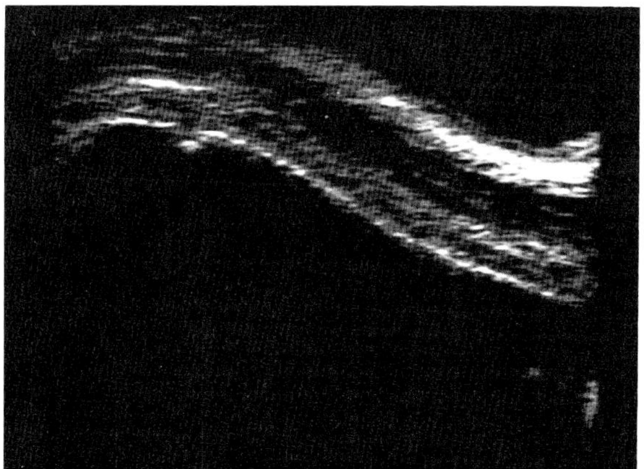

Abb. 10.**14** Einkerbung im Boden des Sulcus intertubercularis im Längsschnitt der langen Bizepssehne. Gut sichtbare Deckfaserplatte, sonst unauffällige Form und Echogenität (E = +1) der Sehne. Im abfallenden Schenkel darf die Echogenität wegen des schrägen Schalleinfalls nicht beurteilt werden

Veränderungen der Rotatorenmanschette

Nach Habermeyer u. Mitarb. (1984) scheitert die Sonographie der Rotatorenmanschette am Schallschatten des Akromions. Die Autoren hatten 17 Patienten mit Rupturen der Rotatorenmanschette sonographisch untersucht und konnten „in keinem Fall eine Kontinuitätsunterbrechung der Supraspinatussehne zur Darstellung bringen", weil „die Rupturstellen der Sehnen ausnahmslos im Schallschatten des darüberliegenden Akromions lagen".

Im Gegensatz dazu sind Crass u. Mitarb. (1984) der Meinung, daß diejenigen Bereiche der Rotatorenmanschette, in denen am häufigsten Risse auftreten (vor allem distale Supraspinatus- und Infraspinatussehne), mit Hilfe der Ultraschalldiagnostik dargestellt werden können. Dieser Standpunkt wird auch in allen anderen uns bekannten Veröffentlichungen vertreten.

Zum Teil werden neben partiellen oder totalen Rotatorenmanschettendefekten auch degenerative Veränderungen des Sehnengewebes und reaktive Prozesse in der Bursa subacromialis beschrieben (Hedtmann u. Mitarb. 1986). Es wäre unseres Erachtens falsch – und würde auch die Möglichkeiten der Sonographie nur unvollständig nutzen – sich bei der Diagnostik der Rotatorenmanschettenveränderungen allein auf Partial- und Totalrupturen zu beschränken. Die krankhaften Veränderungen der Sehne beinhalten an erster Stelle degenerative Prozesse, in deren Folge erst die Rupturen entstehen (vgl. Kap. 4, S. 11).

Wie unsere histologisch-sonographischen Vergleichsuntersuchungen gezeigt haben, korrelieren mit den degenerativen Veränderungen auch typische Veränderungen der Echogenität (vgl. Kap. 10, S. 60). Diese sonographischen Befunde lassen sich durch den Echogenitätsvergleich mit dem M. deltoideus reproduzierbar semiquantitativ klassifizieren (vgl. Kap. 9, S. 58).

Als *sicherer Beweis* einer Rotatorenmanschetten*ruptur* können nur Veränderungen der Sehnenform bzw. kombinierte Veränderungen von Form und Echogenität gelten.

Bei der Beurteilung alleiniger Veränderungen der Echogenität ist auch die Größe des jeweils veränderten Bezirkes entscheidend. Bei unseren Vergleichsuntersuchungen fanden wir makroskopisch gelegentlich kleine Rupturen, die im Sonogramm lediglich durch eine Verminderung der Echogenität der Rotatorenmanschetten hervortraten. Andererseits gab es solche echoarmen oder echofreien Bezirke auch in Fällen, wo *keine Ruptur* bestand und lediglich schwere degenerative Veränderungen gefunden wurden. Zwar läßt sich im Sonogramm regelmäßig der *Zustand der Sehne* recht gut beurteilen, eine *sichere Unterscheidung* zwischen schweren degenerativen Veränderungen mit oder ohne Rupturen ist aber *mitunter dann nicht möglich, wenn lediglich Echogenitätsveränderungen* – nicht jedoch Formveränderungen – gefunden werden.

Diese *Problematik* haben auch Hedtmann u. Mitarb. (1986) hervorgehoben: „Der Prozeß degenerativer und reaktiver Veränderungen in periartikulären Geweben der Schulter läuft fließend ab. Dementsprechend kann erwartet werden, daß die sonographisch darzustellenden, korrelierenden Veränderungen ebenfalls kontinuierliche Übergänge zwischen einzelnen Stadien zeigen. Hier fehlen derzeit noch weitgehend verbindliche Kriterien".

Aus diesem Grunde haben wir auch einerseits die *Echogenität klassifiziert* und andererseits die von Hedtmann u. Mitarb. geforderte Korrelation durch unsere pathologisch-anatomischen und histologischen Untersuchungen *geprüft*.

Die folgende Darstellung der pathologisch-sonographischen Befunde an der Rotatorenmanschette beginnt wieder mit den Veränderungen der Echogenität.

Veränderungen der Echogenität

Weil degenerative Sehnenprozesse immer mit einer Störung bzw. Zerstörung der Fasertextur einhergehen, zeigt sich entsprechend im Sonogramm eine **Verminderung der Echogenität** (vgl. Kap. 10, S. 60). Diese Echogenitätsstufe ist nach der Klassifikation der Sehnenechogenität (vgl. Kap. 9, S. 58) mit $E = -2$ als echofrei zu betrachten. Die echofreien Bereiche sind von unterschiedlicher Größe und finden sich anfangs bevorzugt im Ansatzbereich.

Verschiedentlich wurde die Ansicht geäußert, daß es sich bei diesen echofreien Arealen im Ansatzbereich um Artefakte handele, die durch den schrägen Sehneneinfall am Ansatzgebiet bedingt seien (Hedtmann 1987). Wir haben deswegen die Korrelation der echofreien Areale mit eventuellen Sehnenveränderungen besonders sorgfältig histologisch geprüft, da solche Artefakte tatsächlich vorkommen (vgl. Abb. 11.**10**, S. 98).

Der **gesunde Supraspinatussehnenansatz** zeigt regelmäßig bei korrekter orthograder Beschallung eine **gute Echogenität** ($E = 0$ bis $E = +2$). Gesund sind diese Sehnen dann nicht nur makroskopisch, sondern auch bei mikroskopischer Betrachtung, d. h. mehr als zwei Drittel der Sehne sind histologisch vollkommen intakt (Abb. 10.**15**–10.**17**).

Im Unterschied zu diesen eindeutig **gesunden Sehnenansätzen** zeigt in einigen Fällen der Supra- bzw. Infraspinatussehnenansatz **echofreie Areale** unterschiedlicher Größe. Bei der *makroskopischen* Betrachtung sind aber nicht alle dieser echofreien Areale auffällig. Ohne histologische Untersuchung liegt somit die Schlußfolgerung, es handele sich hierbei um Artefakte, nahe. Korrekte orthograde Schalltechnik vorausgesetzt zeigt sich aber bei einem Vergleich der echofreien Areale mit den entsprechenden histologischen Präparaten immer eine **deutliche Sehnendegeneration** (mindestens Sehnentyp II a), wenn im Sonogramm das *echofreie Areal* einen Mindestdurchmesser von mehr als 1 cm aufweist. Es handelt sich bei diesen echofreien Arealen um geometrisch unregelmäßig begrenzte Flächen; der größte Durch-

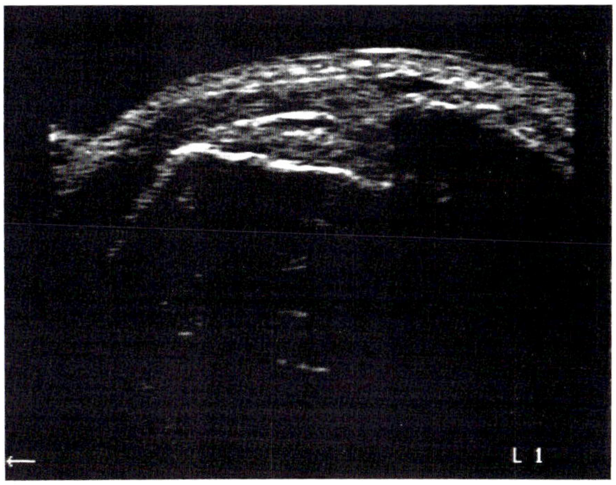

a

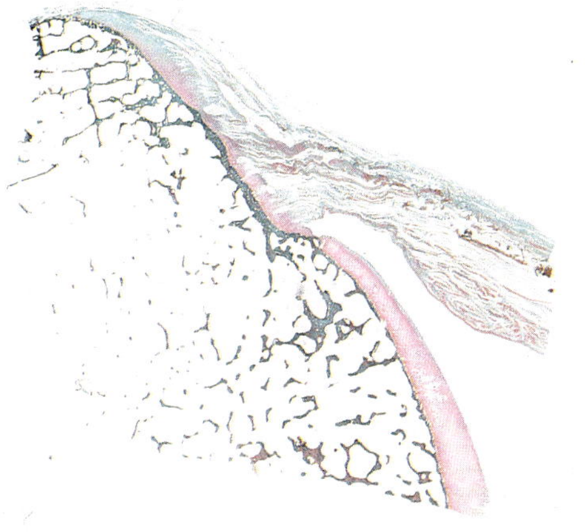

b

Abb. 10.**15** Gesunder Supraspinatussehnenansatz
a Gute Echogenität (E = +1) im sonographischen Längsschnitt
b In der Lupenvergrößerung, Sehnenansatz mit geringen Schnittartefakten (53jähriger Mann) unten spongiöse Humeruskopfkontur mit Knorpeloberfläche, darüber der weitgehend intakte Supraspinatussehnenansatz. Sehnentyp I

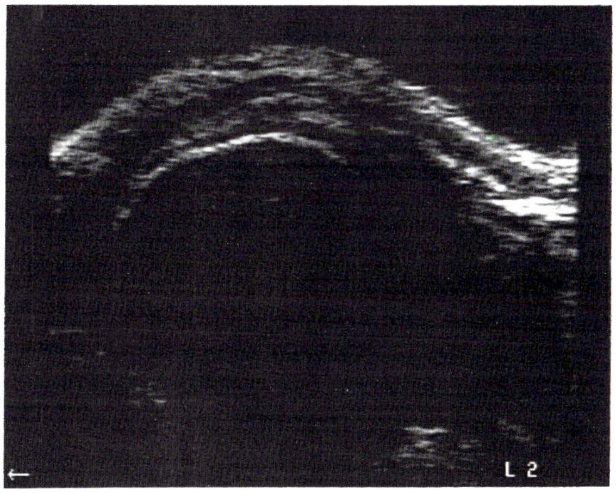

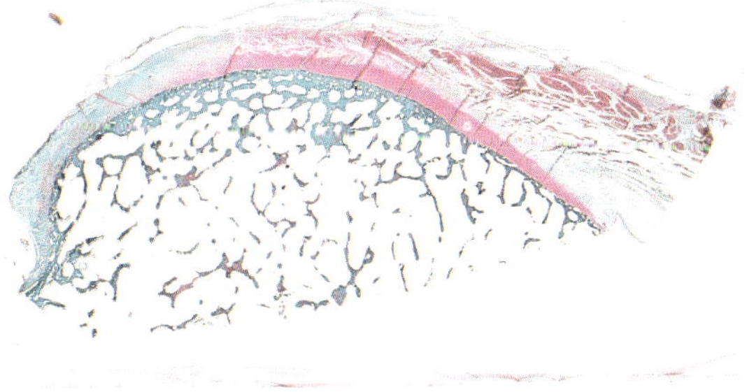

b

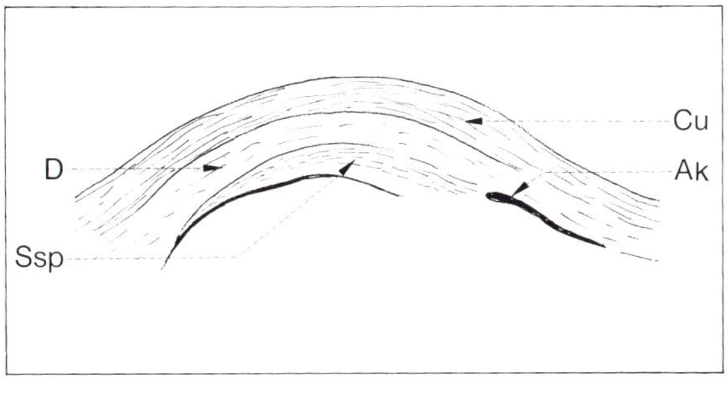

a

Abb. 10.**16** Gesunder Supraspinatussehnenansatz (dorsaler Schnitt, gewisse Verdünnung hier physiologisch) (22jährige Frau)
a Sonographischer Längsschnitt mit guter Echogenität der Supraspinatussehne im Vergleich zum M. deltoideus (E = +1)
b Lupenvergrößerung des Sehnenansatzes im histologischen Präparat (unten spongiöse Humeruskopfstruktur mit Knorpelzone, darüber weitgehend intakter Supraspinatussehnenansatz, Sehnentyp I)

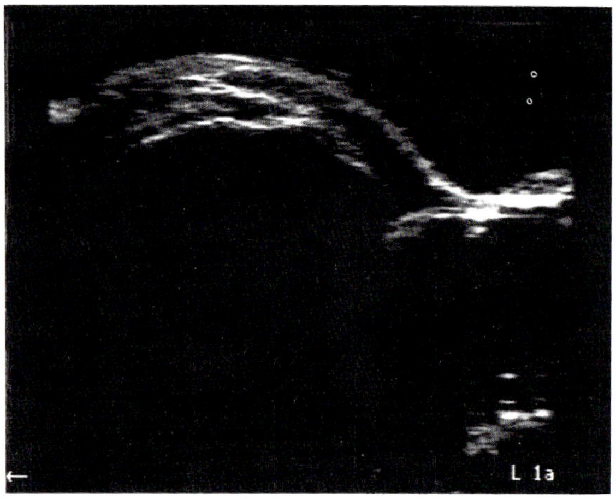

a

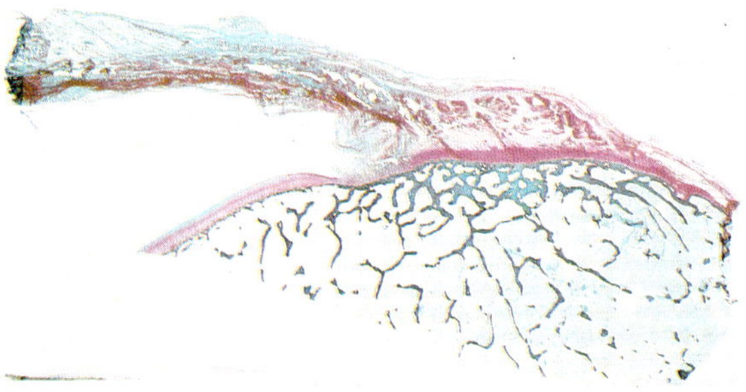

b

Abb. 10.**17** Weitgehend gesunder Supraspinatussehnenansatz (23jähriger Mann)
a Sonographischer Längsschnitt mit kleiner, unbedeutender Zone verminderter Echogenität im Ansatzbereich
b Lupenvergrößerung des korrespondierenden histologischen Präparates zeigt weitgehend unauffällige Sehnenverhältnisse (Sehnentyp I). Histologisch kleine Auflockerungszone im Ansatzbereich entsprechend dem echoarmen Bezirk im Sonogramm

messer liegt meist parallel zur Sehnenverlaufsrichtung (Abb. 10.**18**–10.**21**).
Diese *mit degenerativen Veränderungen korrespondierenden echofreien Ansatzbezirke* sind im *Längsschnitt* besser darzustellen als im Querschnitt. Wird der *Querschnitt* direkt neben dem Akromion geführt, so liegt er oft noch proximal der degenerativen Ansatzzone; wird er weiter nach lateral in Richtung Ansatz geführt, so wird die Sehnenplatte immer dünner und entsprechend auch der zu beurteilende Sehnenbezirk im Sonogramm immer kleiner. Eine Unterscheidung von Artefakten wird dann im Querschnitt oft schwierig.
Die *Größe* dieser echofreien oder stark echoabgeschwächten Bezirke (E = −2 bzw. E = −1) nimmt stufenlos zu – wie auch die degenerativen Veränderungen in Ausdehnung und Ausmaß *stufenlos* zunehmen.
So beobachtet man größere echofreie (bzw. -arme) Areale bei dann auch makroskopisch auffälligen Sehnen (Sehnentyp II b) (Abb. 10.**22** u. 10.**23**).
Diese größeren echofreien Areale sind dann auch immer gut sowohl im Längs-, als auch im Querschnitt zu sehen.

Die *umgebenden*, mehr oder weniger *normalen Sehnenstrukturen* stellen sich im Ultraschall mit einer deutlichen Echogenität dar (E = 0 bis E = +2). Hierdurch entsteht ein *Echosprung* zwischen geschädigtem und noch erhaltenem Sehnengewebe. Dem Untersucher fällt bei der Betrachtung des Ultraschallbildes dann oft das stärker echogene (normale) Sehnengewebe ins Auge, während das dunkle echofreie (geschädigte) Sehnengewebe nur schwer zugeordnet werden kann.
Für das Verständnis, die Auswertung und Deutung der Ultraschallbefunde sind diese Echophänomene von großer Bedeutung. Sie werden auch in der Literatur besprochen. Middleton u. Mitarb. (1985 a) sehen in diesen echofreien Arealen – umgeben von echogenem Sehnengewebe – den Ausdruck einer „discontinuity in rotator cuff", also einer Rotatorenmanschettenruptur. In dem in der Publikation gezeigten Fall wurde diese Deutung auch durch eine Arthrographie bestätigt. Hedtmann u. Mitarb. (1986) beschreiben ähnliche Bilder, die sich meist intraoperativ als Totalruptur zeigten.
Middleton u. Mitarb. (1986 b) beschäftigten sich in einer speziellen Arbeit mit den *Fehlermöglichkeiten* der Schultersonographie. Sie heben in dieser Arbeit hervor, daß isolierte Zonen verminderter Echogenität nicht immer als Zeichen einer Rotatorenmanschettenruptur interpretiert werden dürfen. Diese „Inhomogenitäten" seien mehrfach die Ursache falsch-positiver Diagnosen gewesen. Der Fehler sei durch Untersuchung der Gegenseite zu vermeiden. Kleine „Inhomogenitäten" seien gelegentlich bei „normalen Patienten" zu beobachten und könnten als Rotatorenmanschettenrupturen fehlgedeutet werden. Nur wenn diese „discontinuity" groß, gut begrenzt und einseitig sei, handele es sich hierbei um ein verläßliches Zeichen für eine Rotatorenmanschettenruptur.
Offenkundig wird bei der Diskussion dieser Echophänomene lediglich – wie dies im Arthrogramm nur möglich ist – zwischen Sehnen mit und ohne Rupturen unterschieden. Eine weitere Kategorie wird gar nicht in Erwägung gezogen. Dabei wird – völlig an der Pathogenese vorbei – übersehen, daß die *Partial- und Totalrupturen* – in aller Regel ja nur ein *Symptom* (bzw. Stadium) *der Sehnendegenerationen* und *nicht die eigentliche Erkrankung* sind.
Wie uns die histologischen Untersuchungen gezeigt haben, muß man sich bei der Interpretation der sonographischen Befunde von der bisher in der Diagnostik üblichen arthrographischen Betrachtungsweise lösen.
Entgegen der Interpretation von Middleton u. Mitarb. (1986 b) handelt es sich bei diesen umschriebenen Arealen verminderter Echogenität meist nicht um normales Sehnengewebe, sondern vielmehr um degenerativ veränderte Sehnenbezirke. Die Zone in der Nachbarschaft solcher echofreien – degenerativ veränderten – Areale besteht noch aus relativ gutem, also echogenem Sehnengewebe. Mitunter können aber auch in diesen Nachbarzonen *reparative Prozesse* ablaufen, *die eine ausgesprochen verstärkte Echogenität verursachen.*

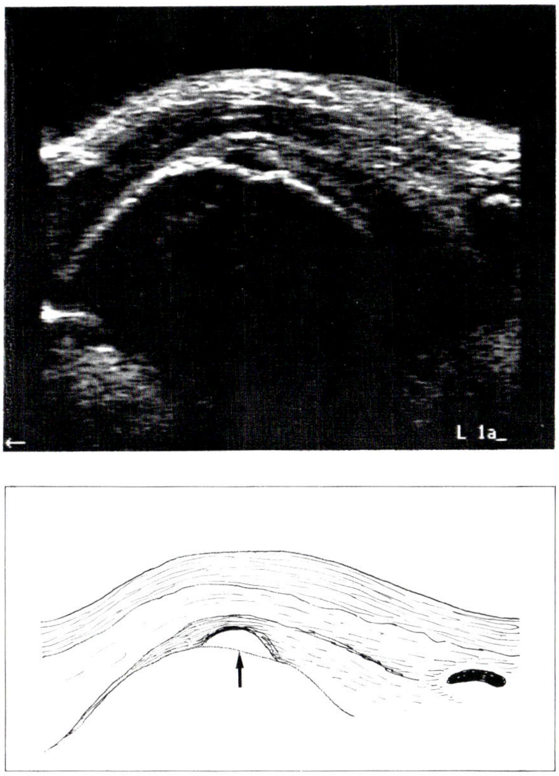

a

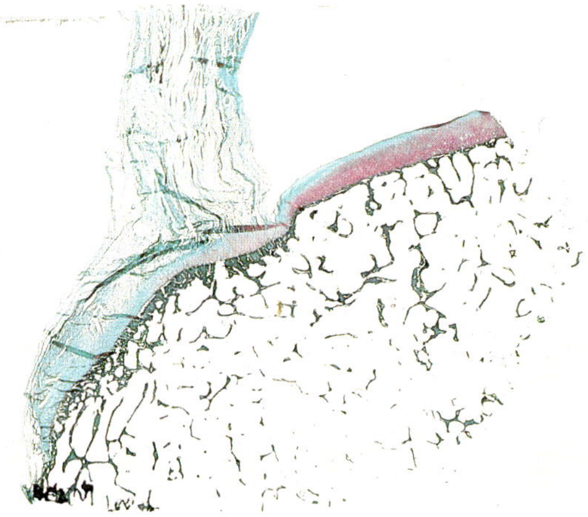

b

Abb. 10.**18** Mikroskopisch aufgelockerter degenerativ veränderter Supraspinatussehnenansatz (Sehnentyp II a, 64jähriger Mann)

a Im sonographischen Längsschnitt kleine echofreie Zone (→) im Sehenansatzbereich über der leichten Eindellung der Humeruskopfkontur

b Genau dem Sonogramm entsprechende Auflockerungszone über dem Eindellungsbezirk der Humeruskopfkontur; Lupenvergrößerung, Masson-Goldner-Färbung

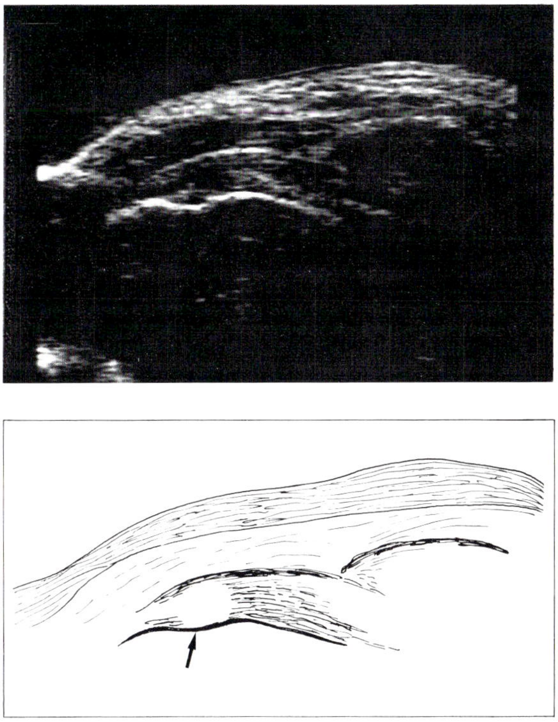

a

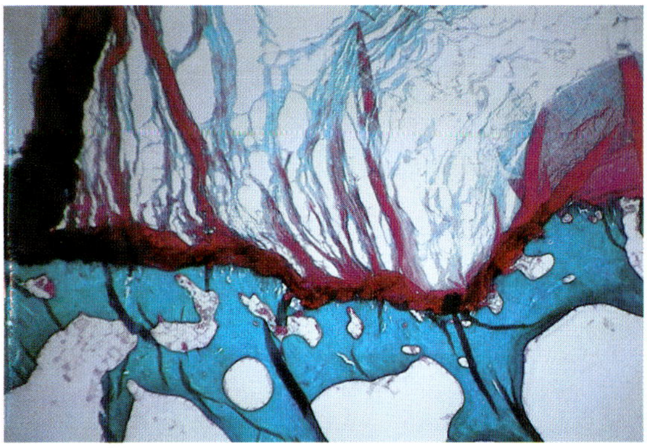

b

Abb. 10.**19** Degenerativ veränderte Sehnenansatzzone (Sehnentyp II a, 52jähriger Mann)

a Deutliche Zone verminderter Echogenität (→) im Ansatzbereich der Supraspinatussehne über der Eindellung der Humeruskopfkontur

b Exakt entsprechender mikroskopischer Aspekt (Masson-Goldner-Färbung, Vergr. 10fach) mit deutlichen degenerativen Veränderungen und Auflockerung der Faserstruktur. Echogenitätsverlust im Sehenansatz ist histologisch eindeutig geklärt

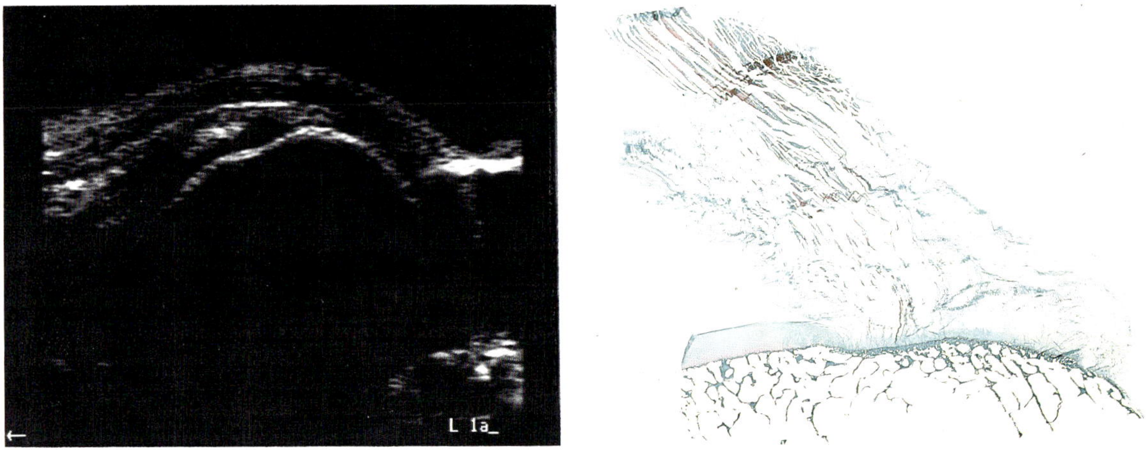

a b

Abb. 10.**20** Größere Zone verminderter Echogenität im Sehnenansatz (Sehnentyp II a, 55jähriger Mann)
a Im Supraspinatuslängsschnitt deutliches Areal verminderter Echogenität im Sehnenansatz
b In der Lupenvergrößerung degenerative Veränderungen des Sehnenansatzes mit starker Auflockerung. Im Bild wieder die entsprechende leichte Eindellung der Humeruskopfkontur zu sehen

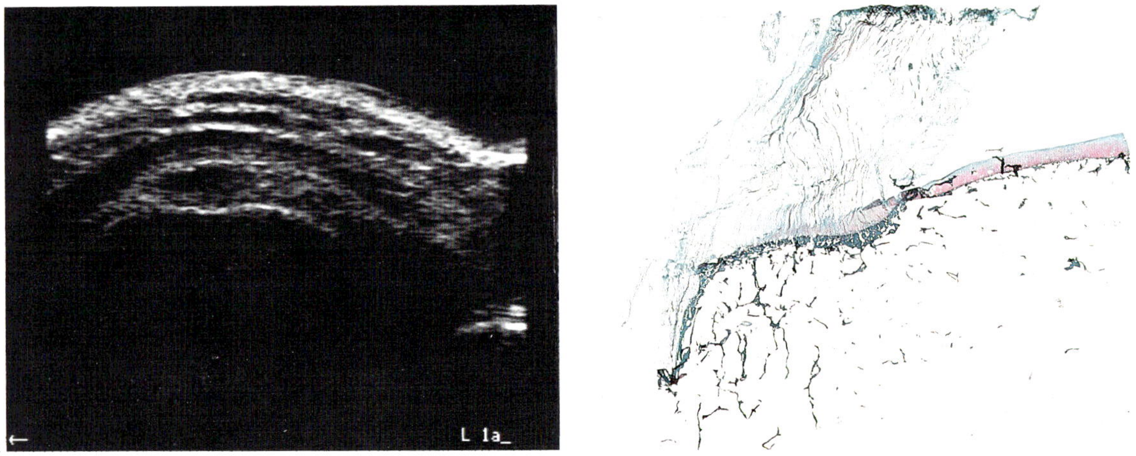

a b

Abb. 10.**21** Degenerativ veränderte Sehenansatzzone (Sehnentyp II a, 55jähriger Mann)
a Der Supraspinatuslängsschnitt zeigt ein echofreies Areal im Ansatzgebiet. Akromionschatten hier nicht zu sehen, da orthograde Beschallung durch Abkippung des Schallkopfes
b Die Lupenvergrößerung zeigt wieder klar die degenerative Veränderung mit starker Auflockerung der Ansatzzone

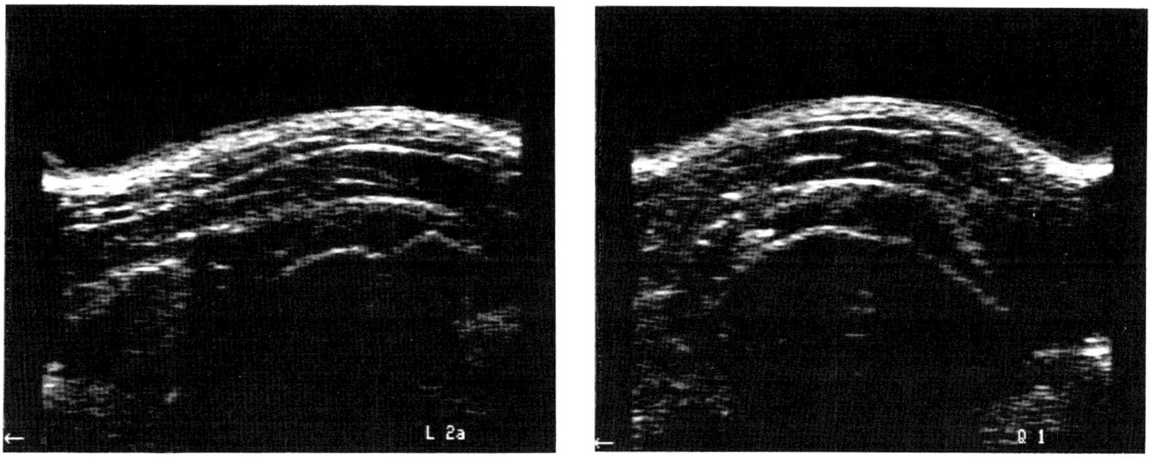

a b

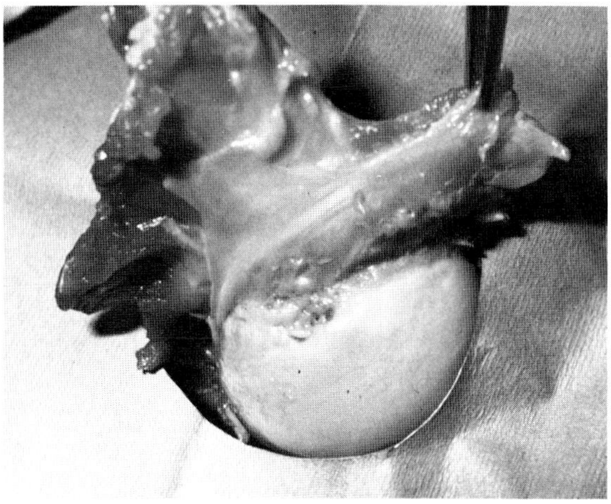

c

Abb. 10.**22** Große Degenerationszone im Sehnenansatz der Supraspinatussehne (Sehnentyp II b [+], 58jähriger Mann)
a größeres echofreies Areal im Sehnenansatz (Längsschnitt der Supraspinatussehne)
b Das echofreie Areal ist auch im Querschnitt sichtbar
c Makroskopischer Aspekt bei Aufweichung und Auffaserung der Kapsel und Sehneninnenfläche. Beginnende Knorpel-Knochen-Arrosion

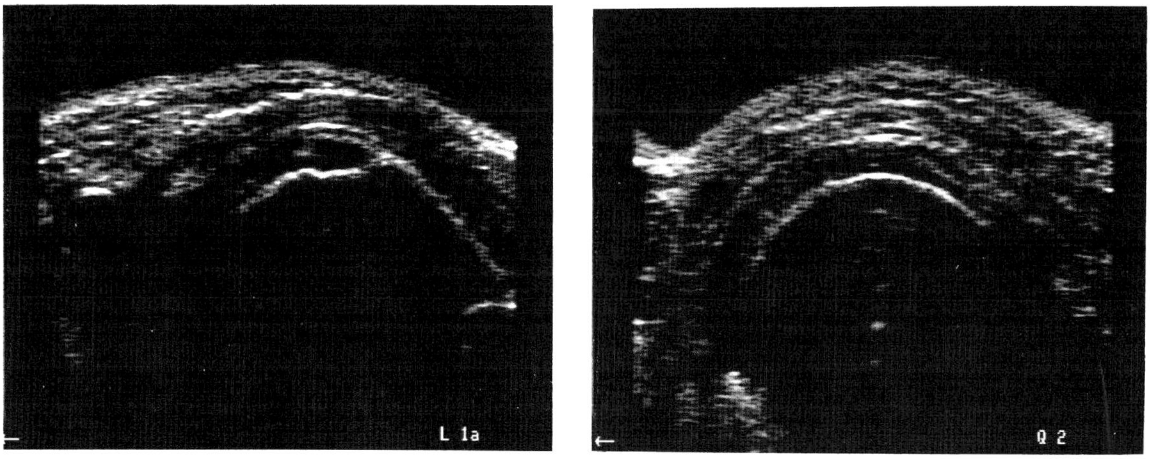

a b

Abb. 10.**23** Sehnentyp II b, 50jährige Frau
a echofreies Areal im Sehnenansatz (Längsschnitt der Supraspinatussehne)
b ausgesprochen schwache Echogenität (E = −1) auch im Querschnitt
Makroskopisch bestand eine deutliche Aufweichung des Sehnenansatzes

Zur eindeutigen *Erkennung und Abgrenzung* der echofreien Areale von Artefakten trägt auch die dynamische Untersuchung bei, in der die echoveränderten Bezirke beim Bewegen von der weniger veränderten Umgebung abgegrenzt werden können. Wie bereits mehrfach erwähnt stellen wir uns außerdem diesen echoveränderten Bezirk immer durch entsprechendes Abkippen des Applikators so ein, daß er sicher orthograd getroffen wird.

Größere echofreie Areale, besonders wenn sie die *gesamte Sehnendicke* durchsetzen, stellen oft den Ausdruck einer Sehnenruptur dar. Die Übergänge zu den als beweisend geltenden kombinierten Veränderungen von Echogenität und Form (mit Sehnenverdünnung bzw. Konturunterbrechung) sind leider manchmal fließend und erschweren eine Festlegung auf das exakte Ausmaß der Sehnenschädigung gemäß der Klassifikation der Sehnenbefunde (vgl. Kap. 10, S. 63).

Mitunter ist aber auch die *gesamte Sehne* so stark degenerativ verändert, daß sie *insgesamt* in der Echogenität abgeschwächt ist. Hier können zwar noch Gewebestrukturen gefunden werden. Diese sind aber dann so stark verändert, daß sowohl makroskopisch als auch mikroskopisch *kaum noch reguläres Sehnengewebe* gefunden wird (Abb. 10.**24**). In diesen Fällen sind dann auch meist schon in der Humeruskopfkontur Knochenarrosionen zu erkennen (Abb. 10.**25**, vgl. Kap. 10, S. 88), außerdem finden sich gehäuft Sehnenrupturen vom Typ III, manchmal sogar Typ IV.

Zusammenfassend entsprechen die Zonen verminderter Echogenität Degenerationsherden in der Sehne, die in ihrer Größe mit der Schwere und Ausdehnung der makroskopisch und mikroskopisch sichtbaren degenerativen Veränderungen korrelieren und hinter denen sich auch Sehnenrupturen verbergen können.

Zonen mit verstärkter Echogenität können sowohl als Abgrenzung von Zonen verminderter Echogenität auffallen als auch isoliert im sonst mehr oder weniger unauffälligen Sehnengewebe vorkommen. Diese *Zonen verstärkter Echogenität* können *verschiedene Ursachen* haben:

- Sie treten einmal als sog. *zentraler echogener Streifen* auf. Wir sind dieser seltenen, von Bretzke u. Mitarb. (1985) beschriebenen und als Rupturzeichen gedeuteten Verdichtungszone in der histologischen Untersuchung nachgegangen (Abb. 10.**26**). Es zeigte sich hier inmitten schwer degenerativ veränderten Sehnengewebes eine *Reparationszone mit zellreichem Granulationsgewebe*. Diese Reparationszonen sind verstärkt echogen und finden sich gelegentlich – wenn noch ausreichende Reparationsmöglichkeiten vorhanden sind – in der Nachbarschaft von **Rupturen**.
- Die *Kombination von verstärkt echogenen Zonen mit einem dorsalen Schallschatten* entspricht makroskopisch und mikroskopisch Zonen stärkerer Verkalkung (Abb. 10.**27** u. 10.**28**). Diese dorsale Schallauslöschung ist *beweisend* für solche **Kalk- bzw. Knochenzonen**.

Umgekehrt spricht aber das *Fehlen einer solchen dorsalen Schallauslöschung* nicht unbedingt gegen eine Verkalkungszone. Wir hatten bereits oben darauf hingewiesen (vgl. Kap. 10, S. 62), daß histologisch erkennbare *feinpartikuläre diffuse Sehnenverkalkungen oft* sonographisch überhaupt *nicht nachweisbar* sind. Daneben gibt es aber *feinere Kalkablagerungen*, die sehr wohl zu einer *verstärkten Echogenität* führen, andererseits aber nicht so ausgeprägt sind, daß sie eine dorsale Schallauslöschung bedingen (Abb. 10.**29**).

Solche Zonen verstärkter Echogenität ohne dorsale Schallauslöschung können gelegentlich mit dem oben beschriebenen zentralen echogenen Streifen bei Rupturen verwechselt werden.

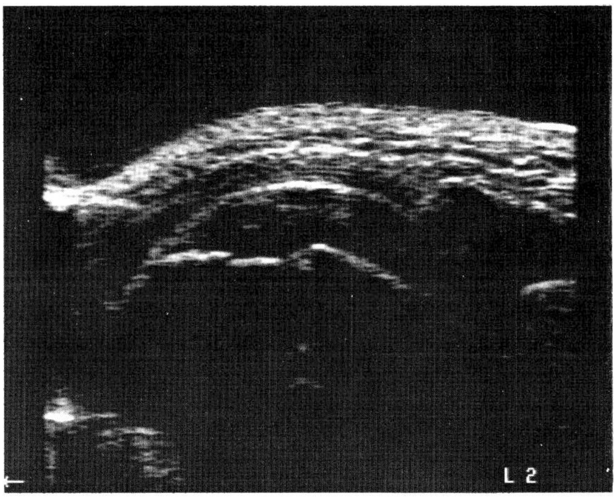

a

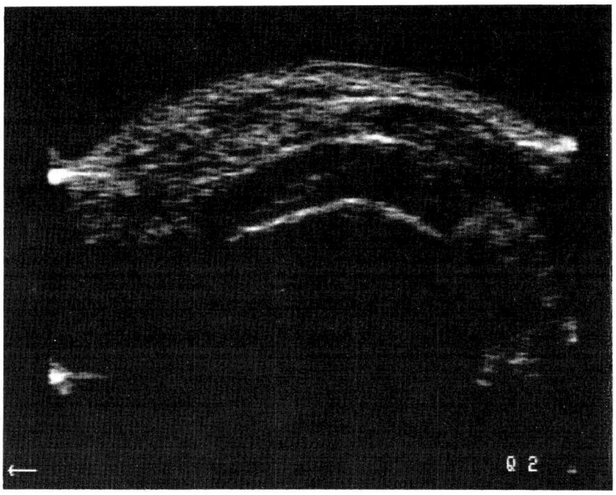

b

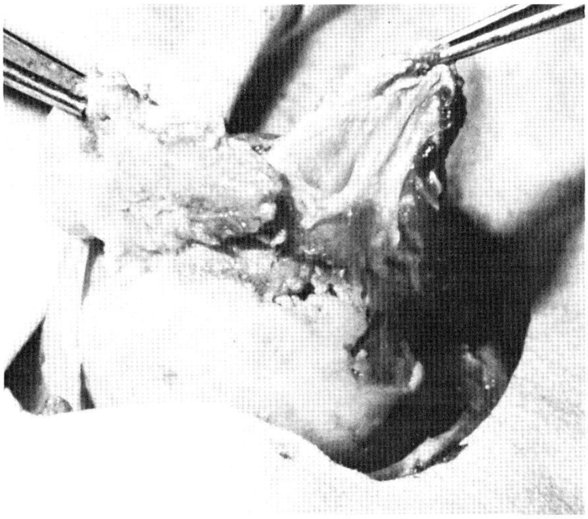

c

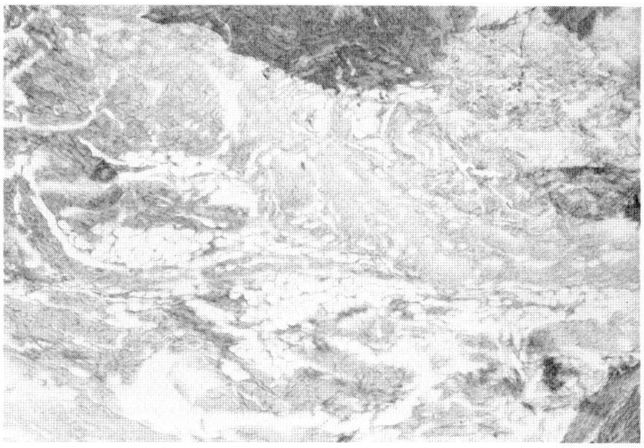

d

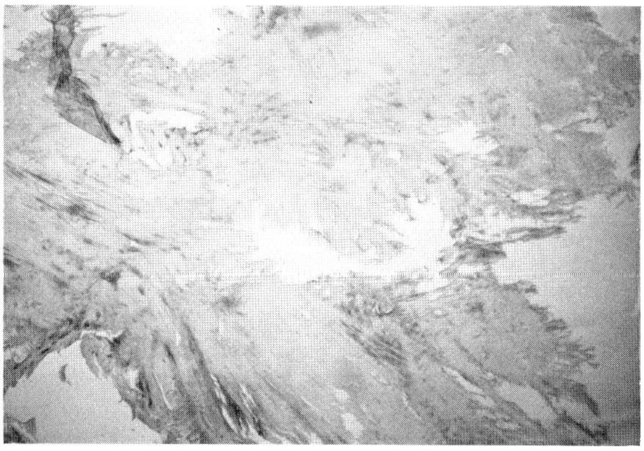

e

Abb. 10.**24** Komplette Supraspinatussehnenruptur (Sehnentyp IVa [+], 66jähriger Mann)

a fast völlig echofreie Supraspinatussehne (E = −2) im Längsschnitt
b im Querschnitt
c Die ganze Sehne ist fettig degeneriert und rupturiert, der Humeruskopf zeigt Knorpel-Knochen-Arrosionen
d kaum noch reguläres Sehnengewebe, fettige Degeneration; Hämatoxylin-Eosin-Färbung, Vergr. 12fach
e an anderer Stelle Nekrosezone mit Ruptur; Hämatoxylin-Eosin-Färbung, Vergr. 8fach

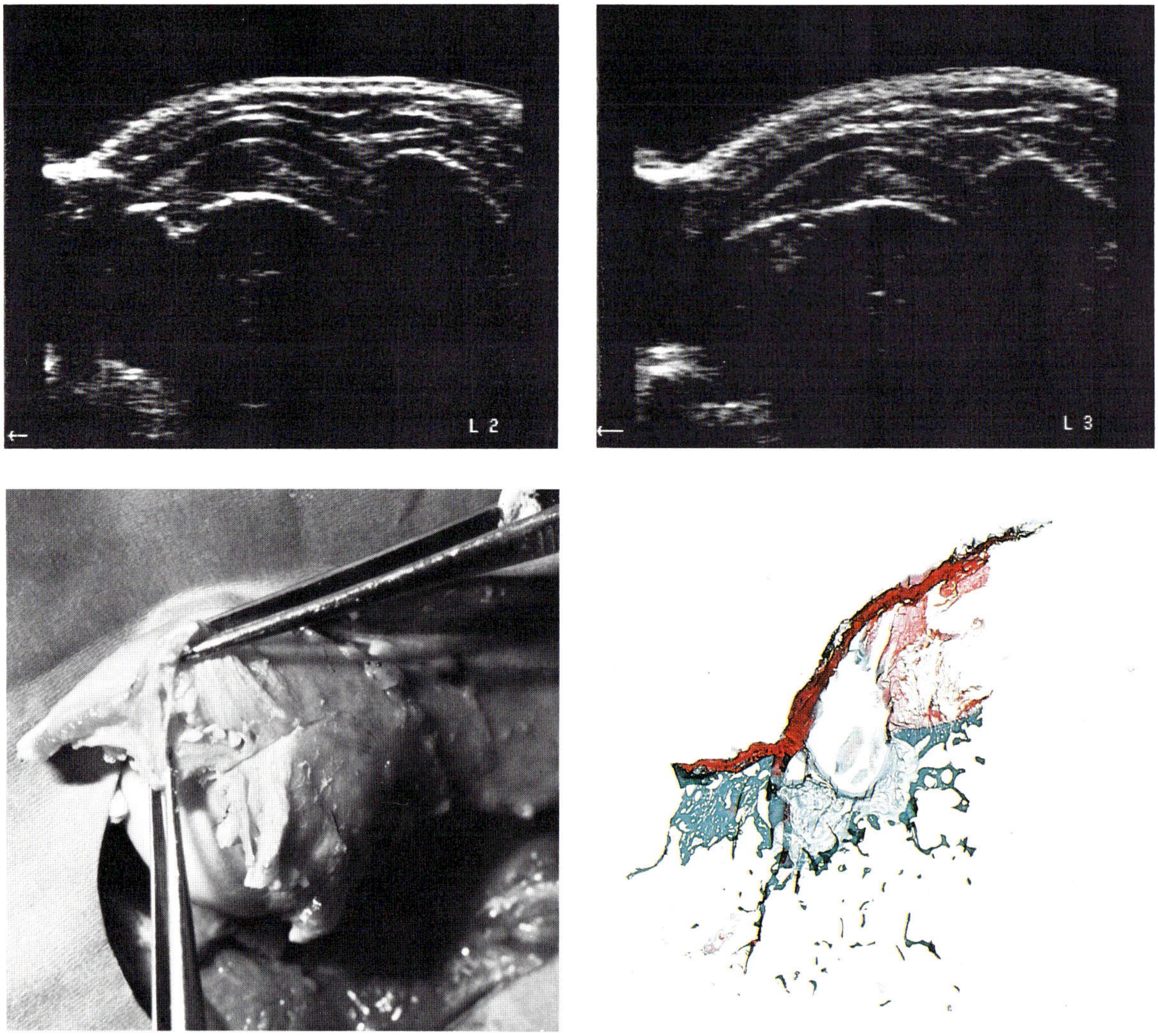

Abb. 10.**25** Intermediäre ausgedehnte Rotatorenmanschettenruptur (Sehnentyp III c [+], 66jährige Frau)

a Längsschnitt im Bereich der Supraspinatussehne zeigt Knochendefekt und schräg darüber ein großes echofreies Areal. Rechts neben dem echofreien Areal Zone normaler Echogenität (welche von manchen Autoren als pathologisches Substrat gedeutet wird)

b Längsschnitt der Infraspinatussehne zeigt echofreies Areal, benachbart Zone normaler Echogenität u. nur ganz kleinen Knochendefekt

c Das entsprechende makroskopische Bild mit intermediärem Defekt

d Lupenvergrößerung des histologischen Präparates. Schnittführung entsprechend Bild a. Das korrespondierende Bild im Sonogramm und histologischen Präparat mit Knochen- und Sehnendefekt ist besonders eindrücklich

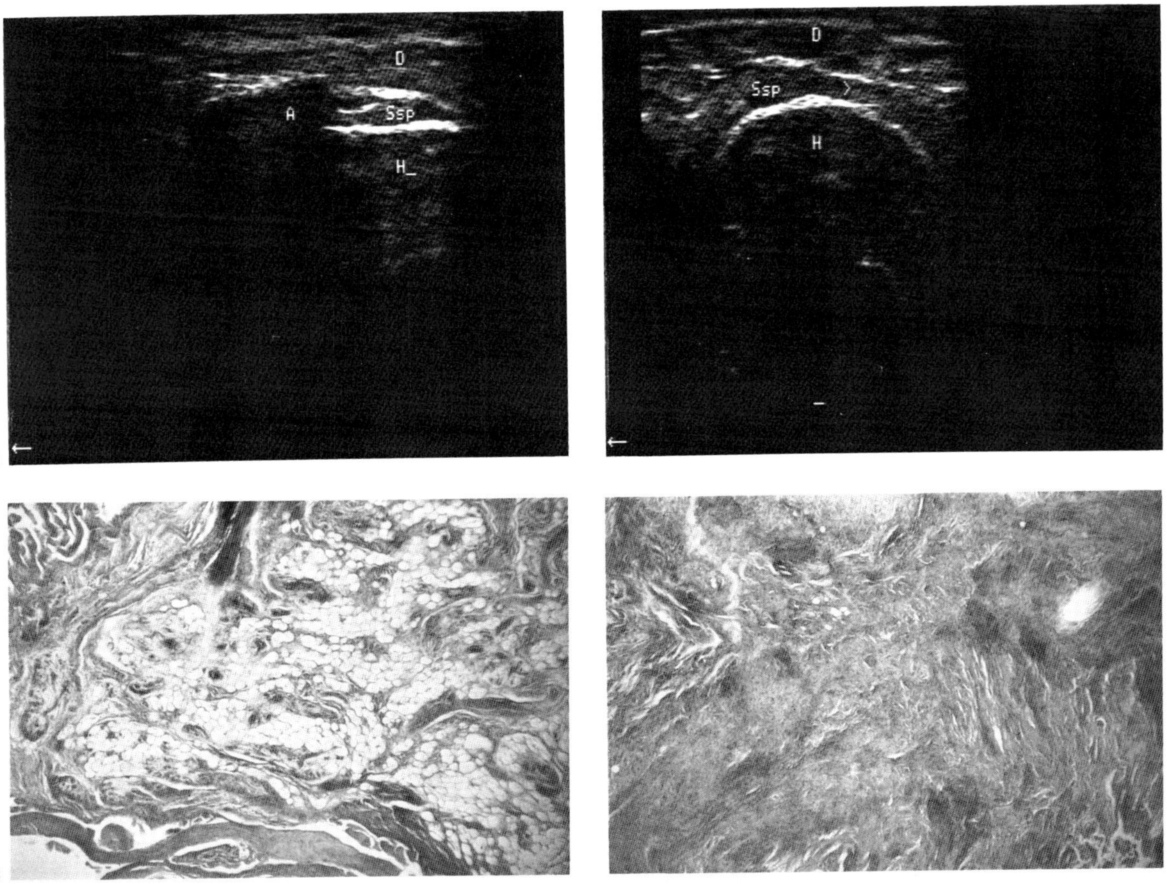

a b c d

Abb. 10.**26** Partialruptur der Supraspinatussehne (Sehnentyp III a, 58jähriger Mann)

a zentraler echogener Streifen im Längsschnitt der Supraspinatussehne (5-MHz-Linearapplikator ohne Vorlaufstrecke)

b deutlich sichtbare lokale Verdünnung und Stufenbildung in der Mitte des Querschnittes

c histologisches Präparat derselben Sehne, schwere fettige Degeneration; Hämatoxylin-Eosin-Färbung, Vergr. 15fach

d benachbart in der Grenzzone des Intermediärdefektes zellreiches Granulationsgewebe, welches den zentralen echogenen Streifen erklärt; Hämatoxylin-Eosin-Färbung, Vergr. 15fach

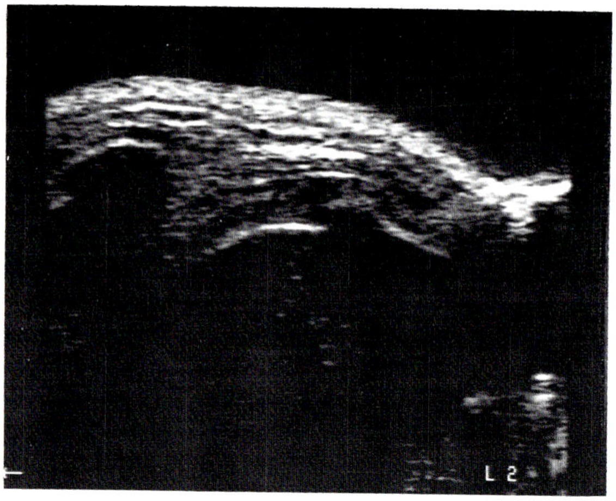

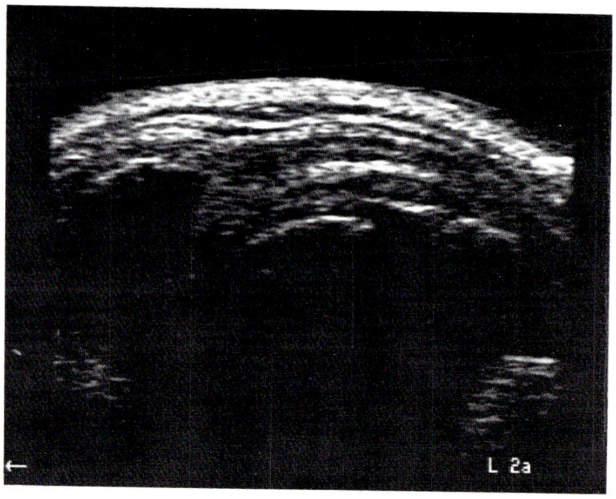

b

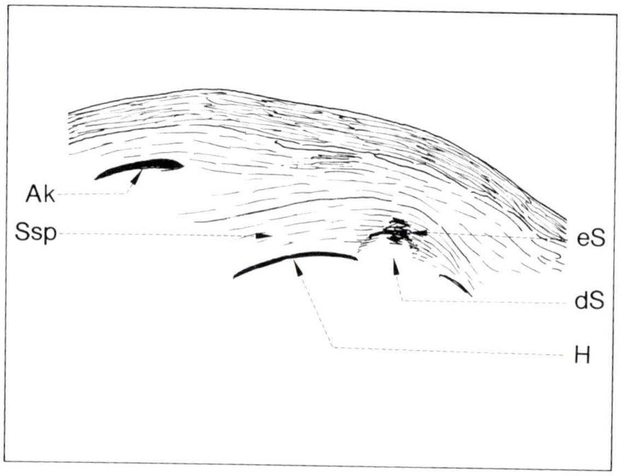

a

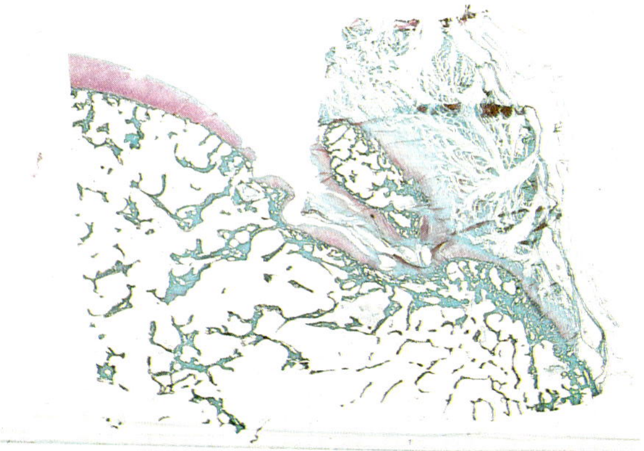

c

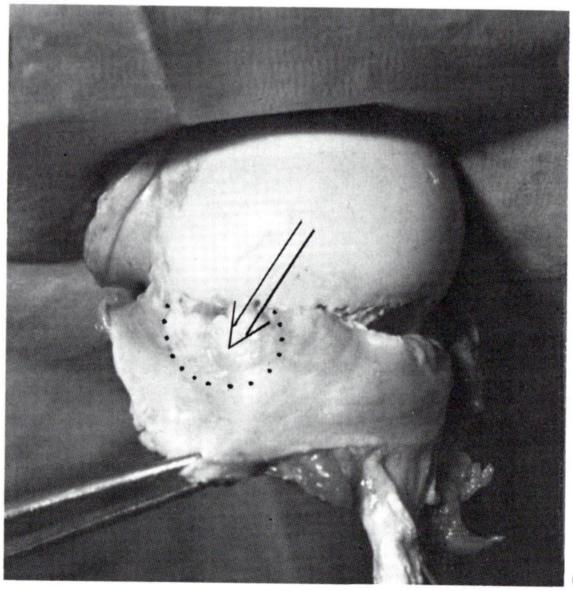

d

Abb. 10.**27** Verknöcherungszone im Supraspinatussehnenansatz (55jähriger Mann)

a nahe dem Supraspinatussehnenansatz in der Sehne liegend echogener Streifen (es) mit dorsaler Schallauslöschung (ds), beachte die Unterbrechung der Humeruskopfkontur (Längsschnitt)

b mehr dorsal gelegener Längsschnitt, die echogene Zone mit dorsaler Schallauslöschung liegt jetzt näher am Humeruskopf

c das histologische Präparat zeigt in der Lupenvergrößerung eine Verknöcherungszone an der Unterseite der degenerativ veränderten Supraspinatussehne vor dem Ansatz; Lupenvergrößerung (vgl. Abb. 4.**28**)

d makroskopischer Aspekt der Verknöcherungszone in der Supraspinatussehne

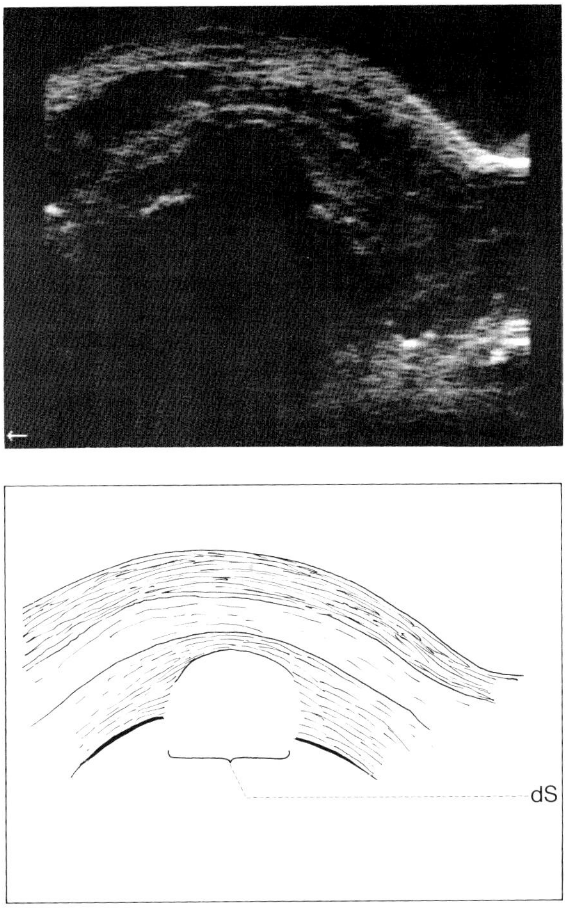

a

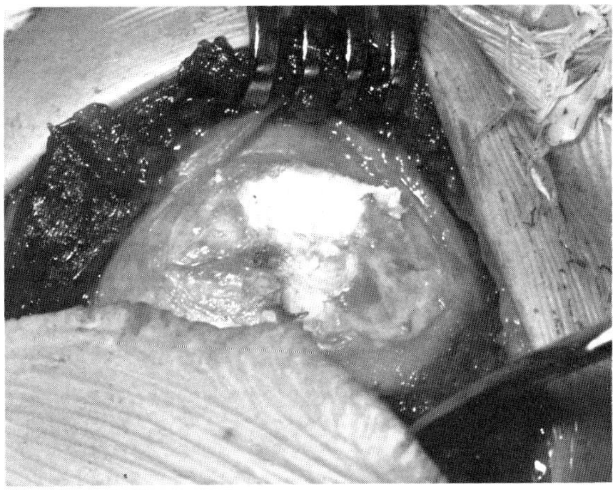

b

Abb. 10.**28** Anderes Beispiel einer Verkalkungszone in der Supraspinatussehne (50jähriger Patient)
a im Querschnitt große dorsale Schallauslöschung (ds), Kalk selbst nur gering echogen
b Operationsbefund mit großer oberflächlicher Sehnenverkalkung

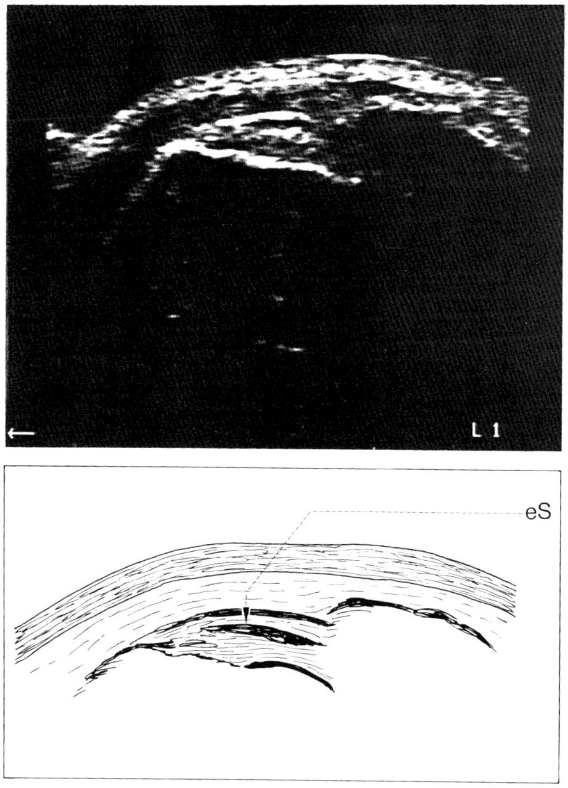

a

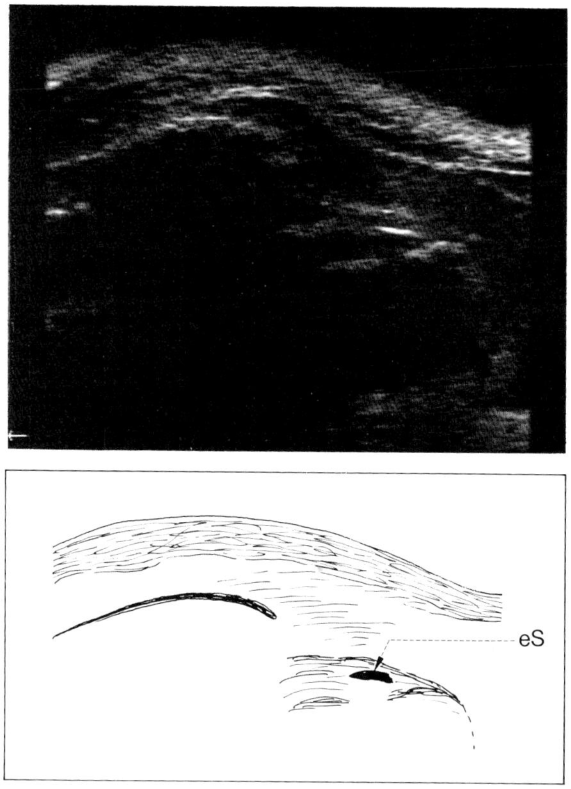

d

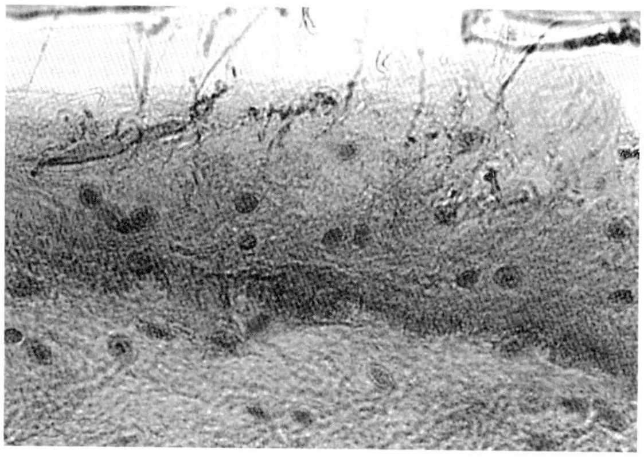

b

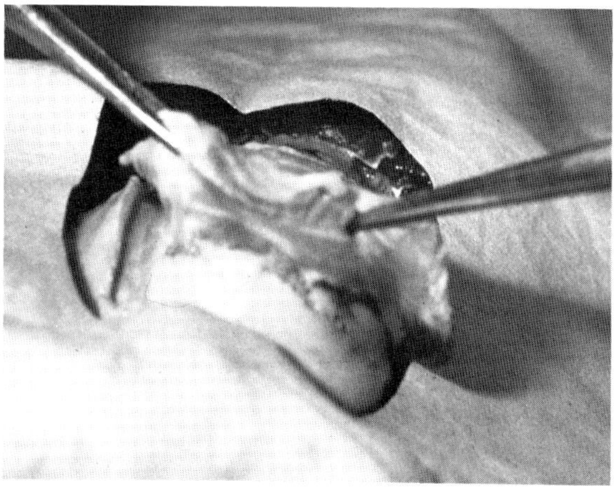

c

Abb. 10.**29** Innere Partialruptur (Sehnentyp III a [+], 64jähriger Mann)

a vermehrt echogener Streifen (es) inmitten der Supraspinatussehne (nicht am Ort der Ruptur)

b Histologische Untersuchung der vermehrt echogenen Zone zeigt diffuse feinpartikuläre Sehnenverkalkungen, kein ausgesprochenes Kalkgranulom, daher auch keine dorsale Schallauslöschung

c makroskopischer Aspekt mit deutlichen degenerativen Veränderungen und kleiner innerer Partialruptur bei sonst intakter Sehne. Begleitende Knorpel-Knochen-Arrosion. Dies ist auch ein Beispiel, daß ein zentral echogener Streifen nicht immer für eine intermediäre Ruptur spricht

d zum Vergleich 39jähriger Mann mit operativ gesichertem Supraspinatussehnenlängsriß und Kalkeinlagerung, zentral echogener Streifen (es) mit dorsaler Schallauslöschung

Veränderungen der Sehnenform

Als Veränderungen der Sehnenform kommen allgemeine und lokale Verdünnungen der Sehnenplatte, Konturunterbrechungen und schließlich die Nichtdarstellbarkeit der Rotatorenmanschette vor. Oft – aber nicht immer – sind diese Formveränderungen mit Veränderungen der Echogenität kombiniert.

So haben wir einmal eine allgemeine *Verdünnung* der Rotatorenmanschette bei multipler Sklerose beobachtet, bei der die Restsehne noch durchaus eine normale Echogenität aufwies (Abb. 10.**30**). Auch histologisch zeigte diese Sehne eine ausgesprochene Atrophie mit jedoch guter Kollagenität der Restsehne.

Unterbrechungen der Sehnenkontur sind immer beweisend für eine Ruptur (Abb. 10.**31**).

Schließlich kann auch die Rotatorenmanschette *völlig fehlen*. Der M. deltoideus liegt dann direkt dem Caput humeri auf (Abb. 10.**32**). Manchmal sieht man noch einen schmalen Saum zwischen Humeruskopfkontur und M. deltoideus, der dann einer proliferativ veränderten Bursa entspricht. In diesen Fällen ist die Supraspinatussehne oder die Rotatorenmanschette insgesamt völlig abgerissen und der Humeruskopf höhergetreten (Sehnentyp IVc). Wenn sekundär-arthrotische Veränderungen wie Arrosionen des Humersuskopfes und arthrotische Veränderungen des Akromions hinzutreten, spricht man von der Cuff tear arthropathy (Typ V).

Die so beschriebenen Formveränderungen (mit Ausnahme der allgemeinen Verdünnung bei noch normaler Echogenität im Rahmen von atrophischen Prozessen) sind immer **beweisend für eine Sehnenruptur**.

a

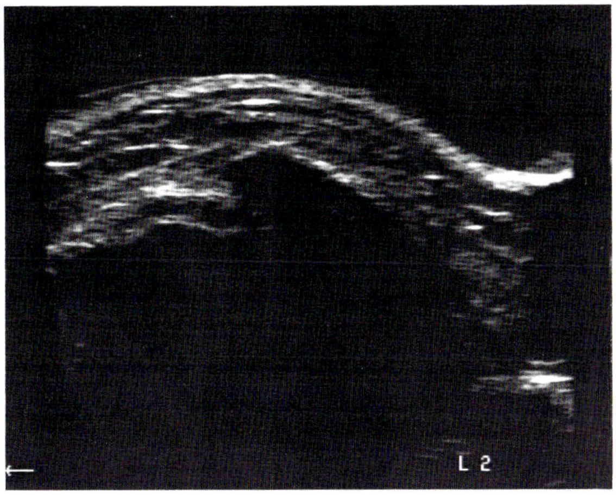

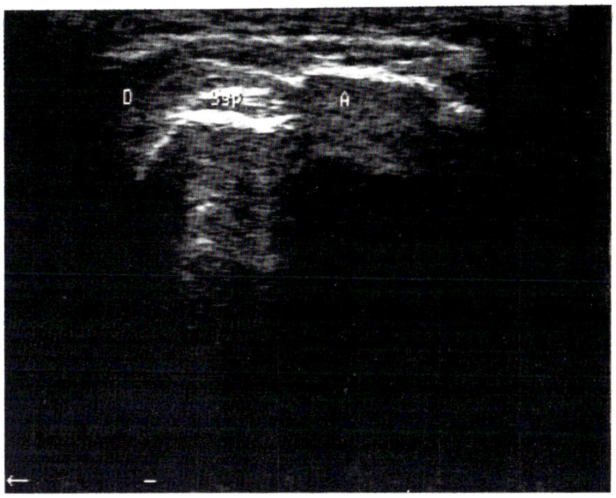

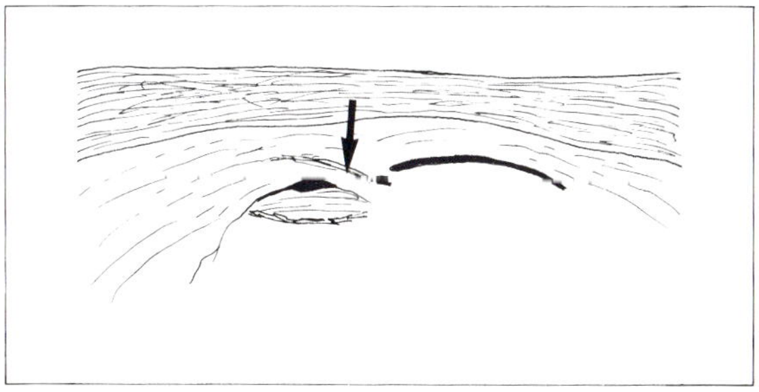

Abb. 10.**31** Beispiel einer Konturunterbrechung (→) der Supraspinatussehne

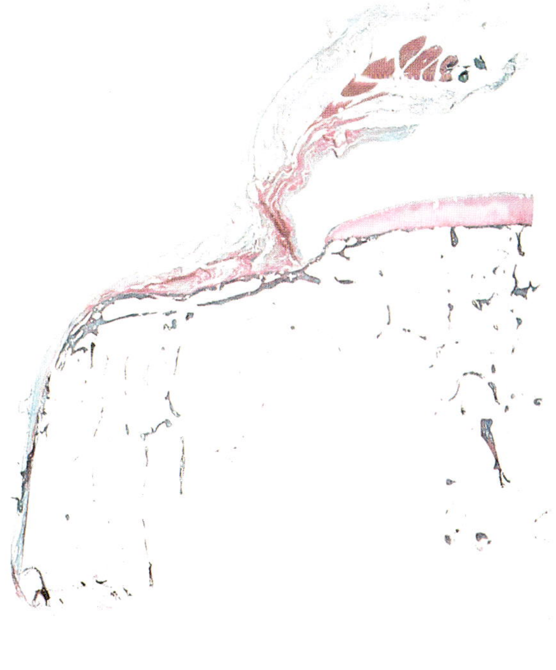

b

◁ Abb. 10.**30** Atrophische Sehnenverdünnung, 65jährige Frau mit multipler Sklerose

a Im Längsschnitt deutliche Verdünnung der Supraspinatussehne mit noch guter Echogenität. Schwaches Knochenecho bei ausgesprochener Knochenatrophie, zwischen Sehne und Knochen echoarmes Areal mit Knorpel, Kapsel und fettiger Degenerationszone an der Sehnenunterseite

b Lupenvergrößerung des histologischen Präparates zeigt entsprechende Verhältnisse. Verdickte Bursa an der Sehnenoberseite

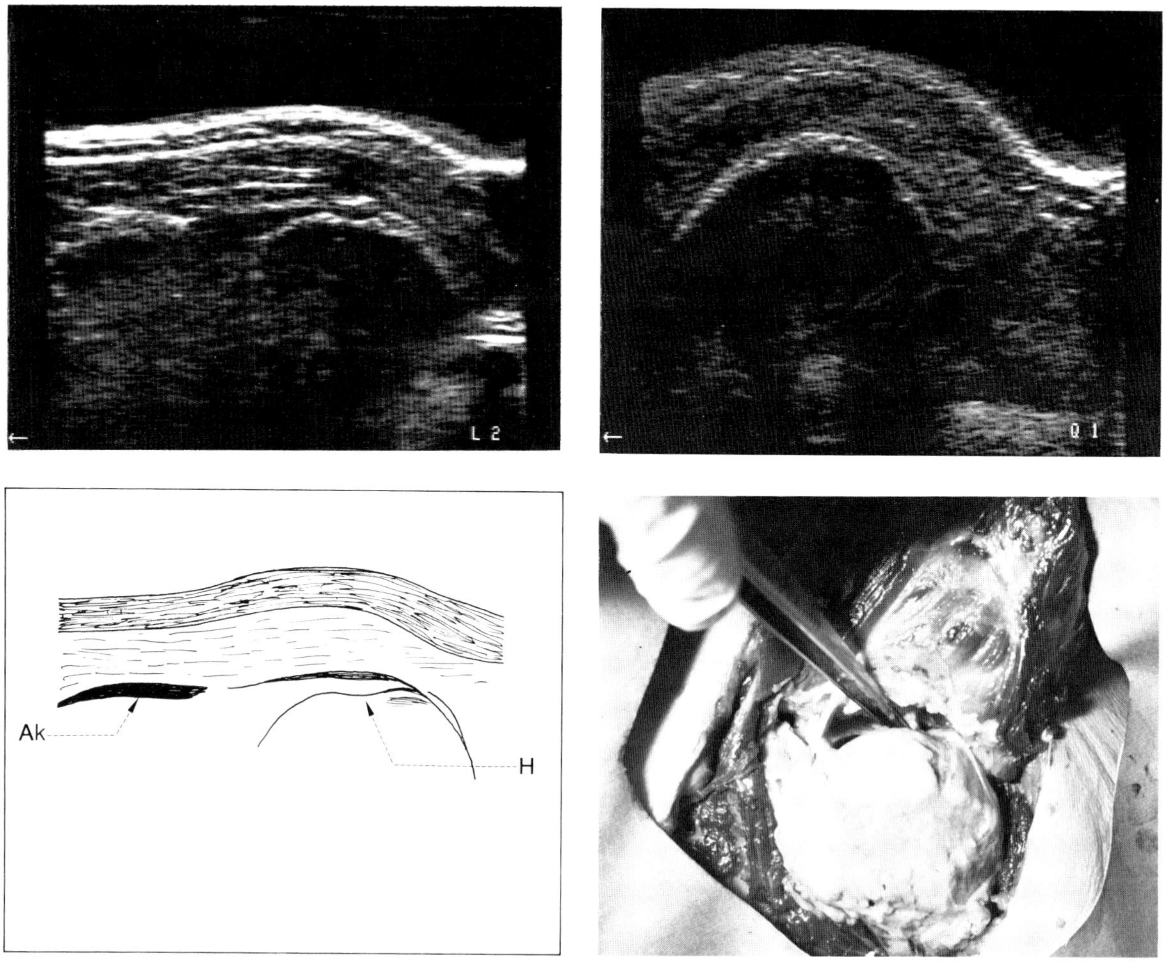

a b c

Abb. 10.**32** Vollständiger Rotatorenmanschettenabriß mit sekundär-arthrotischen Veränderungen (Typ V, Cuff tear arthropathy, 80jährige Frau)
a Im Längsschnitt steht die Humeruskopfkontur in Höhe des Akromions, der M. deltoideus liegt mit der Bursa auf dem arrodierten Knorpel des Humeruskopfes
b Auch im Querschnitt Fehlen der Supraspinatussehne, der M. deltoideus liegt dem Humeruskopf auf. Das „Radmuster" fehlt
c Makroskopischer Aspekt, die Rotatorenmanschette fehlt, der Humeruskopf steht hoch und ist stark arrodiert

Kombinierte Veränderungen von Echogenität und Form

Bei *Sehnenrupturen* finden sich *oft kombinierte Veränderungen* von Form und Echogenität. So kann eine lokale Sehnenverdünnung mit einer stark verminderten Echogenität kombiniert sein (Abb. 10.**33**). In anderen Fällen findet sich bei Rotatorenmanschettenrupturen eine verminderte Echogenität mit einer ausgesprochenen Konturunterbrechung (Abb. 10.**34**–10.**36**).
Mitunter beobachtet man auch eine generalisierte Verdünnung der Rotatorenmanschette mit einem entsprechendem Höhertreten des Humeruskopfes, kombiniert mit einer Echogenitätsverminderung. In diesen Fällen liegt ebenfalls eine komplette Rotatorenmanschettenruptur vor (Typ IVc). Makroskopisch kann manchmal noch eine dünne Narbenplatte, randständig auch noch eine dünne Restsehne beobachtet werden (Abb. 10.**37**).

Während die *reinen Echogenitätsverminderungen* je nach Größe fließende Übergänge von degenerativen Veränderungen bis hin zu Partialrupturen und – bei ausgedehnten echofreien Arealen – auch kompletten Sehnenrupturen repräsentieren können (wodurch im Sonogramm manchmal keine sichere Aussage möglich ist, ob eine Ruptur mit den degenerativen Veränderungen kombiniert ist oder nicht), sind die *Strukturveränderungen* im Ultraschallbild mit oder ohne Echogenitätsveränderungen *immer beweisend für eine Ruptur.*

a 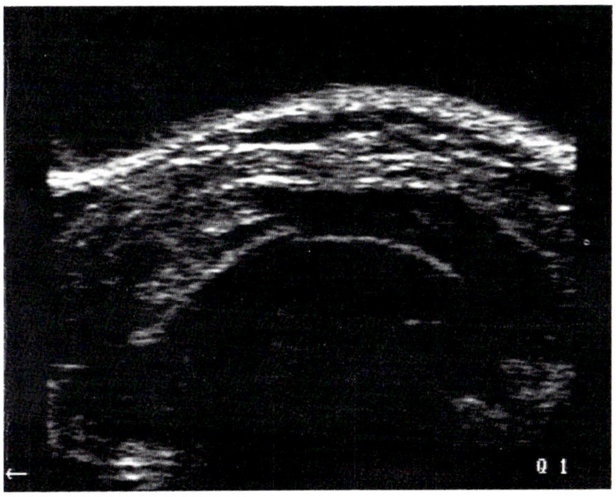

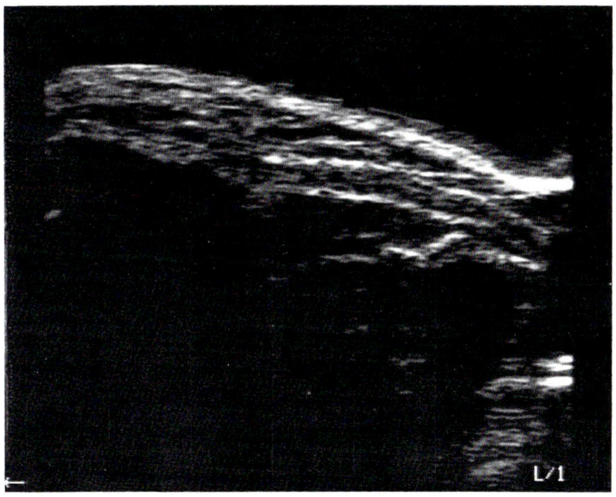 b

c 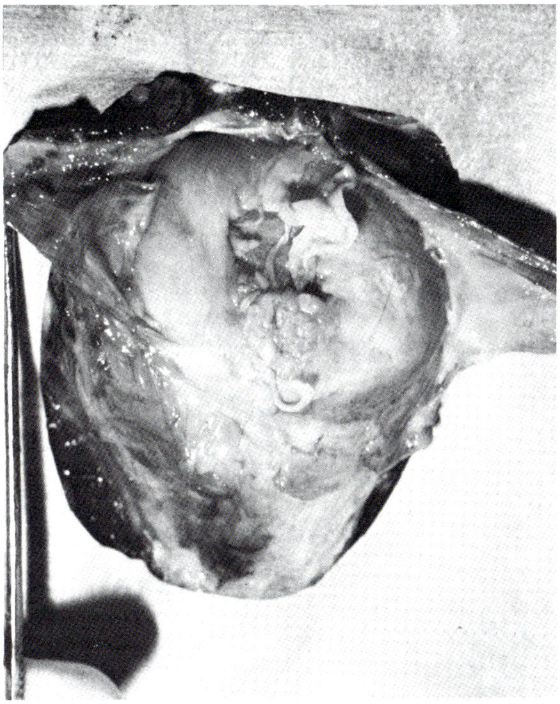

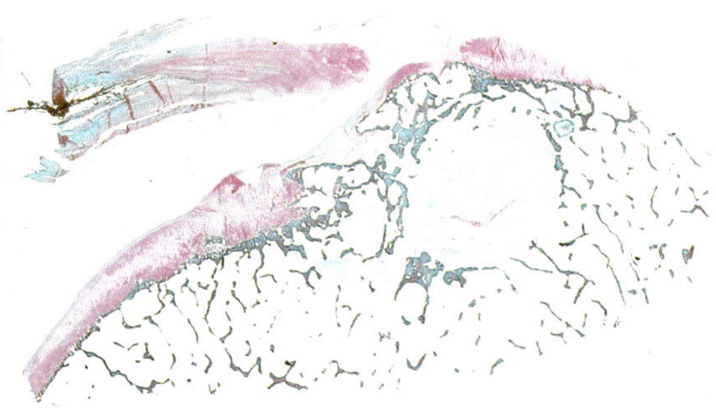 d

Abb. 10.**33** Komplette Supraspinatussehnenruptur mit Beteiligung der Infraspinatussehne (77jähriger Mann, Sehnentyp IVc [+])

a Im Querschnitt hat die Supraspinatussehne keine Echogenität mehr (E = −2), sie ist im mittleren Anteil deutlich eingedellt und verdünnt

b Der makroskopische Aspekt zeigt ein regelrechtes Loch in der Sehne

c im Längsschnitt hat die Supraspinatussehne keine Echogenität mehr (E = −2), eine sichere Eindellung ist aber nicht zu erkennen. Vgl. die Konturunregelmäßigkeit der Humeruskopfkontur mit Bild d

d Lupenvergrößerung des histologischen Präparates mit Sehnenruptur, Zyste im Humeruskopf sowie Knorpel-Knochen-Arrosionen

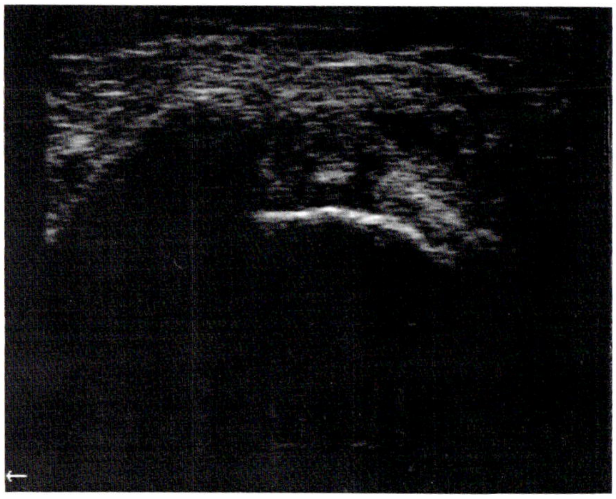

a

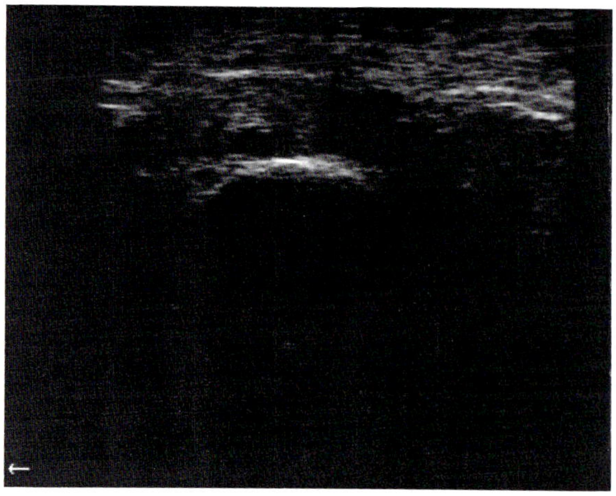

b

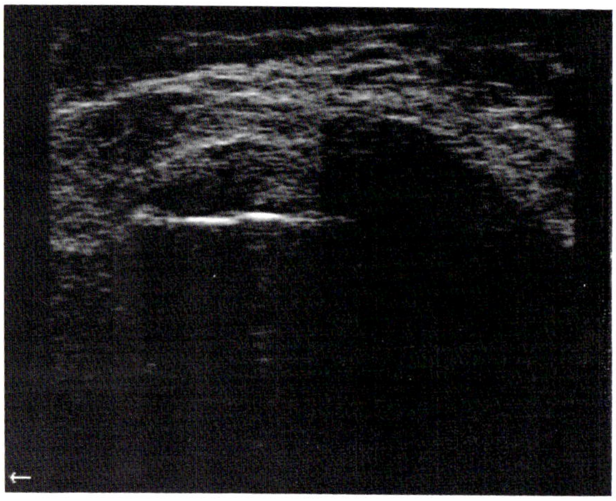

c

Abb. 10.**34** Supraspinatussehnenruptur nach Sturz einer 40jährigen Patientin. 6 Monate nach Operation (a.l.). Nach dem Operationsbericht Eingriff am Pfannenlimbus, die Sehnenruptur blieb unversorgt

a im Längsschnitt deutliche Konturunterbrechung mit verminderter Echogenität (E = −1), inmitten der Sehne und am Sehnenansatz noch normale Echogenität (E = +1)

b Die Echogenitätsverminderung und Konturunterbrechung ist auch auf dem Querschnitt zu sehen

c Der Längsschnitt der Gegenseite zeigt bis auf eine Zone verminderter Echogenität noch intakte Sehnenverhältnisse. Die Struktur und Echogenitätsunterschiede werden im Seitenvergleich deutlich (a–c ohne Vorlaufstrecke)

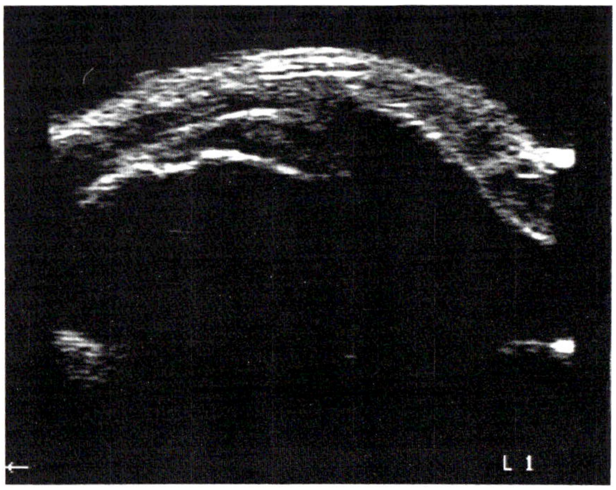

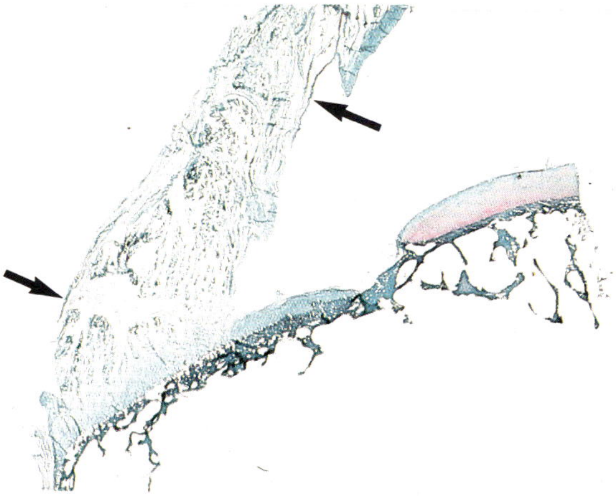

b

Abb. 10.**35** Große innere und oberflächliche (nicht durchgehende) Partialruptur der Supraspinatussehne (Sehnentyp III a [+], 77jähriger Mann)

a verminderte Echogenität der Supraspinatussehne, Konturunregelmäßigkeit der Sehnenoberfläche, Knorpel-Knochen-Arrosion

b Lupenvergrößerung des entsprechenden Präparates. Man muß sich die Sehne dem Humeruskopf anliegend (heruntergeklappt) vorstellen. Die innere und äußere Partialruptur sind gut zu sehen, ebenso die Knorpel-Knochen-Arrosion

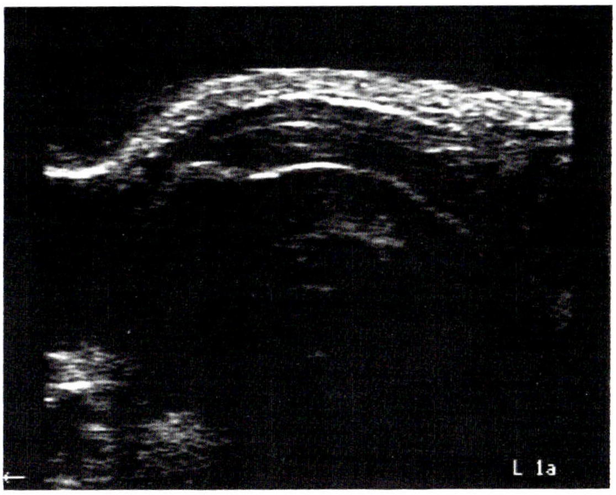

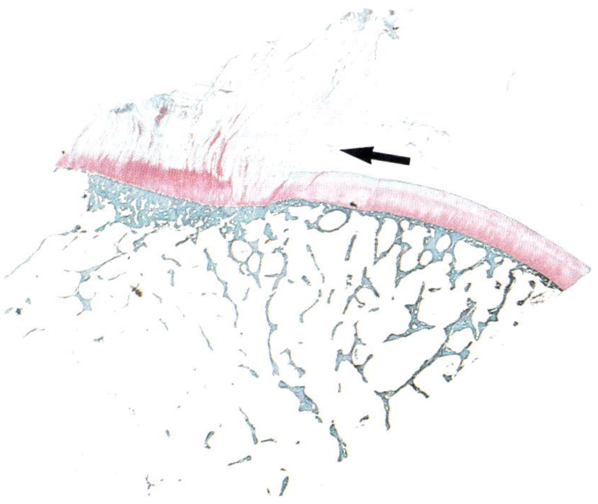

b

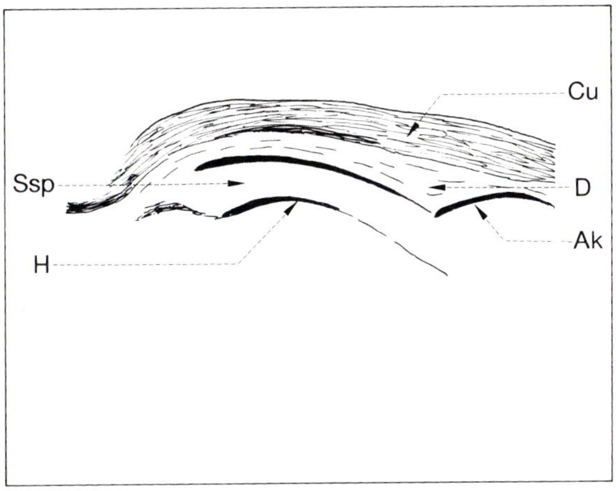

a

Abb. 10.**36** Große innere Partialruptur (Sehnentyp IIIc, 78jähriger Mann)

a Weitgehender Echoverlust der Supraspinatussehne, kleine Konturunterbrechung

b Lupenvergrößerung mit innerer Partialruptur, weitgehend degenerativ veränderte Supraspinatussehne und Knorpeldefekt im Bereich der inneren Partialruptur

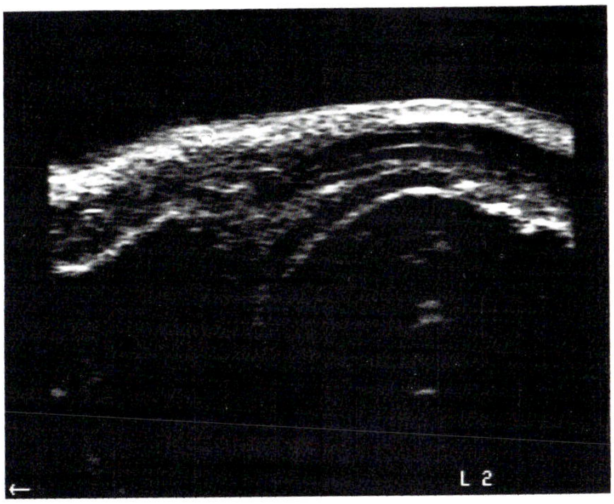

a

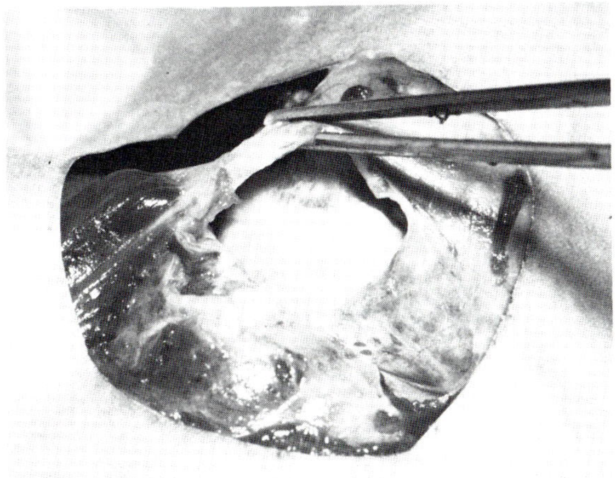

b

Abb. 10.**37** Komplette Rotatorenmanschettenruptur (Typ IVc, 86jähriger Mann)

a Längsschnitt der Supraspinatussehne, die Sehne ist echofrei und stark verdünnt, der Humeruskopf ist höhergetreten

b Nach Eröffnung der Sehnenplatte erkennt man die massive Verdünnung der Rotatorenmanschette, die einer insuffizienten dünnen Narbe entspricht (in der Pinzette Sehnenersatzgewebe)

Veränderungen an Knorpel und Knochen

Bei sorgfältiger Untersuchung sind *Knorpel-Knochen-Arrosionen* des Caput humeri *außerordentlich oft* anzutreffen. Über die Schäden des Sulcus intertubercularis haben wir bereits bei der Abhandlung der pathologischen Veränderungen der langen Bizepssehne gesprochen (vgl. Kap. 10, S. 69).

In dem von uns untersuchten Sektionsgut wurden bei 100 Schultern 58mal Knorpel-Knochen-Arrosionen des Caput humeri festgestellt. Diese sind eindeutig im Sonogramm anhand von **Stufenbildungen** und **Einkerbungen** der Humeruskopfkontur zu erkennen (Abb. 10.**38** u. 10.**39**).

Sie können verschieden groß sein. Neben oberflächlichen Arrosionen finden sich tiefere Einkerbungen und ausgeprochene Knochendefekte.

Diese im Sonogramm gut zu erkennenden Arrosionen sind deswegen für die Sehnendiagnostik so *wichtig*, weil *oft spiegelbildlich über dem arrodierten Bezirk degenerative Sehnenveränderungen* vorkommen. Unter den 58 Schultern, bei denen Knorpel-Knochen-Defekte festgestellt wurden, fanden sich in 43 Fällen (= 74,1%) bereits bei der makroskopischen Untersuchung deutlich sichtbare degenerative Veränderungen bis hin zu Rupturen an der Unterseite der Sehnen. Die histologische Untersuchung zeigte bei 90,6% der Fälle mit Knorpelknochendefekten deutlich degenerative Sehnenveränderungen.

Diese Knorpel-Knochen-Arrosionen können zwar nicht als pathognomonisches Zeichen, aber doch als ganz *gewichtiger Hinweis für degenerative Sehnenschäden* gewertet werden (vgl. Kap. 4, S. 14, Abb. 4.**8**; zur Entstehung vgl. Abb. 4.**4**).

a
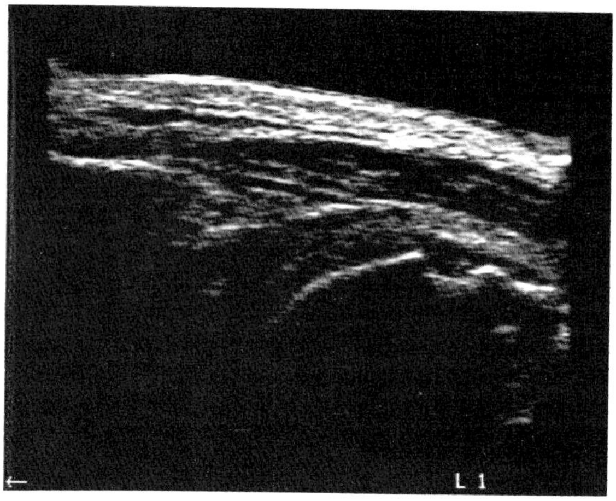

b
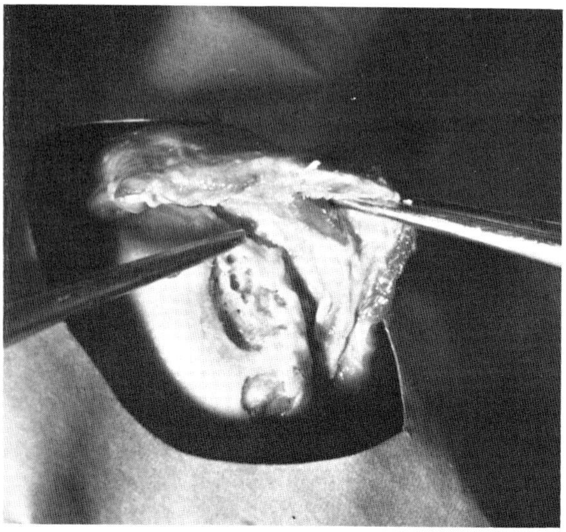

Abb. 10.**38** Große Knorpel-Knochen-Arrosion unter dem Ansatzgebiet der Supraspinatussehne (70jähriger Mann)
- a Einkerbung der Humeruskopfkontur im Längsschnitt der Supraspinatussehne, die Sehne selbst ist hier noch recht gut erhalten, Echogenitätsvermehrung an der Sehnenunterseite (Narbe). Messung des Defektes im Sonogramm (3,3 mm)
- b Makroskopischer Aspekt, massive Knochenarrosion von etwa 3 bis 4 mm Tiefe

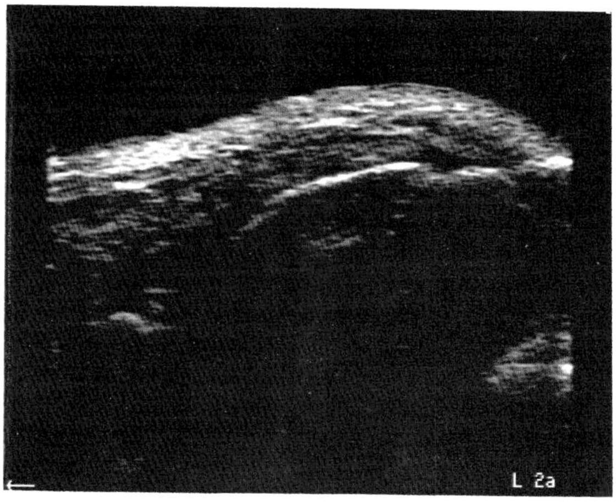

a

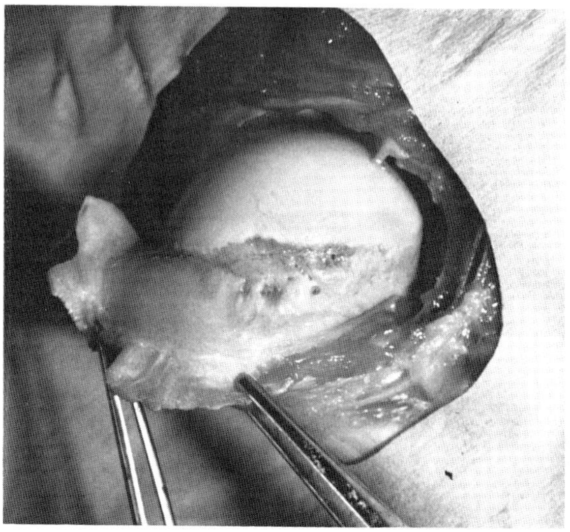
b

Abb. 10.**39** Kleine Einkerbung am Supraspinatussehnenansatz (78jähriger Mann)
- a Auch oberflächlichere Einkerbungen sind im Sonogramm gut zu erkennen, darüber Areal verminderter Echogenität
- b Makroskopischer Aspekt zeigt eine oberflächliche Knorpelarrosion unter dem Supraspinatussehnenansatz

Die Untersuchung der Humeruskopfkontur auf Knorpel-Knochen-Defekte ist auch *nach Schulterluxationen* sehr hilfreich. Während im Röntgenbild die Knorpel-Knochen-Defekte (Hill-Sachs-Läsionen) oft nur mit mehr oder weniger aufwendigen Röntgenprojektionen darzustellen sind, kann mit dem Ultraschallapplikator der Oberarmkopf problemlos abgefahren und auf Humeruskopfschäden untersucht werden. Bei älteren Schäden kann dieses Abfahren in der dynamischen Untersuchung durch Drehen des Oberarmes geschehen, bei frisch eingerenkten Luxationen führt man den Schallkopf über den Oberarmkopf.

Veränderungen der Bursa subdeltoidea/subacromialis

Die Gleitspalten sind *schwierig* zu erkennen, wenn sie nicht durch Flüssigkeit entfaltet werden (Seltzer u. Mitarb. 1980).
Die *Dicke* der gesunden Bursa beträgt nach Bretzke u. Mitarb. (1985) 1 mm oder weniger, nach Hedtmann u. Mitarb. (1986) 1 bis 2 mm.
Die *Funktion* der Bursen zeigt sich bei der *dynamischen Untersuchung* in dem gut zu erkennenden *Gleitprozeß* der einzelnen Gewebeschichten zueinander (Hedtmann u. Mitarb. 1986).
Die Bursa gilt als *verdickt*, wenn sie im Ultraschallbild breiter als 3 mm ist. Bei **Infiltration** findet man verminderte, bei **fibrotischen Indurationen** verstärkte Echos. Die dynamische Untersuchung zeigt relativ häufig *Verziehungen* des angrenzenden Gewebes als Ausdruck von Bursaverklebungen (Hedtmann u. Mitarb. 1986).
Harland (1986) fand bei allen untersuchten *Rheumatikern* einen Gelenkerguß oder eine Auffüllung der Bursa subdeltoidea/subacromialis.
Um zu überprüfen, wie sich Bursaergüsse im Sonogramm darstellen, wurde dieser Gleitspalt von uns unter Ultraschallkontrolle punktiert und Wasser injiziert.
Bei einer Flüssigkeitsmenge von 5 ml war die Bursahöhle gerade eben zu erkennen (Abb. 10.**40** a).
Nach Injektion von 10 ml Wasser stellte sie sich deutlich als echoleerer, etwa 2 mm breiter Streifen zwischen dem M. deltoideus und der Supraspinatussehne dar (Abb. 10.**40** b, c u. Abb. 10.**41**).
In gleicher Weise wurde eine Infiltration von Kalk in die Bursa vorgenommen.
Steifer Kalkbrei (10 mg Calciumphosphat + 10 mg Calciumcarbonat + 15 ml Wasser) war schon in einer Menge von 0,4 ml gut zu erkennen (Abb. 10.**42**).
War die Kalkmilch jedoch so flüssig, daß sie sich in der Bursa verteilen konnte, so sah man bei kleinen Injektionsmengen ein diffuses Echo ohne Schallschatten (Abb. 10.**43**).
Erst wenn sich viel dünnflüssige Kalkmilch in der Bursa befand, erkannte man im Sonogramm ein deutliches Echo mit dahintergelegenem Schallschatten (Abb. 10.**44**).

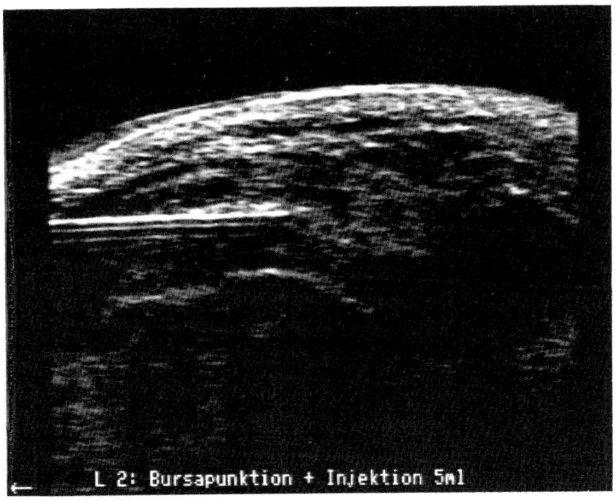

a

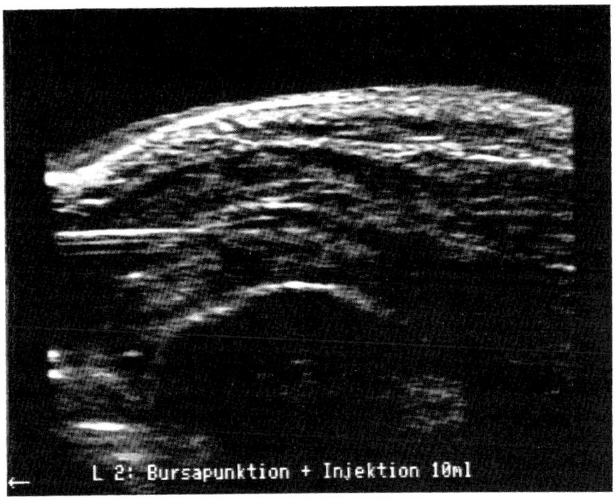

b

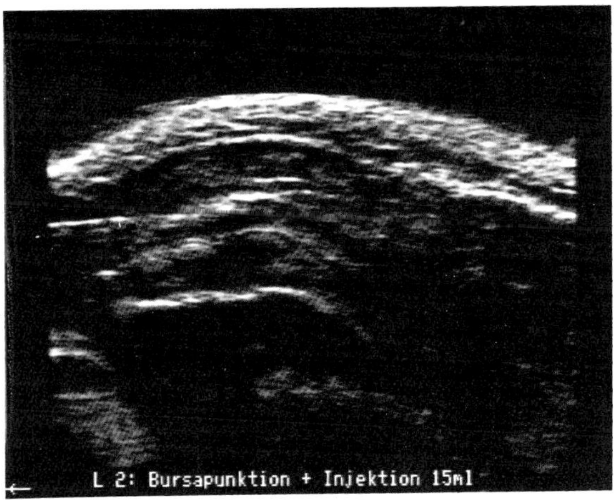

c

Abb. 10.**40** Injektionsversuche der Bursa im Längsschnitt der Supraspinatussehne
a Injektion von 5 ml Flüssigkeit, die Bursahöhle ist eben angedeutet sichtbar
b nach Injektion von 10 ml Flüssigkeit (Bursahöhle deutlich entfaltet)
c nach Injektion von 15 ml Flüssigkeit

Die makroskopisch verdickte Bursa entspricht im Sonogramm einer leichten Verdickung und Verstärkung des Bursaechos (Abb. 10.**45**).
Massive Veränderungen werden jedoch selten beobachtet.

a
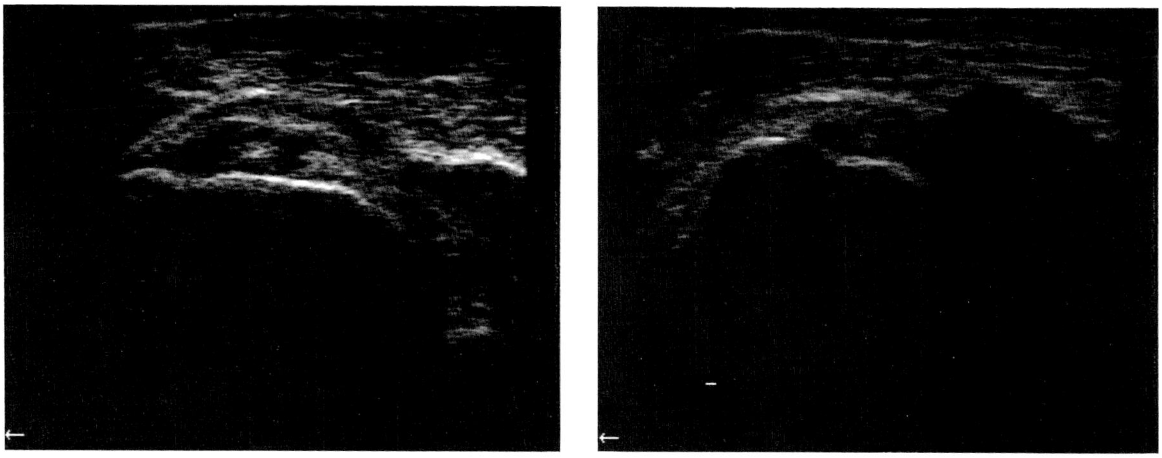
b

Abb. 10.**41** Klinisches Beispiel eines großen Bursaergusses (52jähriger Mann)
a im Längsschnitt der Supraspinatussehne Flüssigkeitsfüllung der Bursa gut zu sehen, begleitend echofreies Areal der Sehnenansatzzone
b sonographische Kontrolle nach Therapie, die Bursahöhle ist jetzt im Vergleich zu a deutlich kleiner, auch klinisch deutliche Befundmessung

a
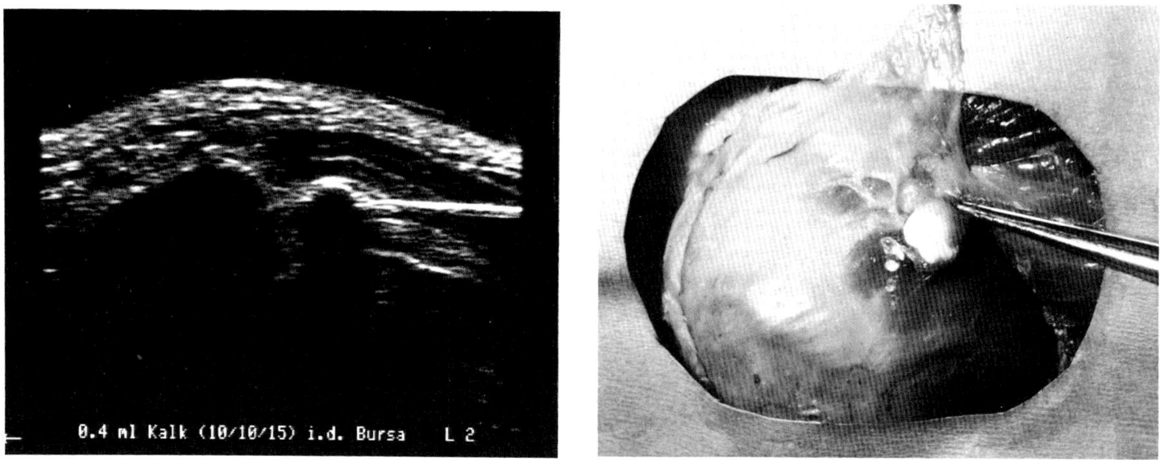

b

Abb. 10.**42** Injektion eines dickflüssigen Kalkbreies (0,4 ml) in die Bursa
a Längsschnitt der Supraspinatussehne, stark echogene Struktur mit dorsaler Schallauslöschung
b makroskopischer Aspekt nach der Präparation, Kalkherd unter der Pinzettenspitze nach Abhebungen des oberen Bursablattes

a
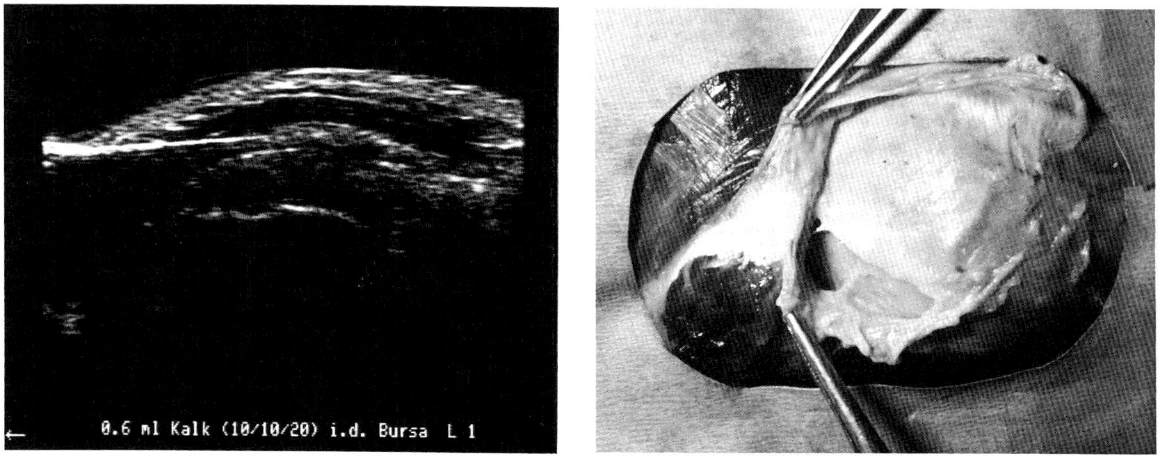

b

Abb. 10.**43** Injektionsversuch flüssiger Kalkmilch (10 mg Calciumphosphat + 10 mg Calciumcarbonat + 20 ml Wasser)
a Längsschnitt der Supraspinatussehne, nach Injektion von 0,6 ml Kalkmilch sieht man ein schwaches Echo ohne Schallauslöschung
b makroskopischer Aspekt. Die dünnflüssige Kalkmilch hat sich diffus in der Bursa verteilt

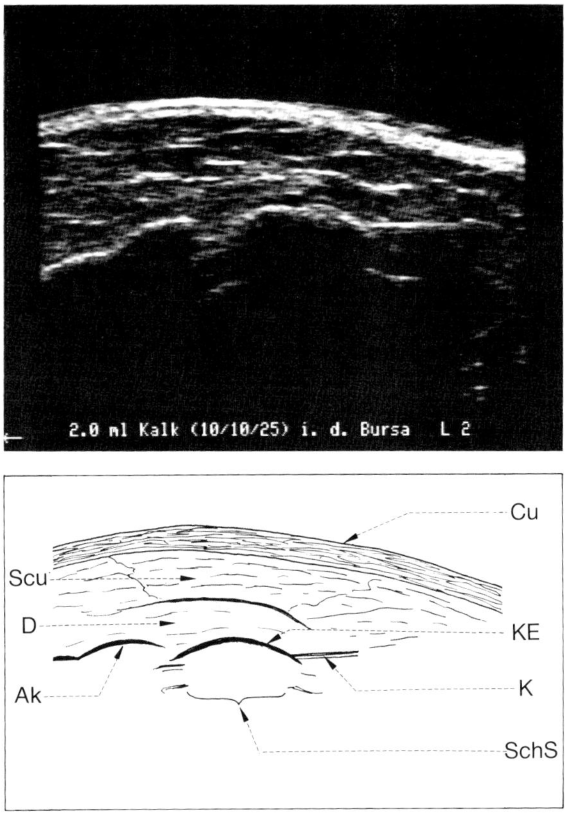

Abb. 10.**44**
a Nach Injektion von 2 ml der dünnflüssigen Kalkmilch deutliches Echo mit dahintergelegenem Schallschatten, die Humeruskopfkontur ist nicht sichtbar
b Schemazeichnung Cu = Cutis, Scu = Subcutis, D = M. deltoideus, Ak = Akromion, KE = Kalkecho, K = Kanüle, Schs = Schallschatten

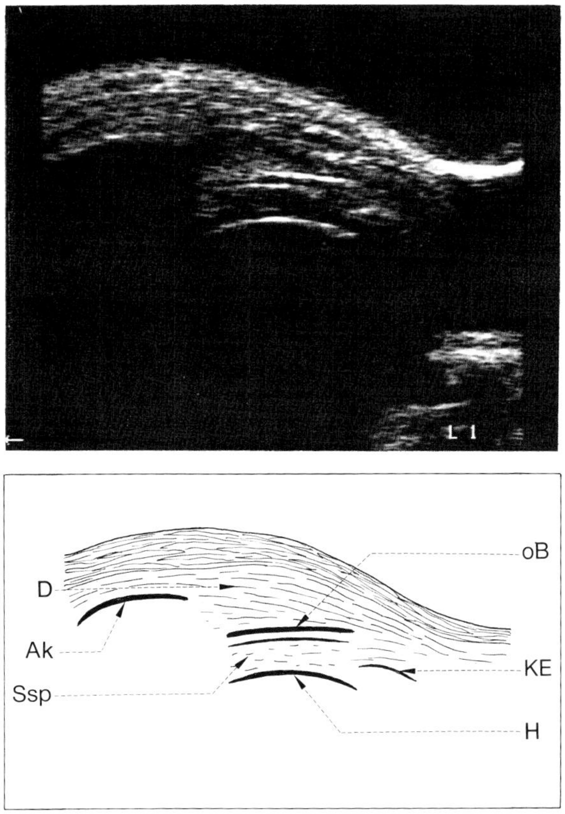

Abb. 10.**45**
a Bursaverdickung, die Bursahöhle ist gut zu sehen, kräftiges Echo der oberen Bursawand (entsprechendes makroskopisches Präparat vgl. Abb. 4.**17**)
Weiterhin vor dem Supraspinatussehnenansatz Kalkablagerung mit dorsaler Schallauslöschung
b Schemazeichnung Ak = Akromion, D = M. deltoideus, oB = obere Bursawand, KE = Kalkablagerung mit dorsaler Schallauslöschung, H = Humerus, Ssp = Supraspinatussehne

Andere pathologische Veränderungen

Hier sind vor allem die Läsionen des Pfannenlimbus nach Schulterluxationen, Instabilitäten und Tumoren zu erwähnen.

Die Instabilität

Die Beurteilung des *vorderen Pfannenrandes* ist besonders bei Schulterluxationen von Bedeutung (Bankart-Läsion). Der vordere Pfannenrand ist bei Außenrotationsstellung des Armes und Verwendung eines 5-MHz-*Sektor*applikators im vorderen Längsschnitt des M. subscapularis auszumachen (vgl. Kap. 9, S. 50, Abb. 9.**11**).

Die dorsalen Anteile der Gelenkpfanne sind im dorsalen Horizontalschnitt zu erkennen (vgl. Kap. 9, S. 55). Der *genaue Nachweis* des knorpeligen Pfannenlimbus ist aber bislang noch *recht schwierig* und es bedarf weiterer eingehender Untersuchungen, ob die Ultraschalluntersuchung hier klinisch brauchbare, verlaßliche Befunde bei frischen oder rezidivierenden Schulterluxationen liefern kann.

Eine größere Aussagekraft ist wahrscheinlich hinsichtlich der *Instabilitätsdiagnostik* in der **dynamischen Untersuchung** oder **gehaltenen Aufnahme** mit der Ultraschalluntersuchung zu erwarten (vgl. Kap. 8, S. 44).

Mitunter ist es schwierig, Instabilitätsrichtung und Ausmaß genau festzustellen. Die Angaben des Patienten sind oft vage, die klinischen Untersuchungsergebnisse manchmal nicht eindeutig.

Insbesondere im dorsalen Horizontalschnitt kann die *Verschiebung des Humeruskopfes* gegenüber dem dorsalen Pfannenrand gut beurteilt werden. So lassen sich dorsale *Luxationen* sicher nachweisen (Abb. 10.**46** u. 10.**47**). Die *Gelenkverschieblichkeit* läßt sich auch bei *Subluxationen* durch entsprechende dynamische Untersuchung oder gehaltene Aufnahmen feststellen (Abb. 10.**48**). Hier fehlen aber zur Zeit noch verläßliche Daten. Auch sollte die dynamische Untersuchung bzw. gehaltene Aufnahme unter standardisierten Bedingungen erfolgen.

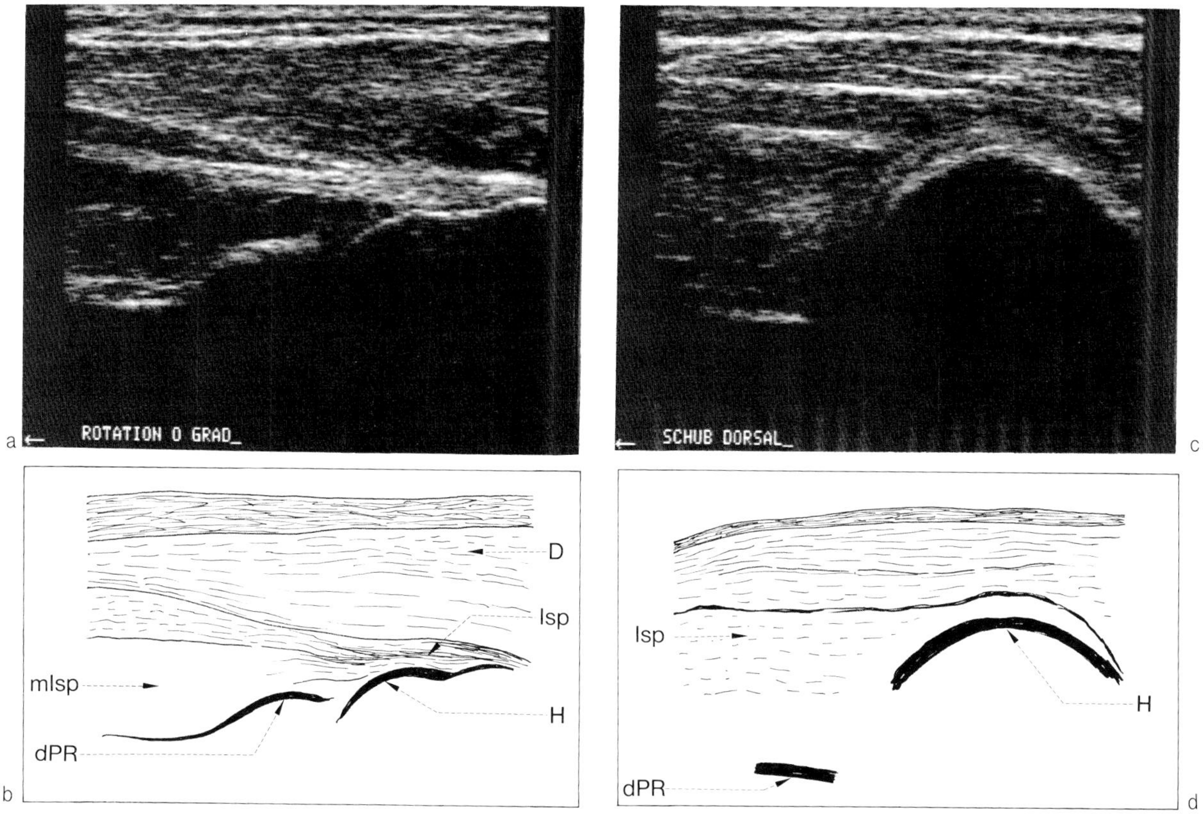

Abb. 10.**46** Dorsaler Horizontalschnitt
a Sonogramm ohne Wasservorlaufstrecke
b Schemazeichnung D = M. deltoideus, H = Humerus, dPR = dorsaler Pfannenrand, Isp = Infraspinatussehne, M. Isp. = M. infraspinatus
c Derselbe Patient mit dorsaler Luxation im dorsalen Horizontalschnitt (ohne Wasservorlaufstrecke)
d Schemazeichnung dPR = dorsaler Pfannenrand, H = Humerus, Isp = M. infraspinatus (36jähriger Mann)

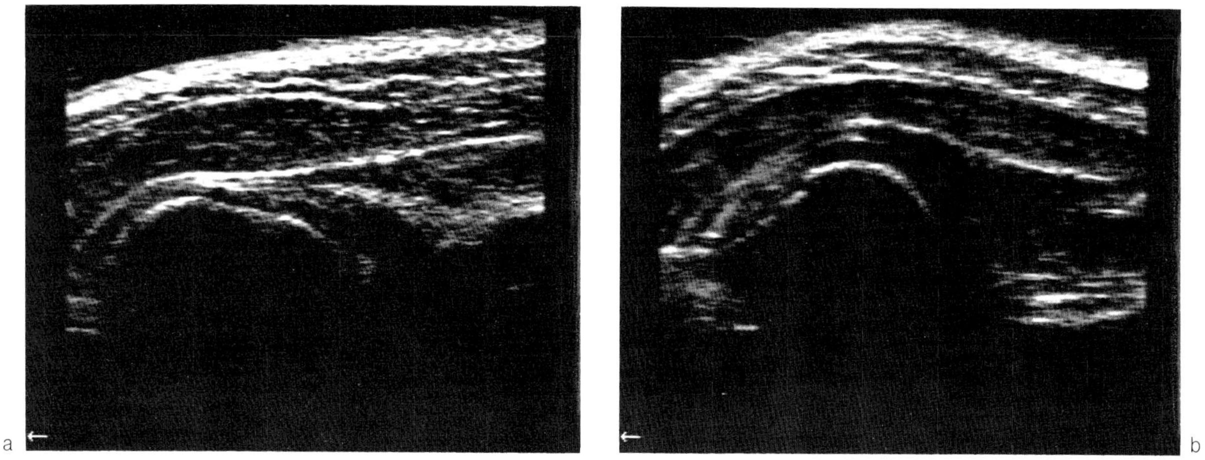

Abb. 10.**47** Dorsaler Horizontalschnitt mit Wasservorlaufstrecke (11jähriger Junge)
a Normalstellung b dorsale Luxation

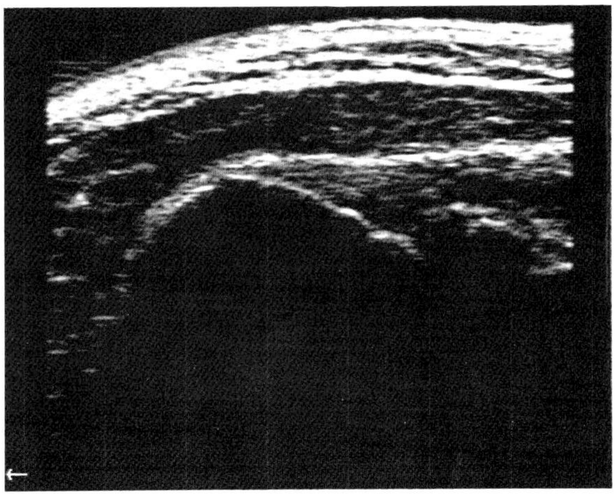

a

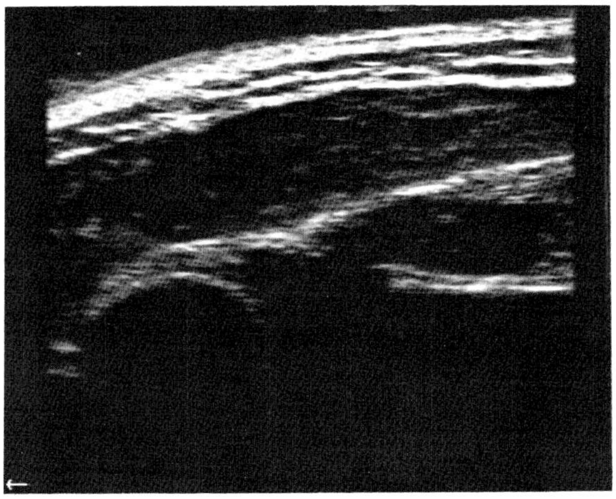

b

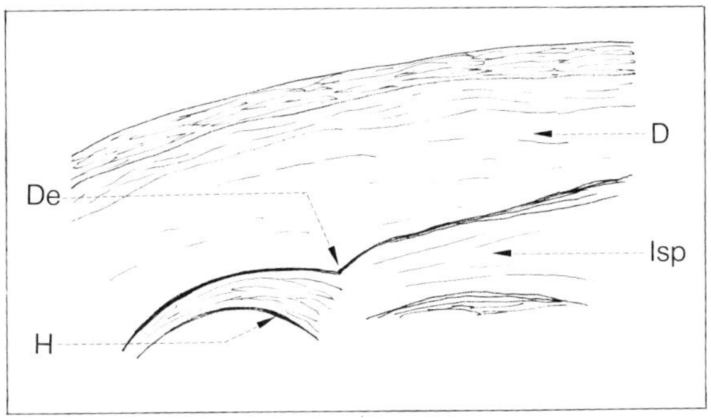

c

Abb. 10.**48** Ventrale Instabilität, rechte Schulter, 13jähriges Mädchen
a dorsaler Horizontalschnitt in 30 Grad Außenrotationsstellung, dorsaler Pfannenrand nicht optimal abgebildet
b bei Ventralschub deutliche Vorverlagerung des Humerus, Einziehung der Infraspinatussehne, Verbreiterung des M. deltoideus. Vgl. den Niveau-Unterschied der Tangente am Humeruskopf und am dorsalen Pfannenrand bei Bild a und Bild b
c Schemazeichnung D = M. deltoideus (verbreitert), Isp = M. infraspinatus, H = Humerus, De = Dellenbildung in der Infraspinatussehne

Tumoren

Auch im Bereich der Weichteiltumoren des Bewegungsapparates gewinnt die Sonographie zunehmende Bedeutung. Diese Diagnostik ist aber nicht schulterspezifisch, sondern hat Gültigkeit für alle Weichteiltumoren des Bewegungsapparates, und soll deshalb hier nur der Vollständigkeit halber erwähnt werden.

Die sonographische Beurteilung der Weichteiltumoren erfolgt nach folgenden Kriterien (Hovy u. Maronna 1987):
- Qualität des Prozesses (solide, komplex, zystisch),
- Innere Struktur (homogen, inhomogen, Verkalkung),
- Abgrenzung zum umgebenden Gewebe (glatt, unregelmäßig, verdrängend, infiltrativ),
- Größe (Längen- und Tiefenausdehnung),
- Topographisch-anatomische Beziehung.

Diese Weichteiltumoren sowie Knochentumoren (nur bei Beteiligung der Knochenoberfläche und/oder der Weichteile) sind auch an der Schulter im Ultraschallbild gut zu erkennen (Abb. 10.**49**). Wie die gesamte Sonographie verlangt die Interpretation der erhobenen Befunde natürlich auch im Bereich der Tumordiagnostik eine besondere Erfahrung.

In der präoperativen Diagnostik steht die Sonographie – vor allen anderen diagnostischen Verfahren – unmittelbar hinter der klinischen Untersuchung (Hovy u. Maronna 1987).

Weiterführende diagnostische Maßnahmen wie Röntgenaufnahmen, Computertomographie und neuerdings Kernspintomographie, ggf. auch Angiographie *sind aber im Rahmen der präoperativen Diagnostik unerläßlich.*

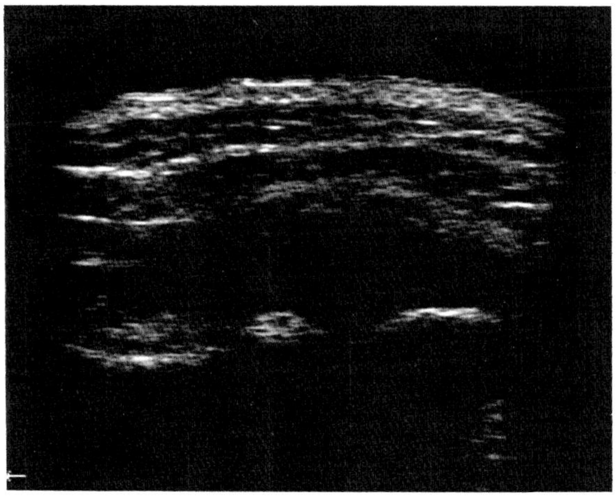

a

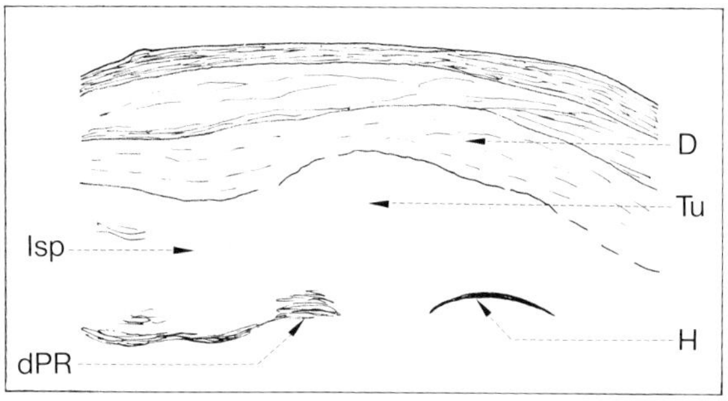

b

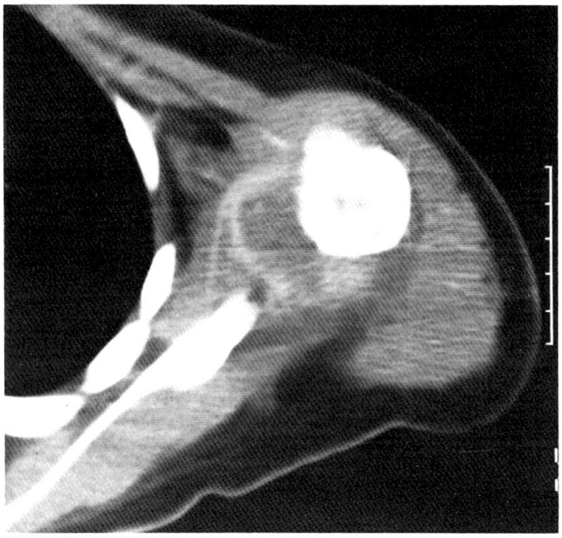

c

Abb. 10.**49** Osteosarkom mit großer Weichteilbeteiligung (26jährige Patientin)

a Dorsaler Horizontalschnitt zeigt völlig veränderte Anatomie mit Weichteiltumor (großes echofreies Areal zwischen Humeruskopfkontur bzw. Gelenk und Infraspinatussehne)

b Schemazeichnung Isp = M. infraspinatus, Tu = Tumor, dPR = dorsaler Pfannenrand, H = Humerus, D = M. deltoideus

c Kernspintomographie
Man sieht entsprechend dem Sonogramm einen großen Weichteiltumor, welcher Humerus und Pfanne arrodiert, die Infraspinatussehne (dunkel) abdrängt und den M. deltoideus sowie die Haut nach dorsal ausbuchtet

11. Fehlermöglichkeiten (Artefakte)

Die Sonographie „in der Hand des Unwissenden und Nichtgeübten ist Wegbereiter einer fatalen und gefährlichen Diagnostik mit der Folge einer hohen Zahl von Fehl- und verfehlten Diagnosen" (Woltering 1985). Daher ist es wichtig, die Fehlermöglichkeiten zu kennen, die sich aus den physikalisch-technischen Grundlagen für die Ultraschalldiagnostik im allgemeinen, aber auch aus den anatomisch-physiologischen Grundlagen für die Schultersonographie im speziellen ergeben.

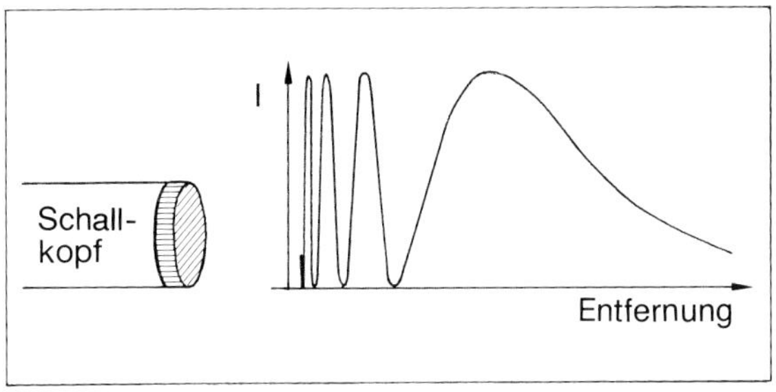

Abb. 11.**1** Schwankungen der Schallintesität in der Zentralachse eines runden Schwingers (nach Yäyrynen u. Päivänsalo 1986)

Physikalisch bedingte Artefakte

Die wichtigsten Artefakte, mit denen man bei jeder Ultraschalluntersuchung rechnen muß sind:

- Störeffekte aufgrund stark schwankender Schallintensität im applikatornahen Bereich, die das Auflösungsvermögen beeinträchtigen.

Erst nach einer gewissen Verlaufsstrecke, die von der Frequenz des Ultraschalls abhängt, nimmt die Intensität stetig mit der Eindringtiefe ab (Abb. 11.**1**).

- Schattenbildung hinter stark reflektierenden Grenzflächen (Kresse 1976). Diese Schallschatten entstehen meist hinter luftgefüllten Höhlen, kalkhaltigen Konkrementen und Knochen.
- Der Knochen reflektiert den größten Teil der ankommenden Schallenergie, die restlichen Wellen werden vom Knochengewebe absorbiert und der Bereich hinter dem Knochen entzieht sich der sonographischen Untersuchung (Yäyrynen u. Päinänsalo 1986).
- Bildaufhellung nach Gebieten geringer Absorption (Kresse 1976). Durch die geringe Dämpfung der Schallimpulse erscheint das hinter der Flüssigkeit liegende Gewebe deutlich echogener als vergleichbares Gewebe in gleicher Tiefenlage (Graf 1985).
- Aufhellung des mittleren Bildanteils, besonders des Fokusbereichs gegenüber den Randabschnitten (Abb. 11.**2**).
- Geisterbilder durch Mehrfachreflexion.

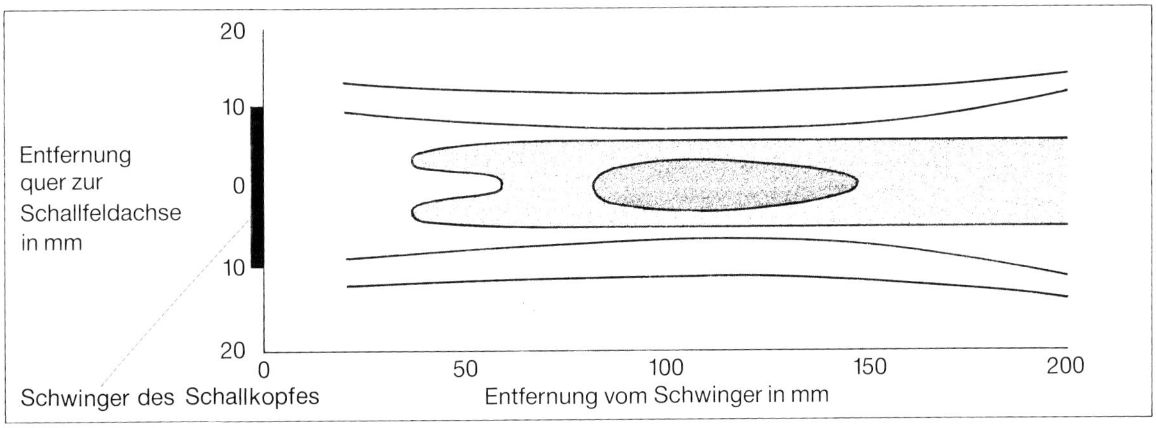

Abb. 11.**2** Typische Ultraschallstrahlverteilung nach Wells 1980. Das Bild zeigt die Iso-Echo-Amplitudenlinie (= Linie der Punkte, an denen ein kleines, kugelförmiges Ziel in Wasser Echowellen gleicher Amplitude verursacht). In der Mitte ist die Schallintensität am größten

Der Schallkopf kann die Ultraschallwellen, die an der Grenzfläche zwischen 2 Medien zurückgeworfen wurden, nicht vollständig absorbieren, sondern reflektiert einen Teil wieder ins Gewebe zurück. Von diesen reflektierten Ultraschallwellen wird nun ebenfalls ein Teil an der Grenzfläche zurückgeworfen, läuft zum Applikator und erzeugt durch die absorbierte Energie eine 2. Abbildung dieser Grenzfläche auf dem Bildschirm. Weil der Schallkopf auch diesen Echoimpuls nicht vollständig aufnimmt, setzt sich das Spiel so lange fort, bis der Schallimpuls zu schwach ist, um nachgewiesen werden zu können (Wells 1980) (Abb. 11.**3**).

Die bisher aufgeführten Artefakte sind systembedingt und können vom Untersucher kaum beeinflußt werden. Lediglich die Störungen, die durch Schwankungen der Schallintensität im applikatornahen Schallfeld entstehen, lassen sich durch Verwendung einer Vorlaufstrecke (vgl. Kap. 6, S. 30) weitgehend ausschalten (Kratochwil 1977).

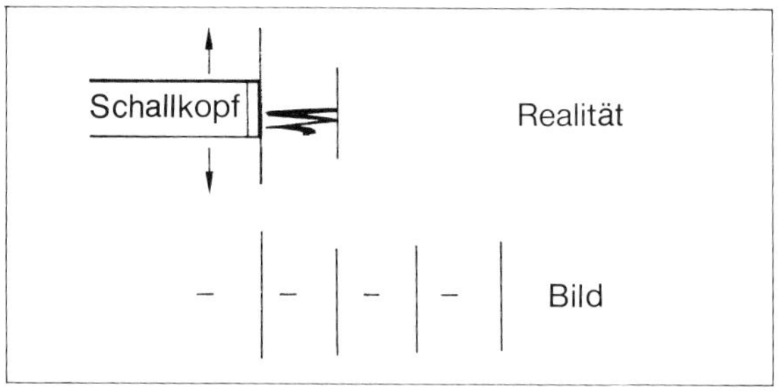

Abb. 11.**3** Entstehung von Geisterbildern. Durch Reflexion der Ultraschallwellen am Schallkopf können stark echogene Strukturen mehrfach abgebildet werden

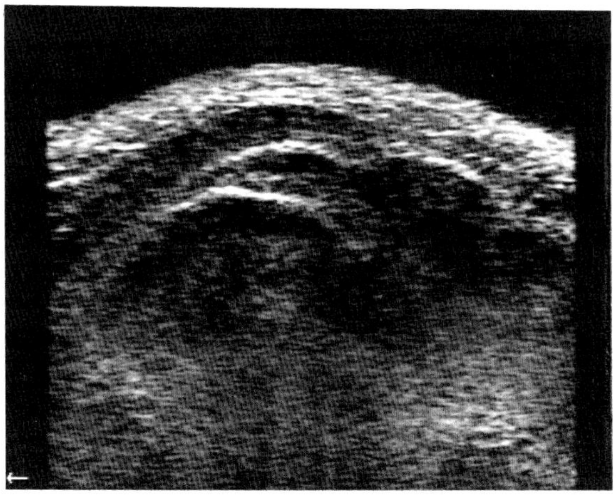

Abb. 11.**4** Bildschnee durch zu hohe Verstärkung

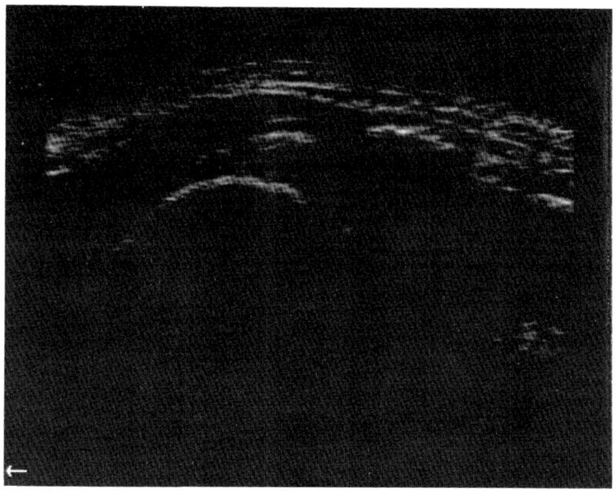

Abb. 11.**5** Unzureichende Bildwiedergabe durch zu geringe Verstärkung (Längsschnitt der Supraspinatussehne)

Beeinflußbare Fehlermöglichkeiten

Geräteeinstellung

Die meisten der heute üblichen Ultraschallgeräte sind bei Beachtung der erforderlichen apparativen Voraussetzungen (vgl. Kap. 7, S. 31) für die Schultersonographie geeignet. Durch *Bedienungsfehler* können allerdings schlechte oder sogar falsche Untersuchungsergebnisse erzielt werden.

Wenn Sendeintensität, Tiefenausgleich oder Endverstärkung *zu hoch* eingestellt werden, entsteht Bildschnee, der die Echos der interessanten Struktur überlagert (Abb. 11.**4**).

Grundsätzlich sollten nur die Bereiche verstärkt werden, in denen untersucht wird. Jede Verstärkung tiefer gelegener Abschnitte führt zu Störungen, die sich auch auf den Untersuchungsbereich auswirken (Yäyrynen und Päivänsalo 1986). Bei uns hat es sich bewährt, die Endverstärkung und den Tiefenausgleich so vorzunehmen, daß die Binnenechos des M. deltoideus eben zu erkennen sind. *Normalerweise* wird der Tiefenausgleich so gewählt, daß mit zunehmender Schalltiefe ein linear zunehmender Tiefenausgleich vorgenommen wird. *Bei der Schultersonographie* ist aber zu bedenken, daß die interessierenden Strukturen verhältnismäßig dicht unter der Haut liegen (wenn man vom M. deltoideus bis zur Humeruskopfkontur rechnet, ca. in einem Tiefenbereich zwischen 1 und 4 cm). Eine Verstärkung der tiefer liegenden Strukturen ist also gar nicht erforderlich und stört eher.

Eine zu schwache Verstärkung gibt die Strukturen nicht ausreichend wieder (Abb. 11.**5**).

Ankoppelung

Eine mangelhafte Ankoppelung des Schallkopfes an die Haut des Patienten verursacht *Schattenzonen* (Schneekloth u. Mitarb. 1977 (Abb. 11.**6** a u. b). Es ist darauf zu achten, daß zwischen Schallkopf bzw. Wasservorlaufstrecke und Haut keine Fremdkörper liegen und daß durch ausreichenden Gebrauch des Kontaktgels eine adäquate Ankoppelung gewährleistet ist.

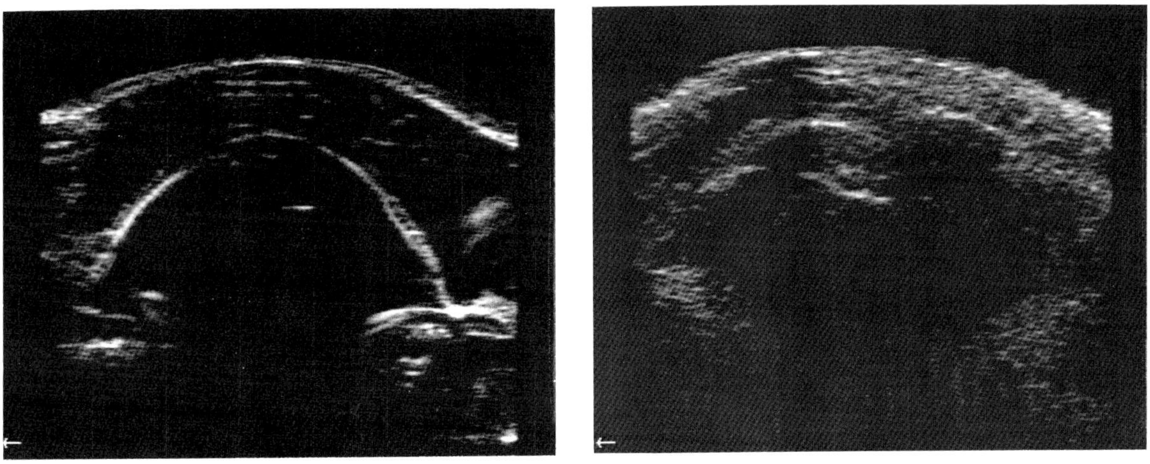

a b

Abb. 11.**6** Schlechte Darstellung durch mangelhafte Ankoppelung
a *generell* schlechte Ankoppelung eines Querschnittes der Supraspinatussehne
b *umschrieben* schlechte Ankoppelung in einem Längsschnitt der Supraspinatussehne. Die schlechte Ankoppelung täuscht echofreie Bezirke vor, hier z. B. in der Humeruskopfkontur. Solche Bilder können leicht fehlgedeutet werden

Schallkopfposition

Die beschriebenen Standardebenen sollen möglichst exakt getroffen werden. Z. B. ist es bei der Bizepssehne erforderlich, sich durch Drehung des Oberarmkopfes zu vergewissern, daß bei Längsschnitten tatsächlich im Bereich des Sulcus intertubercularis geschallt wird und nicht ganz andere anatomische Strukturen dargestellt werden.
Durch *schräge Schallkopfposition,* z. B. bei der Rotatorenmanschette (schräg statt längs, schräg statt quer) kommen ungeeignete Schnittebenen zur Darstellung, die ebenfalls Anlaß zu Fehlinterpretationen sein können (Abb. 11.**7**).
Beim Querschnitt der Rotatorenmanschette kann die Schnittebene auch *zu tief* liegen, so daß eben nur noch das Ende der Ansatzzone beurteilt wird und die Rotatorenmanschette gar nicht mehr in voller Dicke zur Darstellung kommt. Solche Befunde könnten fehlerhaft als Sehnenausdünnung interpretiert werden (Abb. 11.**8** a u. b).

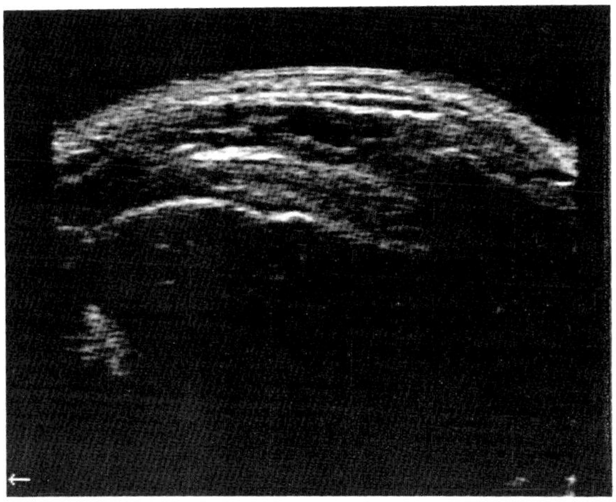

Abb. 11.**7** Falsche Projektion der Supraspinatussehne durch schräge Applikatorhaltung (Mittelstellung zwischen Quer- und Längsschnitt)

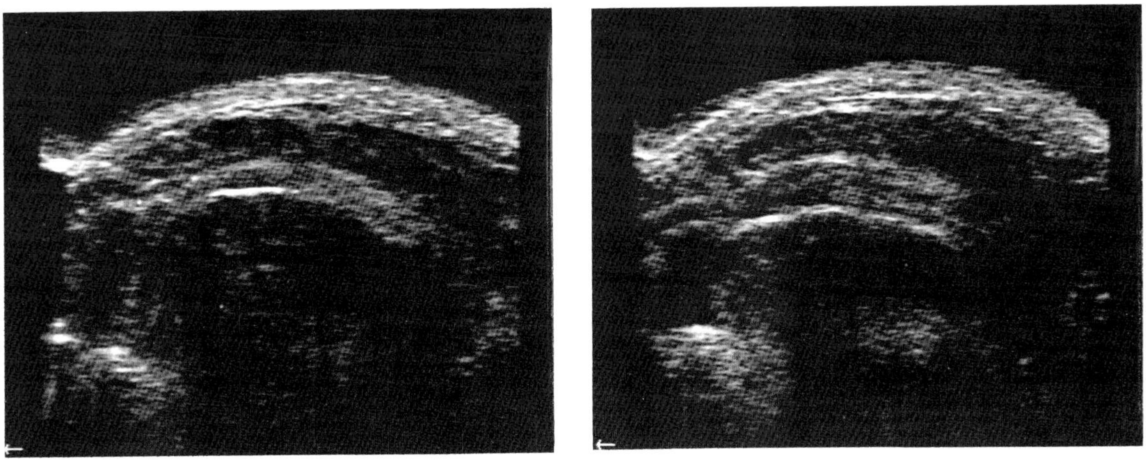

a b

Abb. 11.**8** a Querschnitt im Ansatzbereich b korrekter Querschnitt

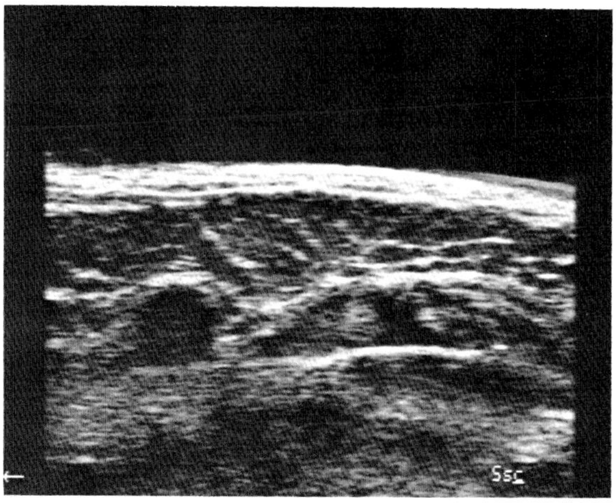

Abb. 11.**9** Vorderer Querschnitt; links Korakoid, rechts daneben Subskapularissehne. Die folgende echofreie Zone zwischen Subskapularissehne und Bizepssehne (helles, fast rundes Echo weiter rechts) kann leicht als Ruptur fehlgedeutet werden!

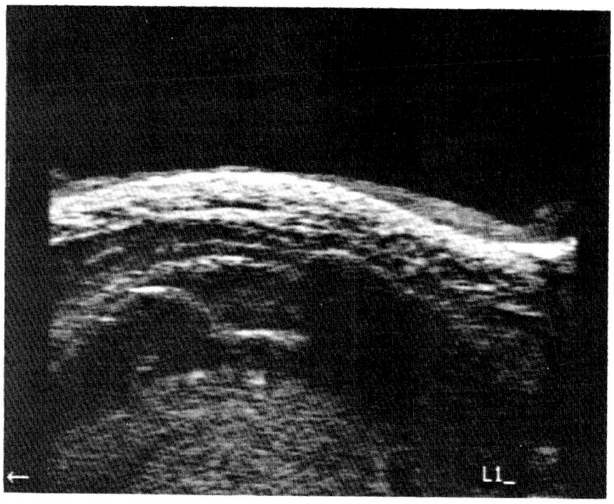

Abb. 11.**10** Vorderer Längsschnitt der Supraspinatussehne; die Sehnenansatzzone ist echovermindert; hier handelt es sich aber um ein Artefakt, da die Sehnenfasern am Tub. majus schräg einfallen und die Ultraschallwellen nicht orthograd auftreffen

Wir haben vorher schon darauf hingewiesen (vgl. Kap. 8, S. 44), daß eine genaue Beurteilung der Form und Echogenität nur dann möglich ist, wenn die Schallwellen *orthograd* eintreffen. Gerade im Bereich der gerundeten Schulter kommt es oft zu schräg einfallenden Schallwellen, was bei der Interpretation der Befunde berücksichtigt werden muß bzw. zu einer *Änderung der Schallkopfposition durch Abkippung* veranlassen sollte.

Außerdem können im Bereich des Sehnenansatzes Zonen verminderter Echogenität dadurch vorgetäuscht werden, daß schräg einfallende Sehnenfasern an Knochenvorsprüngen zu Streuung der Schallwellen führen und eine pathologisch verminderte Echogenität vortäuschen (Abb. 11.**10**).

Interpretationsbedingte Fehlermöglichkeiten

Hier sind natürlich an erster Stelle mangelnde Kenntnisse des Untersuchers über die physikalischen, sonographisch-anatomischen und sonographisch-pathologischen Grundlagen zu nennen.

Ein typisches Beispiel ist die Verwechslung des Bizepssehnenechos im ventralen Querschnitt der Rotatorenmanschette mit einer Ruptur (Abb. 11.**9**). Auch kann die *physiologische Verdünnung der Rotatorenmanschette* von vorne nach hinten leicht als pathologisch fehlgedeutet werden (Middleton u. Mitarb. 1986).

Diese Fehler sind durch ein sorgfältiges Studium der Schulteranatomie und ausreichende Erfahrung mit Ultraschalluntersuchungen weitgehend zu vermeiden. (Vgl. Abb. 9.**17** u. 9.**18**).

Besonderheiten an der Schulter

Kalkeinlagerungen in den Sehnen erzeugen nicht immer einen Schallschatten. Sonographisch sind sie dann von narbigen Regenerationszonen nicht zu unterscheiden. Andererseits können diese Kalkdepots so groß sein, daß die darunterliegenden Weichteilstrukturen, bedingt durch den Schallschatten, nicht mehr zur Darstellung kommen. Diese Kalkdepots sind jedoch oft auf dem Röntgenbild zu sehen, welches vor der Ultraschalluntersuchung angefertigt werden sollte.

Frakturen und Luxationen können die Anatomie so sehr verändern, daß Ultraschalluntersuchungen kaum noch möglich sind.

Der Schallschatten unter dem Akromion verhindert die Beurteilung der proximalen Rotatorenmanschette. Rupturen in diesem Bereich sind zwar selten, führen jedoch bei der Sonographie der Schulter zu einem falsch-negativen Ergebnis (Middleton u. Mitarb. 1986 b).

Wie bei jeder technischen Untersuchungsmethode muß bei der Interpretation der Befunde deren *Zuverlässigkeit* berücksichtigt werden. Die Angaben über die Sensitivität, Spezifität und Treffsicherheit der Ultraschallsonographie liegen (vgl. Kap. 12, S. 99), in einem Bereich zwischen ca. 70 und 100 Prozent. Obwohl die Ultraschalluntersuchung an der Schulter als sehr zuverlässig gilt, darf die Methode nicht überschätzt werden. Deutliche Widersprüche zwischen klinischem und sonographischem Befund bzw. unklare sonographische Befunde müssen zu weiterführender Diagnostik veranlassen.

12. Zur Verläßlichkeit der Schultersonographie

Viele Autoren liefern eine statistische Auswertung ihrer Ultraschalluntersuchungen. Sie vergleichen ihre sonographischen Ergebnisse entweder mit der *Arthrographie* oder mit dem *operativen Befund*.
Beide Verfahren sind mit *systematischen Fehlern* behaftet: Die Arthrographie ist nicht in der Lage, intermediäre oder oberflächliche Partialrupturen der Rotatorensehnen darzustellen (Kujat 1986); Schäden der langen Bizepssehne werden oft von Kontrastmittel überlagert, das infolge kompletter Rupturen der Rotatorenmanschette in die Bursa eingedrungen ist (Meltzer u. Mitarb. 1986). Falls sich diese Veränderungen im Sonogramm darstellen, werden sie, wegen des Vergleichs zum arthrographischen Befund – als falsch-positiv eingestuft (Rapf u. Mitarb. 1986).
Der Vergleich mit dem operativen Befund hat den Nachteil, daß (bei intraoperativ intakter Sehnenoberfläche) ohne Inzision der Rotatorenmanschette die Beurteilung der Sehnenunterfläche, der inneren Sehnenanteile, der Knorpel-Knochen-Grenze, der ganz dorsal gelegenen Sehnen und bei intakter Deckfaserplatte auch der Bizepssehne nicht möglich ist. Auf diese Weise können bei der Beurteilung der Sonographie falsch-positive Befunde vorgetäuscht werden bzw. falsch-negative Befunde als richtig gewertet werden.
Außerdem haftet beiden Untersuchungsverfahren der Nachteil an, daß nicht das ganze Ausmaß der degenerativen Sehnenveränderungen – im Unterschied zur histologischen Untersuchung – beurteilt werden kann. Weiterhin ist ein **direkter Vergleich** von Sonogramm und den tatsächlichen Gegebenheiten nicht möglich.
Unter diesem Vorbehalt muß die Zusammenstellung der bisherigen *statistischen Ergebnisse* über die Zuverlässigkeit der Schultersonographie gelesen werden (Tab. 12.**1** u. 12.**2**).
Aus der Literatur wurden die Untersuchungen zusammengestellt, die vergleichbare Angaben über Sensitivität, Spezifität und Treffsicherheit geben.

Sensitivität = Anzahl der richtig-positiven Ergebnisse: Gesamtzahl der Erkrankten.
Spezifität = Anzahl der richtig-negativen Ergebnisse: Gesamtzahl der Gesunden.
Treffsicherheit = Anzahl der richtig-positiven Ergebnisse: Gesamtzahl der positiven Befunde.

Tabelle 12.**1** Statistische Ergebnisse über die Zuverlässigkeit der Schultersonographie an der Rotatorenmanschette. Vergleich mit der Arthrographie

Quelle	n	Sensitivität	Spezifität	Treffsicherheit
Mack u. Mitarb. 1985		91%	100%	94%
Rapf u. Mitarb. 1986	81	87%	91%	88%
Schlepckow u. Mitarb. 1987	80	77,5%	84%	88,3%

Tabelle 12.**2** Statistische Ergebnisse über die Zuverlässigkeit der Schultersonographie an der Rotatorenmanschette. Vergleich mit der Operation

Quelle	n	Sensitivität	Spezifität	Treffsicherheit
Crass u. Mitarb. 1985		100%	94%	97%
Triebel u. Mitarb. 1986	47	100%	82,8%	87%
Schlepckow u. Mitarb. 1987	29	87%	66,7%	90,9%

Tabelle 12.**3** Statistische Ergebnisse über die Zuverlässigkeit der Schultersonographie an der Rotatorenmanschette. Vergleich mit der Autopsie und Mikroskopie (eigene Ergebnisse; Treffsicherheit sehr hoch, da nicht nur Rupturen, sondern auch degenerative Veränderungen als positiv gewertet wurden)

n	Sensitivität	Spezifität	Treffsicherheit
108	77%	90,5%	97,1%

Nach diesen Untersuchungen beträgt im Vergleich zur Arthrographie die *Treffsicherheit* der Schultersonographie zwischen 88 und 94% und beim Vergleich mit der Operation zwischen 87 und 97%. Die *Sensitivität* liegt im Vergleich zur Arthrographie zwischen 77,5 und 91% und im Vergleich zur Operation zwischen 87 und 100%. Auch hinsichtlich der *Spezifität* finden diese Autoren (mit Ausnahme von Schlepkow u. Mitarb.) Ergebnisse zwischen 82,8 und 100%.
Übereinstimmend kommen diese Autoren zu dem Ergebnis, daß es sich bei der Schultersonographie

um eine *sehr zuverlässige Methode* zur Erkennung von Rotatorenmanschettenrupturen handelt.
Mit diesen Ergebnissen soll unsere Statistik verglichen werden. Wir haben dabei nicht die inzwischen über 200 klinisch bei uns durchgeführten Sonographien berücksichtigt, sondern die statistische Analyse auf die 100 Untersuchungen mit Autopsien (wegen der höheren Aussagekraft) beschränkt.
Wir haben dabei die Ergebnisse an der Rotatorenmanschette und an der Bizepssehne analysiert. Bei der Analyse wurde der sonographische Befund mit dem „goldenen Standard" des autoptischen makroskopischen Befundes verglichen, bei den Typ-I- und Typ-IIa-Sehnen auch der mikroskopische Befund mit berücksichtigt.
Die Sonographien wurden vor der Autopsie durchgeführt und unabhängig von dieser ausgewertet.
Wir haben die *Auswertung* nicht pauschal vorgenommen, sondern *differenziert nach* den einzelnen Sehnenschäden entsprechend *unserer Klassifikation* (Tab. 12.**5**, vgl. Kap. 10, S. 63).
Insgesamt konnten an 100 Schultern 108 Befunde erhoben werden, weil an 8 Schultern jeweils 2 voneinander unabhängige pathologische Veränderungen vorlagen (z. B. degenerativer Bereich in der vorderen Supraspinatussehne und innere Partialruptur der Infraspinatussehne).
8 Schultern mit unabhängigen pathologischen Veränderungen wurden also 2mal klassifiziert und in die Tabelle aufgenommen. Die Einzelheiten sind den Tab. 12.**4**–**6** zu entnehmen.
Bezüglich der Rotatorenmanschette waren die sonographischen Befunde 19mal richtig-negativ, 2mal falsch-positiv, 67mal richtig-positiv und 20mal falsch-negativ.
Bei der sonographischen Auswertung wurde entsprechend der im Kap. 10, S. 60f., dargelegten sonographischen Pathologie befundet. Dabei wurde das Sonogramm jedoch nur als gesund oder krank gedeutet. Es wurde zunächst nicht versucht, Diagnosen entsprechend unserer Sehnenklassifikation zu stellen. Diese Klassifikation wurde erst später entwikkelt, um eine exaktere Befundung und größere Klarheit bei der Darstellung erreichen zu können. Eine retrospektive neuerliche Befundung der Sonographien entsprechend dieser Klassifikation erschien uns nicht zulässig, weil wir mit den einzelnen Bildern inzwischen nach der Auswertung und in Kenntnis der makroskopischen und mikroskopischen Befunde so vertraut waren, daß eine unabhängige Analyse nicht mehr möglich war. Es bleibt weiteren Untersuchungen vorbehalten, die genauen Struktur- und Echogenitätskriterien entsprechend dieser Klassifikation zu analysieren.
Gemäß unserer statistischen Auswertung können wir die *positiven Erfahrungen* anderer Autoren *generell bestätigen*.
Unserer Fallanalyse sind aber *folgende Besonderheiten* zu entnehmen:
- Zunächst einmal ist die **Sensitivität** in unserer Untersuchung **schlechter als bislang berichtet**. Dies liegt daran, daß der Vergleichsstandard (Autopsie) natürlich strenger ist als bei der Arthrographie- bzw. beim intraoperativen Befund.
- Die makroskopisch und mikroskopisch *unauffälligen Sehnen* wurden sehr *zuverlässig* als solche *erkannt* (19 richtig-negative Befunde, 2 falsch-positive Befunde).
- Die *nur mikroskopisch degenerativ* auffälligen Sehnen wurden häufig sonographisch nicht erkannt (15mal sonographisch auffällig, 7mal unauffällig).
- Bei den übersehenen Rupturen stehen die *Partialrupturen der Infraspinatussehne* (4 erkannt, 7 nicht erkannt) ganz im Vordergrund! Wir schließen daraus, daß diese Sehne nicht vernachlässigt werden

Tabelle 12.**4** Gegenüberstellung der pathologisch-anatomischen und sonographischen Sehnenbefunde der Rotatorenmanschette (eigene Ergebnisse)

Sehnentyp	I	IIa	IIb	IIIa	IIIb	IIIc	IVa	IVb	IVc
Verteilung (n = 108)	21	22	15	14	11	11	6	0	8
davon rechts	9	9	6	6	8	7	5		4
davon links	12	13	9	8	3	4	1		4
richtig pos.	–	15	13	13	4	9	5		8
falsch neg.	–	7	2	1	7	2	1		0
richtig neg.	19	–	–	–	–	–	–		–
falsch pos.	2	–	–	–	–	–	–		–

Tabelle 12.**5** Pathologisch-anatomische Klassifikation der Sehnenbefunde an der Rotatorenmanschette

I. gesunde Sehne
II. degenerative Veränderungen
  a mikroskopisch
  b auch makroskopisch
III. Partialrupturen
  a der Supraspinatussehne
  b der Infraspinatus- oder Subskapularissehne
  c = a + b
IV. Komplette Ruptur
  a der Supraspinatussehne
  b der Infraspinatus- oder Subskapularissehne
  c = a + b
V. „Cuff tear arthropathy"

Tabelle 12.**6** Vierfeldertafel zu Tab. 12.**3** und 12.**4**

	Ultraschall auffällig	Ultraschall unauffällig	
Autopsie auffällig	67	20	(87)
Autopsie unauffällig	2	19	(21)
	(69)	(39)	108

darf, wenn auch in den meisten Fällen die Supraspinatussehne betroffen ist.

- Ausgedehnte Rotatorenmanschettenabrisse (Typ IV c) sind im Sonogramm praktisch nicht zu übersehen.
- Wenn man die Partialrupturen der Infraspinatussehne ausklammert, dann wurden von den *verbleibenden 39 Sehnenrupturen* nur 4 nicht erkannt (ca. 10%).
- Bezüglich der *Bizepssehne* konnten unter den 100 ausgewerteten Schultern 10mal makroskopische Schäden (Rupturen, Luxationen, Auffaserungen, Verdickung mit Induration) festgestellt werden. Von diesen 10 Läsionen wurden 7 sonographisch richtig erkannt, 3 übersehen. Andererseits wurden *keine falsch-positiven* Befunde erhoben. Diese verhältnismäßig schlechte Trefferquote bei der Bizepssehne mag einmal in der niedrigen Zahl von Bizepssehnenschäden begründet sein, andererseits sind aber nach unserer Erfahrung strukturelle Bizepssehnenveränderungen aufgrund der anatomischen Besonderheiten (Deckfaserplatte, manchmal enger knöcherner Sulkus, im Längsschnitt größtenteils schräge Beschallung) in einigen Fällen schwer zu erkennen.
- *Besonders zuverlässig* können die oberflächlich gelegenen *Knorpel-Knochen-Arrosionen* im Sonogramm erkannt werden. Bei unseren Untersuchungen haben wir die makroskopisch festgestellten Knorpel-Knochen-Arrosionen immer sonographisch nachweisen können. Im Röntgenbild sind diese kleinen Knorpel-Knochen-Schäden meist noch nicht zu erkennen. Es lohnt sich aber, auf sie zu achten, weil sie in den meisten Fällen mit korrespondierenden Sehnenschäden einhergehen.

13. Andere Untersuchungsverfahren der Schulter

Vorbemerkungen

Dieses Buch ist im wesentlichen der Schultersonographie gewidmet. Man tut dieser neuen diagnostischen Methode aber keinen Gefallen, wenn man sich bei der Darstellung der Untersuchungsverfahren ausschließlich hierauf beschränkt. Ein *Überschätzen der Methode* könnte die Folge sein und Fehler bei der Diagnostik könnten zu Rückschlägen oder gar Ablehnung führen. Wir möchten deswegen hier auch ganz bewußt die ergänzenden und konkurrierenden Untersuchungsverfahren besprechen. Die Sonographie ist nur eine Taste auf unserer diagnostischen Klaviatur; welche Rolle und Bedeutung die Sonographie in der Zukunft spielen wird, bleibt noch abzuwarten. Zum jetzigen Zeitpunkt sind nur Prognosen zu stellen; die Bewährungsprobe bei der breiten Anwendung in Klinik und Praxis steht noch aus.
Wir hatten bereits in der Einleitung und bei der Untersuchungstechnik der Sonographie darauf hingewiesen, daß *auf Anamnese und klinische Untersuchung nicht verzichtet werden kann.* Wir möchten das hier noch einmal ausdrücklich unterstreichen. Es ist selbstverständlich, daß insbesondere bei den therapeutischen Konsequenzen die Dauer und Art der geklagten Beschwerden, Erfolg oder Mißerfolg bisheriger Behandlungsmaßnahmen und die Funktionseinschränkungen sowie die Ansprüche des Patienten die entscheidende Rolle spielen. Auch auf die konventionelle Röntgenuntersuchung der Schulter wird man in den meisten Fällen nicht verzichten können, während die Arthrographie weitgehend durch die Sonographie ersetzt werden wird. Sie spielt aber doch noch als weiterführende Untersuchung zur Abklärung fraglicher sonographischer Befunde eine Rolle. Die Computertomographie wird bei der Beurteilung von Pfannenlimbusschäden und Tumoren sowie bei unklaren entzündlichen Prozessen eingesetzt.
Die Arthroskopie kommt vor allem dann in Betracht, wenn gleichzeitig arthroskopisch-operative Maßnahmen geplant sind. Eine erhebliche Verbesserung der Weichteildiagnostik ist von der Kernspintomographie zu erwarten. Der Kosten- und Zeitaufwand der Untersuchung schränken natürlich den Einsatz der Kernspintomographie ein.

Anamnese und klinische Untersuchung

Bei der Analyse von Schulterschmerzen muß man sich immer bewußt sein, daß diese Region oft auch von **Ausstrahlungsschmerzen** betroffen ist. Eine exakte Anamnese mit Angaben über Ort, Art und Stärke der Schmerzen sowie zur bisherigen Therapie geben erste Hinweise. So kann oft schon zwischen einer Periarthropathie und einem zervikobrachialen Syndrom unterschieden werden (Krämer 1980, Tab. 13.**1**).

Tabelle 13.**1** Abgrenzung der Periarthropathie gegenüber dem Zervikobrachialen Syndrom (nach Krämer 1980)

Periarthropathie	Zervikobrachiales Syndrom
An der Schulter lokalisierter Schmerz	Diffuser Schulter-Nacken-Schmerz
Diffuser Armschmerz, keine Parästhesien	Segmental lokalisierbarer Schmerz, Parästhesien
Schmerz abhängig von Schulterbewegungen	Schmerz abhängig von Halswirbelsäulenbewegung
Nächtlicher Schmerz nur beim Liegen auf der kranken Schulter	Nächtlicher Schmerz in jeder Lage

Ausstrahlungsschmerzen im Bereich der Schulter können bei **inneren Erkrankungen** (Tab. 13.**2**), bei **neurologischen Erkrankungen** (Tab. 13.**3**) und auch bei **neurovaskulären Kompressionssyndromen** (Tab. 13.**4**) auftreten (Mumenthaler 1982, Bateman 1983, Brown 1983, Neviaser 1983, Epps 1983, Curran u. Mitarb. 1983). Die Anamnese und klinische Untersuchung sollte die Abgrenzung gegenüber den Erkrankungen des Bewegungsapparates (Tab. 13.**5**) ermöglichen oder wenigstens Hinweise geben. *Psychische Übertragungen* müssen ebenfalls als krankheitsprägender Faktor bedacht werden.
Bei der *Inspektion* ist natürlich auf Schwellungen, Hautverfärbungen (Hämatom, entzündliche Rötung), Haltung der Schulter (Hochstand) und des Armes (Schonung, Kontraktur) und auf Muskelatrophien zu achten.
Vor der *Palpation* sollte der Patient selbst mit dem Finger nach Möglichkeit den *Schmerzpunkt* lokali-

Tabelle 13.**2** Schulterschmerzen bei inneren Erkrankungen

Herzerkrankungen	Angina pectoris, Infarkt, Endokarditis
Lunge	Pancoast-Tumor, entzündliche Veränderungen der Lungenspitze
Gallenblase	Kolik, Zystitis
Hämatologische Erkrankungen	Neoplastische Erkrankungen, Hämophilie, Hämoglobinopathien
Stoffwechselstörungen	Gicht, Pseudogicht

Tabelle 13.**3** Ausstrahlungsschmerzen bei neurologischen Erkrankungen und Nervenwurzelirritationen

Läsionen des ZNS	Vaskuläre Rückenmarkserkrankungen Intramedulläre Tumoren Syringomyelie multiple Sklerose Querschnittsmyelitis
Armplexusläsionen	Skalenussyndrom, kostoklavikuläres Syndrom, nach Röntgenbestrahlung, Schulteramyotrophie, Verletzungsfolgen, Tumoren, Kompression von außen (Druckparesen)
Periphere Nervenschädigungen (Nervenwurzel)	N. accesorius, N. suprascapularis, N. radialis, N. ulnaris, N. medianus Brachialgia paraesthetica nocturna, Kausalgie Herpes zoster Neuritiden, Kompression, Trauma
Spondylogene radikuläre Schulter-Arm-Schmerzen	Zervikalspondylose Zervikale Diskushernie Spondylitiden, Tumoren Entzündlich-rheumatische hyperostotische Erkrankungen Verletzungsfolgen Arachnitis Pseudoradikulär bei Blockierung

Tabelle 13.**5** Schultergelenkserkrankungen

– Einfache Tendopathie	Insertionstendopathie der Rotatorensehnen, Reizzustand der Bizepssehne, Insertionstendopathie anderer Sehnen im Schulterbereich Degenerative Tendopathien mit/ohne Ruptur
– Pseudoparalytische Schulter	Ausgedehnte Rupturen der Rotatorensehnen
– Schmerzhafte Schultersteife	Adhäsive Kapsulitis mit Schrumpfung der Gelenkkapsel
– Tendinitis calcaria	Kalkherd in Sehne oder Bursa
– Bizepssehnenveränderungen	Tendinitis, Subluxation, Luxation, Ruptur
– Bursitis	
– Impingement-Syndrom Überschneidung mit einfacher Tendopathie und pseudoparalytischer Schulter	Stadium I Ödem Stadium II Fibrose und Tendinitis Stadium III Rotatorensehnenruptur und knöcherne Veränderungen
– Chronische Polyarthritis	Synovitis, Bursitis, Omarthritis
– Gelenkinfektionen	Endogen (hämatogen) Exogen (posttraumatisch, postoperativ, iatrogen)
– Schultergelenksarthrose	
– Akromioklavikular-Gelenksarthrose	
– Tumoren	gutartig/bösartig Weichteiltumoren Knochentumoren (primär, Metastasen)
– Schulterinstabilität	Posttraumatisch rezidivierend Habituell
– Traumatische Schäden	akut/Folgen Weichteile Knochen und Gelenke Kombinationen
– Neuropathische Arthropathie	
– Arthropathien bei Stoffwechselerkrankungen	

Tabelle 13.**4** Vaskuläre Ursachen für Schulterschmerzen

Verschluß der Stammarterien	akut Embolien 90%, Thrombosen 10% chronisch (Arteriosklerosis obliterans)
Neurovaskuläre Kompression (Thoracic outlet-Syndrom)	Kostoklavikuläres Syndrom, Skalenussyndrom, Halsrippensyndrom, Hyperabduktionssyndrom, Pektoralis-minor-Syndrom
Akrale arterielle Durchblutungsstörungen	Raynaud-Krankheit
Verschluß der Stammvenen	Thrombosen

sieren. Durch Druckpalpation mit dem untersuchenden Finger gilt es dann, den Schmerzpunkt anatomisch zuzuordnen und zu objektivieren, um auf diese Weise die hauptsächlich betroffene anatomische Struktur zu erkennen. Die Bedeutung dieser Palpation kann gar nicht hoch genug bewertet werden. Bei der Palpation wird der Arm mit der anderen Hand in der Schulter bewegt, um die anatomische Orientierung zu erleichtern.

Gegebenenfalls kann die Palpation auch eine Fluktuation bei entzündlichen Gelenkveränderungen (Bursitis, Synovitis) zeigen. Weiterhin wird der Spannungszustand der Muskulatur beurteilt.

Bei der Untersuchung der Schultergelenke wird

grundsätzlich auch die *Hals-Nacken-Region* mit untersucht.
Bei der *Funktionsuntersuchung* wird die aktive und passive Gelenkbeweglichkeit in den verschiedenen Bewegungsrichtungen geprüft, außerdem die einzelnen Schultermuskeln durch Provokationstests (Anspannung gegen Widerstand) hinsichtlich Kraft und Schmerzauslösung beurteilt (Einzelheiten der Untersuchung s. auch Debrunner 1973, Frisch 1987, Lewit 1984).
Die wichtigsten Symptome der Weichteilerkrankungen im Schulterbereich sind Schmerzen, Muskelschwäche und Bewegungseinschränkung (Kujat 1986).
Sie erklären sich aus Pathogenese und daraus resultierender pathologischer Anatomie: Die Sehne, ganz besonders ihre Ansatzstruktur, reagiert auf Druckänderung sehr sensibel. Kleinere Krankheitsherde, seien es Ödeme, Einblutungen, Degenerationszonen oder Kalkdepots, können asymptomatisch in der Sehne liegen. Nehmen sie jedoch an Größe und Menge zu, so entsteht ein erhöhter innerer Druck und es werden Schmerzfasern gereizt. Zunächst wird nur bei Anspannung der Sehne sowie bei Druck auf die erkrankte Zone ein Schmerz ausgelöst, der schließlich bei weiterer Zunahme auch als Ruheschmerz verbleibt.
Darüber hinaus wird durch die Freisetzung von Entzündungsstoffen bei Zelluntergängen sowie durch die damit verbundene Azidose eine Schmerzsensation hervorgerufen.
Während der Regenerationsphase kann die Azidose des proliferativen Gewebes Schmerzen auslösen.
Die betroffene Muskulatur entwickelt eine *Muskelschwäche* als Inaktivitätsatrophie bei reflektorischer Ruhigstellung infoge des Schmerzes. Nicht selten beobachtet man gleichzeitig eine kräftige Verspannung der Synergisten, welche den Krankheitsprozeß fördert (Becker u. Krahl 1978).
Die *Bewegungseinschränkungen* sind ebenfalls zum Teil schmerzhaft bedingt, können aber auch durch fibrotische Verwachsungen der Gleitgewebe, durch eine Kapselschrumpfung oder durch eine Rotatorenmanschettenruptur hervorgerufen werden.
Weil die beschriebenen Symptome oft nicht spezifisch für die einzelnen Krankheitsbilder sind (Reichelt 1986), sondern weitgehend unabhängig von der dominierenden Läsion auftreten können (Kujat 1986), erlauben Anamnese, Inspektion, Palpation und Funktionsprüfung mehr Anhaltspunkte für die Lokalisation der Schäden als für die genaue Differenzierung der pathologischen Prozesse (McRae 1982). Weiterführende diagnostische Untersuchungen sind daher erforderlich.

Konventionelle Röntgenuntersuchung

Die Röntgenuntersuchung der Schulter ist als *Basisdiagnostik* unabdingbar (Lehrberger u. Mitarb. 1986). Es erfolgt die Standardröntgenuntersuchung von vorne und der Seite. Bei geringgradigen Weichteilschädigungen sind die Röntgenbilder jedoch fast immer unauffällig (McRae 1982). Dennoch wird auch das Röntgenbild bei den Weichteilschäden oft unterschätzt. Zwar finden sich hier meist nur *diskrete* röntgenologische *Zeichen*, die aber nach den Untersuchungen von Cotton u. Rideout (1964) eine enge Korrelation zu Rupturen der Rotatorenmanschette haben. Sie führten röntgenologische Schulteruntersuchungen an einem unausgewählten Sektionsgut (n = 106) durch. Bei 38 Leichen wurden röntgenologische Auffälligkeiten gefunden und die pathologisch-anatomische Überprüfung zeigte dabei 35mal eine Rotatorenmanschettenruptur, 1mal eine rheumatoide Arthritis, 1mal eine frühere Fraktur und ein Fall konnte nicht geprüft werden. Allerdings gaben die radiologischen Zeichen keine Informationen über den Schweregrad der Rotatorenmanschettenrupturen. An *diagnostischen radiologischen Kriterien* fanden sie:

- zystische Aufhellungen im Oberarmkopf,
- Strukturunregelmäßigkeit der Kortex am Tuberculum majus,
- Sklerosierung des Tuberculum majus oder der Grube zwischen Tuberculum majus und Gelenkfläche,
- Vertiefungen der Grube zwischen Tuberculum majus und Gelenkfläche,
- Verschmälerung des akromiohumeralen Abstandes,
- Sklerosierung der Akromionunterfläche.

Seltener wurden *Osteophyten* am Unterrand des Akromioklavikulargelenkes und *Kalkherde* in der Rotatorenmanschette gefunden.
Arthrotische röntgenologische Zeichen des eigentlichen Schultergelenkes bestanden demgegenüber nur in 2 Fällen.
Dementsprechend muß die Aufmerksamkeit bei der Auswertung von Röntgenbildern an der Schulter weniger auf das eigentliche Schultergelenk als auf die oben genannten Kriterien gerichtet werden (Tab. 13.**6**, Abb. 13.**1**).
Mit *Schultervergleichsaufnahmen* kann ein Hochstand des Oberarmkopfes bei Rotatorenmanschettenruptur oder ein Tiefstand bei Schwellungen im Subakromialraum dargestellt werden (Beck 1987).

Tabelle 13.**6** Fakultative röntgenologische Zeichen bei Rotatorenmanschettenruptur

Hochstand des Oberarmkopfes
Verschmälerung zwischen Akromion und Oberarmkopf
Strukturunregelmäßigkeit des Tuberculum majus
Sklerosierung des Tuberculum majus
Betonung der Grube zwischen Tuberculum majus und Gelenkfläche
Zystische Aufhellungen am Tuberculum majus
Zystische Aufhellungen des Oberarmkopfes
Sklerosierung am Akromionunterrand
Spornbildung an der Akromionspitze
Schleifspur an der Unterseite des Akromions
Verkalkungen von Sehne oder Bursa
Osteophyten am Unterrand des Akromioklavikular-Gelenkes, selten: Omarthose

Innenrotationsaufnahmen von ca. 60 Grad dienen zur Darstellung typischer Impressionen oder Verkalkungen im Bereich der Infraspinatussehne.

Arthrographie

Als Standarduntersuchung der periartikulären Weichteilveränderungen im Schulterbereich galt bis jetzt noch die Arthrographie. Sie kann auch heute noch bei unklaren sonographischen Befunden als ergänzende Untersuchung bei Verdacht auf Sehnen- oder Kapselveränderungen einschließlich Veränderungen des Pfannenlimbus erforderlich sein.

Technik: Der glenohumerale Spalt wird in Lokalanästhesie von ventral her punktiert. Kann nach Injektion einer kleinen Menge von Kontrastmittel durch Röntgenkontrolle sichergestellt werden, daß die Nadel tatsächlich im Gelenkspalt liegt, werden insgesamt 4 cm^3 Kontrastmittel und 10 cm^3 Luft injiziert.
Auf den Röntgenaufnahmen, die nun in verschiedenen Gelenkstellungen geschossen werden, stellt sich die intraartikulär gelegene Sehne des langen Bizepskopfes dar, während die extraartikulär liegende Rotatorenmanschette normalerweise nicht zu sehen ist (Goldman 1982).
Viele Arthrogramme zeigen nicht nur den intraartikulären Anteil der Bizepssehne, sondern auch ihre Sehnenscheide (Melzer 1986).
Die Rotatorenmanschette ist nur zu erkennen, wenn Rupturen vorhanden sind, die durch die Kapsel bis in die Gelenkhöhle hineinreichen (Goldman 1982).

Aussagekraft: Bei kompletten Rupturen der Rotatorenmanschette tritt Kontrastmittel bzw. Luft durch den Defektbereich in die Bursa über, was auf den Röntgenaufnahmen gut zu erkennen ist.
Weil durch einen kleinen Sehnendefekt u. U. viel Kontrastmittel in die Bursa austreten kann, während umgekehrt bei einem großen Defekt mit Verklebungen der Bursa relativ wenig Kontrastmittel austritt, ist eine exakte Größenbestimmung des Sehnenschadens mittels der Arthrographie nicht möglich. Ebenso kann die genaue Lokalisation des Defektes meist nicht angegeben werden (Melzer u. Mitarb. 1986).
Bei partiellen Einrissen an der Sehnenunterseite dringt Kontrastmittel bzw. Luft in den Defektbereich ein und markiert diesen (Abb. 13.**2**).
Intermediäre Defekte und Partialrupturen der Sehnenoberseite werden vom Kontrastmittel nicht erreicht und entziehen sich einer arthrographischen Darstellung (Kujat 1986).
Eine Kontrastmittelauffüllung der Bursa subdeltoidea/subacromialis bei rupturierter Rotatorenmanschette überlagert die Bizepssehnenscheide und verhindert somit deren sichere Beurteilung.
Wird die Sehnenscheide jedoch arthrographisch dargestellt, so sind Rupturen der Bizepssehne mit hoher Sicherheit diagnostizierbar. Entzündliche oder degenerative Veränderungen der langen Bizepssehne sind dagegen nur selten nachzuweisen.

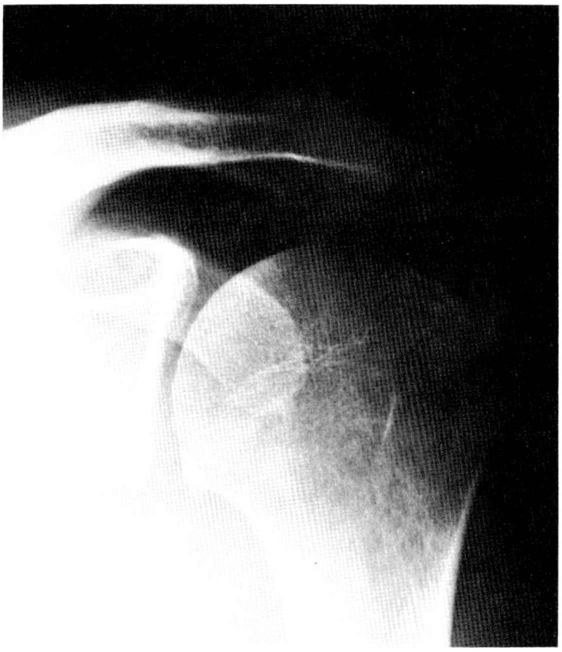

Abb. 13.**1** Akromioklavikulargelenksarthrose und Osteophyten am Unterrand des Akromions

Gute Dienste leistet die Arthrographie bei der Darstellung von Sehnenschrumpfungen der Gelenkkapsel im Zusammenhang mit einer Schultersteife (Melzer u. Mitarb. 1986).

Kontraindikationen: Es gibt 2 wesentliche Kontraindikationen der Schulterarthrographie:
– oberflächliche Hautinfektionen,
– schwere allergische Reaktionen gegen jodhaltige Kontrastmittel (Goldman 1982).

Im hochakuten Stadium einer PHS kann die Arthrographie äußerst schmerzhaft sein und sollte daher besser erst nach dem Abklingen der synovialen Reizung stattfinden (Brunner u. Mitarb. 1986).

Komplikationen: Eine häufige Komplikation ist die Verstärkung der Schulterschmerzen 2–4 Stunden nach der Untersuchung.
Außerdem kommen vasovagale Reaktionen mit Blutdruckabfall bis zur Bewußtlosigkeit, allergische Reaktionen und versehentliche axilläre Blockaden sowie Injektionen in den Knochen zuweilen vor.
Da es sich bei der Arthrographie um eine invasive Methode handelt, sind auch iatrogene Infektionen nicht auszuschließen (Goldman 1982).
Zusammenfassend kann man also feststellen, daß die Arthrographie ein oft schmerzhaftes, relativ aufwendiges und invasives Verfahren mit eingeschränkter Aussagekraft ist.

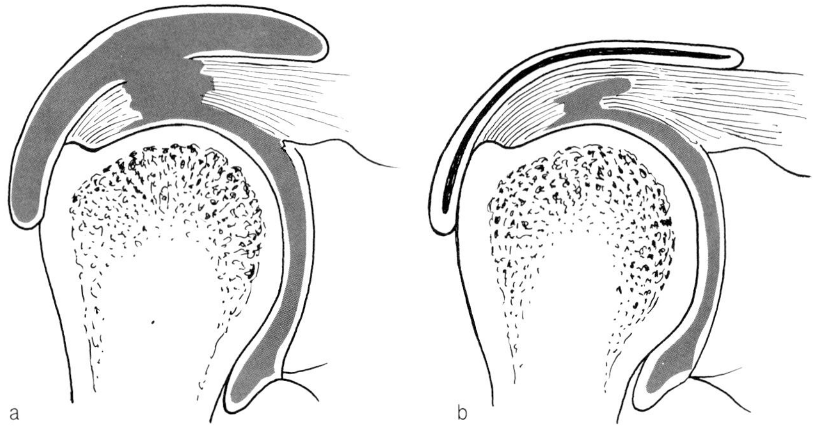

a b

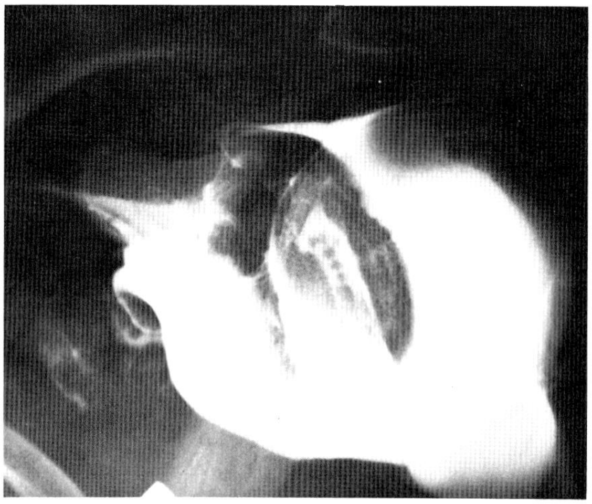

c

Abb. 13.**2** Schema zur Schulterathrographie
a Durchtritt des Kontrastmittels bei kompletter Ruptur
b Eintritt des Kontrastmittels in die Rotatorenmanschette bei Partialruptur an der Sehnenunterseite
c Arthrographie des Schultergelenkes bei intakter Rotatorenmanschette; kein Kontrastmittelaustritt

Computertomographie

Die Computertomographie ist zur Diagnostik von Rotatorendefekten weniger gut geeignet, weil sie nur Transversalschnitte der Schulter liefert. Bei ungünstigem Strahlengang kann sich die Supraspinatussehne zwischen 2 Schnittebenen verbergen (Habermeyer 1984). Bei einer Kombination der Arthrographie mit der Computertomographie *(Arthro-CT)* können dagegen Weichteilverletzungen des Schultergelenkes gut dargestellt werden.

Das CT der *Schultergelenkpfanne* hat eine hohe Aussagekraft. Absprengungen von knöchernen Anteilen der Pfanne, Abrisse und Dislokationen des Labrum glenoidale sowie Dehnungen oder Zerreißungen der vorderen Schultergelenkskapsel werden hervorragend abgebildet (Shuman u. Mitarb. 1983).

Auch hier werden mit dem Arthro-CT besonders gute Ergebnisse erzielt.

Eine weitere Indikation für die Computertomographie sind *Weichteil- und Knochentumoren* sowie deren Differentialdiagnosen.

Arthroskopie

Die Arthroskopie kommt vor allen Dingen für die Beurteilung des *Gelenkbinnenraumes* in Frage. Neben der sicheren und präzisen Darstellung der Strukturen erlaubt sie eine intraartikuläre Palpation mit dem Tasthäkchen. Weiterhin besteht die Möglichkeit, im Anschluß an die Untersuchung einen arthroskopischen Eingriff vorzunehmen (Lehrberger u. Mitarb. 1986).

Auch kann der *Subakromialraum* gespiegelt werden; arthroskopische Akromionplastiken und Durchtrennungen des Lig. Coraco-acromiale sind möglich.

Als **invasives Verfahren,** das zudem meist in Vollnarkose durchgeführt wird, belastet die Arthroskopie den Patienten jedoch viel stärker als die nicht invasiven, bildgebenden Untersuchungsmethoden (Lilleby 1986). Die Arthroskopie steht daher *zur Diagnose* der Weichteilverletzungen des Schultergelenkes *meist an letzter Stelle* (Beck 1987).

Auf dem AGA-Kongreß im Mai 1986 in Basel war die Schulterarthroskopie Hauptthema (Gächter 1987). Lehrberger u. Mitarb. (1987) sehen als *Hauptindikation* zur diagnostischen Schulterarthroskopie Schmerzzustände und Bewegungseinschränkungen, die mit Anamnese, klinischer Untersuchung, Röntgendiagnostik und Sonographie nicht ausreichend abgeklärt werden konnten. In Übereinstimmung mit Jakob und Stäubli (1987) wird der Arthroskopie insbesondere zur **Abklärung von Instabilitäten** eine Bedeutung beigemessen.

Die Untersuchungen von Kohn u. Wirth (1987) lassen jedoch die *klinische Relevanz* arthroskopisch nachgewiesener Limbusläsionen zumindest zweifelhaft erscheinen.

Wir sehen den *Hauptnutzen der Arthroskopie* weniger in der Diagnostik (mit Ausnahme vielleicht frischer Schulterluxationen beim jungen Menschen) als vielmehr in der **Möglichkeit gleichzeitiger arthroskopischer operativer Eingriffe**. Schließlich ist auch die noch relativ hohe *Komplikationsrate* der Schulterarthroskopie zu erwähnen. Neumann (1987) zitiert aus einer Sammelstudie mehrerer deutscher Kliniken eine Komplikationsrate von 7,5 Prozent. Dies mag allerdings auch noch mit den verhältnismäßig geringen Erfahrungen zusammenhängen.

Ogilvie-Harris u. Wiley (1986) hatten bei 439 arthroskopischer Schulteroperationen nur in 3 Prozent der Fälle Komplikationen.

Kernspintomographie

Nach den bisherigen Erfahrungen erlaubt die Kernspintomographie eine exakte Beurteilung von Rotatorenmanschettendefekten (Kujat 1986). Im Gegensatz zur Computertomographie kann die Lage der Schnittebene nahezu frei gewählt werden (Dfvlr 1984). Das Verfahren unterscheidet in bisher nicht gekannter Deutlichkeit zwischen Knochen, Bändern, Sehnen, Muskulatur, Fettgewebe und Gefäßen (Krejci 1987). Die Kernspintomographie kommt ohne ionisierende Strahlen aus und ist nach dem derzeitigen Kenntnisstand gesundheitlich unbedenklich (Dfvlr 1984). Trotz der sicher vorhandenen Vorteile ist die Kernspintomographie jedoch zu aufwendig und zu teuer, um routinemäßig in der Diagnostik der PHS eingesetzt werden zu können (Krejci 1987). Außerdem steht die Kernspintomographie kaum allgemein zur Verfügung. Mit zunehmender Verbreitung und Erfahrung wird diese neue Methode aber sicher mit Vorteil insbesondere bei schwierigen klinischen Fragestellungen eingesetzt werden können.
Die Kortikalis der Skapula und des Humerus, die Gelenkkapsel, das Labrum glenoidale, die Bizepssehne und die Muskelinsertionen der Rotatorenmanschette zeigen jedoch *kaum ein Signal*. Eine *Beurteilung* dieser zuletzt genannten Strukturen ist daher *nur eingeschränkt möglich* (Nägele u. Mitarb. 1987). Aufgrund der Lage der Schulterregion ist auch eine optimale Positionierung in Magnetfeldmitte nur bedingt möglich, so daß die Anwendung einer *Oberflächenspule* besser auflösende Bilder der Schulter bei bequemer Patientenpositionierung erbringt. Während mit Hilfe der frontalen und sagittalen Ebene eine gute Darstellung der Rotatorenmanschette und des Humeruskopfes möglich ist (Abb. 13.**3**–13.**5**) und eine komplette Ruptur z. B. der Supraspinatussehne dargestellt werden kann, sind *Teilverletzungen der Rotatorenmanschette nur eingeschränkt* beurteilbar (Nägele u. Mitarb. 1987).

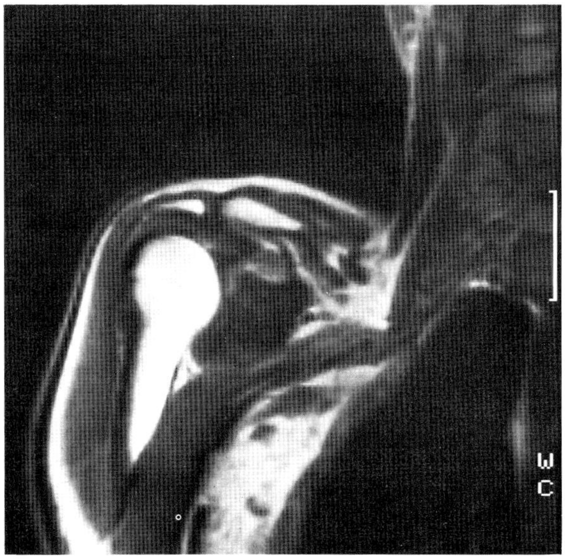

Abb. 13.**3** Frontalschnitt des Schultergelenkes. Kernspintomographie Klavikula, Akromion und Humerus sind (weiß) gut zu erkennen. Unter dem Akromion die Supraspinatussehne. Ausbuchtung am lateralen Oberarm (Artefakt)

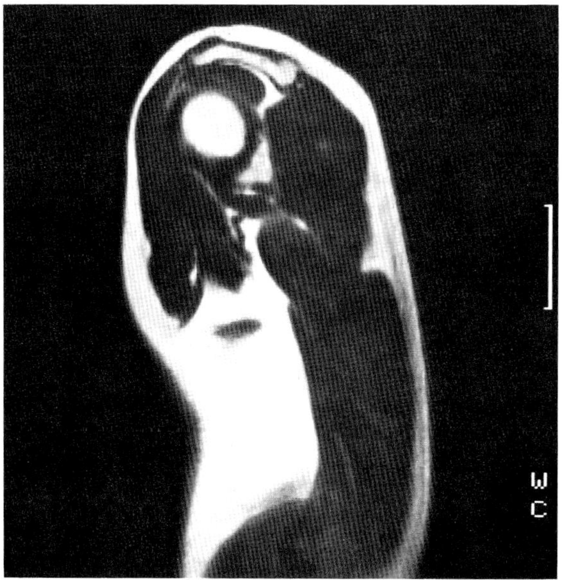

Abb. 13.**4** Sagittaler Schnitt des Schultergelenkes. Kernspintomographie Akromion, Humeruskopf und Schultergelenkspfanne (weiß mit schwarzer Oberfläche). Zwischen Akromion und Humeruskopf ist der M. supraspinatus angeschnitten, davor die Supraspinatussehne

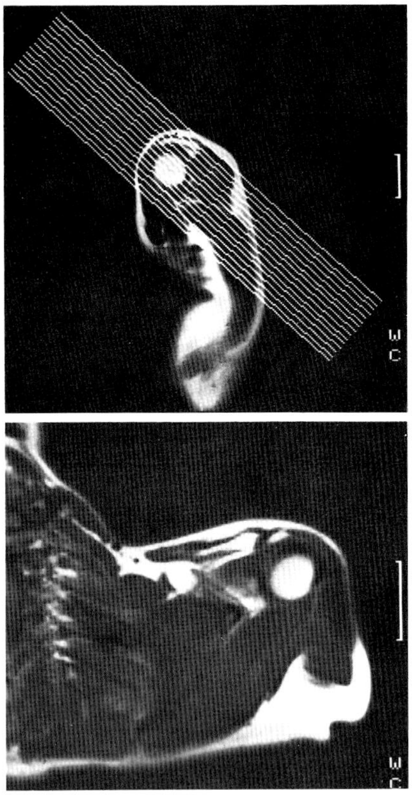

Abb. 13.**5** Schrägschnitt, Kernspintomographie
a Räumliche Orientierung der schrägen Schnittebene
b Die im vorderen Anteil nahezu orthograd geschichtete Rotatorenmanschette ist schwer zu beurteilen

Vergleich der Untersuchungsverfahren

Ein *Kostenvergleich* der verschiedenen Untersuchungsverfahren (Jakob u. Stäubli 1987) zeigt, daß die **Sonographie mit Abstand das billigste Untersuchungsverfahren** der Schulterweichteile ist. Das Arthrogramm ist ca. 6mal teurer und das Arthro-CT 9mal teurer als eine sonographische Untersuchung. Die Kernspintomographie kostet zur Zeit ca. 800 DM pro Untersuchung und die Arthroskopie ist unter Berücksichtigung der tatsächlichen Operations- und Narkosekosten, insbesondere bei mehrtägigen stationären Aufenthalten, noch teurer.

Entsprechend den obigen Ausführungen stehen an *erster Stelle* der Schulterdiagnostik **Anamnese** und **klinische Untersuchung**, gefolgt von der **konventionellen Röntgendiagnostik**. Daran schließt sich bei allen Schulterweichteilerkrankungen heute die **Sonographie als diagnostische Methode der Wahl** an. Probleme ergeben sich mit der Sonographie allerdings noch bei der Abklärung von Limbus- und Pfannenschäden.

Hier und bei allen unklaren sonographischen Befunden sowie Tumoren sind je nach Fragestellung Arthrographie, Computertomographie bzw. Arthro-CT oder Kernspintomographie angezeigt.

Die Arthroskopie steht hier sicher in der *Diagnostik* an letzter Stelle und kommt vor allem bei entsprechender Erfahrung und Übung dann in Betracht, wenn gleichzeitig *arthroskopisch-operative Eingriffe* geplant sind.

14. Schlußbetrachtung

Will man den Wert der Sonographie für die Schulterdiagnostik beurteilen, so muß man sich zunächst vor Augen führen, daß wir bislang über kein allgemein anwendbares, nichtinvasives bildgebendes Verfahren in der Schulterdiagnostik verfügten.
Die degenerativen Prozesse spielen sich ja an der Schulter in erster Linie an den Weichteilen ab. Zwar kann das Nativ-Röntgenbild wertvolle Hinweise geben, eine direkte Abbildung der Weichteile ermöglicht es aber nicht. Das Nativ-Röntgenbild führt daher in der wichtigen Weichteildiagnostik an der Schulter nur selten weiter.
Als bildgebendes diagnostisches Verfahren der Wahl galt bislang die Arthrographie. Abgesehen davon, daß es sich hier um eine invasive, recht aufwendige und schmerzhafte Untersuchungsmethode handelt, ist sie ja auch nur in der Lage, *indirekt* die Weichteile abzubilden, indem das Kontrastmittel die Weichteile umfließt bzw. bei Perforationen durchfließt. (Die anderen Untersuchungsverfahren der Schulter sollen hier nicht noch einmal erörtert werden, es sei auf das Kapitel 13 verwiesen.)
In diesem diagnostischen „Mangel" ist u. E. die wesentliche Ursache dafür zu sehen, daß das Schultergelenk bislang recht stiefmütterlich in Klinik und Praxis behandelt wurde und man wohl nicht zu unrecht bei der Schulter von dem „vergessenen Gelenk" gesprochen hat.
Die Vernachlässigung der Schulter steht in krassem Widerspruch zur Häufigkeit von Schultergelenksbeschwerden (s. Kap. 2) und zur funktionellen Bedeutung des Schultergelenks im täglichen Leben, bei Arbeit und Sport.
Monatelange, mehr oder weniger erfolglose konservative Therapieversuche sind bei der Schulter keine Seltenheit. Zugegebenermaßen führt die Arthrographie in diesen Fällen diagnostisch auch oft nicht weiter, und ohne ein greifbares, auch bildlich dokumentiertes pathologisches Substrat fällt der Entschluß zur Operation natürlich schwer. Auch können die operativen Möglichkeiten an der Schulter nicht zielgerichtet zum Einsatz kommen, wenn kein klares pathologisch-anatomisch begründetes Therapiekonzept besteht.
Trotz unseres Wissens über die Weichteilpathologie an der Schulter und ihr klinisches Korrelat müssen wir einräumen, daß wir bei den periartikulären Weichteilerkrankungen zum jetzigen Zeitpunkt mehr Fragen stellen als Antworten geben können:
Was sind die entscheidenden Faktoren, die im Einzelfall letztlich Schulterschmerzen verursachen?
Welche Bedeutung haben hier die degenerativen Veränderungen in der Sehne und an der Sehnenunterseite, Rupturen, reaktive Vorgänge, die Dicke der Sehnen, die ödematöse Verquellung, entzündliche Verdickung, reparative Vorgänge, das Impingement, Verkalkungen, Instabilitäten und die Bursitis?
Welche therapeutischen Maßnahmen versprechen bei welchem pathologischen Zustand der periartikulären Weichteile die schnellsten und besten Heilerfolge?
Man könnte hier natürlich entgegnen, daß die klinische Untersuchung des Schultergelenkes unter Berücksichtigung der Anamnese bereits sehr wichtige diagnostische Hinweise z. B. für Lokalisation und Größe einer Rotatorenmanschettenruptur liefert (Gretenkord und Blauth 1986, Gschwend u. Mitarb. 1986). Reichelt (1986) hebt aber hervor, daß das klinische Bild der Rotatorenmanschettenruptur uncharakteristisch ist, und übereinstimmend fordern diese Autoren zur Diagnosesicherung ein bildgebendes Verfahren.
Es kann gar keinen Zweifel daran geben, daß unsere Diagnostik durch ein aussagekräftiges, nichtinvasives bildgebendes Verfahren erheblich verbessert werden kann.
Wenn man die Schulterdiagnostik mit der Hüftdiagnostik vergleicht, so gilt auch an der Hüfte, daß die klinische Untersuchung mit Beurteilung des Ganges, der Beweglichkeit und Belastbarkeit, der Schmerzlokalisation sowie der Muskelfunktion neben der Anamnese für Diagnostik und Therapie die entscheidenden Weichen stellt.
Wie unsicher wären wir aber ohne Röntgenbild bei der exakten Diagnose und bei der Therapieentscheidung, wenn es darum geht, ob konservativ oder operativ vorgegangen werden soll und ob ein gelenkerhaltender Eingriff oder Gelenkersatz erforderlich ist?
Natürlich ist auch das Röntgenbild allein für diese Entscheidung nicht ausreichend, so daß nur die gleichzeitige Auswertung der Anamnese, der klinischen Untersuchung und des bildgebenden Verfahrens Grundlage einer verantwortungsvollen Ent-

scheidung und Beratung des Patienten sein kann. Das gleiche gilt für die Schulter. Die Schultersonographie kann also nie in Konkurrenz zur klinischen Diagnostik treten, vielmehr stellt sie als bildgebendes Verfahren eine wertvolle und auch erforderliche Ergänzung dar.

Welche diagnostischen Aussagen ermöglicht die Schultersonographie, und welche pathologisch-anatomischen Veränderungen vermag die Sonographie darzustellen?

Es wird heute kaum noch ernsthaft daran gezweifelt, daß man mit der Sonographie Rupturen der Rotatorenmanschette recht zuverlässig erkennen kann. Wenn auch die Veränderungen der Rotatorenmanschette und unter ihnen die Rupturen an vorderste Stelle stehen, dann dürfen doch die Veränderungen der Bizepssehne und der Gleitspalten sowie der Knochenoberflächen nicht vernachlässigt werden.

Da die Arthrographie bislang das Standardverfahren zur Abbildung der Schulterweichteile war, wurde mit der Schultersonographie zunächst versucht, die in der Arthrographie möglichen diagnostischen Aussagen nachzuvollziehen. Es ist daher auch nicht verwunderlich, wenn wir bei unserem diagnostischen Denken bezüglich der Rotatorenmanschette in „arthrographischen Bahnen" gehen.

Wir sind aber nach unseren Untersuchungen der Ansicht, daß die Sonographie bei der Schulterdiagnostik weit mehr zu leisten vermag.

Wie bei allen anderen diagnostischen Verfahren, so gilt auch bei der Sonographie:
Nur das, was man weiß, kann man auch erkennen!

Wenn man zur Überprüfung der Schultersonographie die Arthrographie als „goldenen Standard" wählt, kann man natürlich über die diagnostische Aussage der Arthrographie nicht hinaus kommen.

Bessere Möglichkeiten bestehen durch die operative Überprüfung, wenn hier auch nur ein Teil der Befunde und nicht die ganze Schulter überprüft werden kann.

Wählt man wieder den Vergleich mit der Hüfte, so wissen wir, daß klinischer Befund und Röntgenbild nicht immer übereinstimmen. Auch an der Schulter darf eine solche Korrelation nicht vorausgesetzt werden. Im Gegenteil! Wir wissen, daß die periartikulären Weichteile und insbesondere die Sehnen der Rotatorenmanschette ab dem 40. Lebensjahr zunehmend von degenerativen Veränderungen betroffen sind und daß die Sehnenqualität ab diesem Lebensjahrzehnt rapide abfällt (Abb. 14.**1**).

Als Ausdruck dieser degenerativen Veränderungen stellen sich dann zunehmend partielle und komplette Rupturen ein. Wenn hier auch oft ein akutes auslösendes Ereignis angegeben wird, so handelt es sich doch bei den Rupturen im wesentlichen um Folge und Stadium der degenerativen Grunderkrankung. Man muß sich darüber im klaren sein, daß *nur ein Teil dieser Rupturen wirklich mit Schultergelenksbeschwerden einhergeht.* Nach dem 60. Lebensjahr hat etwa jeder zweite so ausgedehnte degenerative Veränderungen an der Rotatorenmanschette, daß bereits eine Ruptur eingetreten ist. Es hat aber *nicht* die Hälfte der über 60jährigen Bevölkerung Schultergelenksbeschwerden. Folglich müssen hier bei der Ruptur andere Faktoren (reaktive Vorgänge, das Impingement?) eine Rolle spielen, die darüber entscheiden, ob eine ruptierte Sehne schmerzhaft ist bzw. bleibt oder nicht.

Von einem bildgebenden Verfahren müssen wir aber verlangen, daß das pathologisch-morphologische Substrat unabhängig von einer eventuell bestehenden klinischen Symptomatik erkannt werden kann.

Insofern ist es nur ein scheinbarer Nachteil, daß bei unseren Untersuchungen im Sektionssaal Angaben über Schmerz und Funktionsbehinderung fehlten.

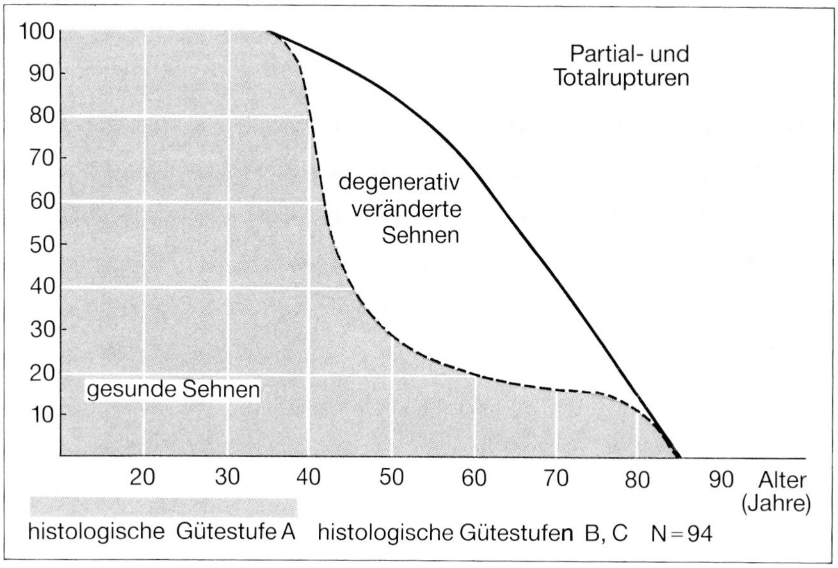

Abb. 14.**1** Graphische Darstellung der altersabhängigen prozentualen Zunahme an degenerativen Veränderungen und Rupturen der Rotatorenmanschette. Bis zum 40. Lebensjahr (hier allerdings kleine Fallzahl) finden sich normalerweise kaum degenerative Veränderungen; danach besteht aber eine starke Zunahme der degenerativen Veränderungen, anfangs noch ohne Rupturen, dann zunehmend auch mit Rupturen

Man muß es vielmehr als Vorteil sehen, daß die Gewebestrukturen im Sonogramm ganz unvoreingenommen beurteilt wurden, weil so zahlreiche Beobachtungen gemacht werden konnten, die sonst vielleicht übersehen worden wären.
Die Sonographie soll ja nicht die Schmerzen und Beschwerden zeigen; das macht die klinische Untersuchung viel besser. Aufgabe der Sonographie ist die möglichst gute Abbildung der Schulterstrukturen, und wir müssen diese Abbildung richtig interpretieren. Der Vergleich mit der Klinik ist dann der nächste Schritt.

Ohne eine gute sonographische *Abbildung* ist auch keine gute Beurteilung möglich. Wir haben deshalb zunächst die verschiedenen Ultraschallköpfe und Vorlaufstrecken an einem hochwertigen Sonographiegerät miteinander verglichen (Kap. 7). In einem zweiten Schritt wurden dann die verschiedenen, in der Literatur beschriebenen Untersuchungstechniken ausgewertet (Kap. 8). Eine adäquate Untersuchungstechnik ist unerläßliche Vorbedingung, und wir möchten empfehlen, diese möglichst bei einem erfahrenen Untersucher zu erlernen.
Die Hauptschwierigkeit besteht aber in der korrekten *Interpretation* der beobachteten Echophänomene. Grundvoraussetzung ist dabei eine genaue Kenntnis der sonographischen Anatomie. Wir haben diese durch direkten Nachweis abgesichert und viele dieser Nachweise auch mit den makroskopischen Bildern und einliegender Markierung belegt (Kap. 9).
Neben der reinen Formbeurteilung muß in der Schultersonographie auch die Echogenität der Weichteilstrukturen analysiert werden. Es war bislang schon üblich, die Echogenität der Rotatorenmanschette mit der des M. deltoideus zu vergleichen. Um hier aber exaktere Aussagen treffen zu können, haben wir 5 relative Maßeinheiten mit semiquantitativer Beurteilung der Echogenität eingeführt (Kap. 9, S. 58). Diese 5 relativen Maßeinheiten sind in der klinischen Praxis ausreichend sicher zu beurteilen und haben sich inzwischen bewährt.

Wie sollen aber die beobachteten Echophänomene interpretiert werden?
In der Literatur werden zahlreiche Echophänomene beschrieben, und z. T. wird auch eine Erklärung für ihre Entstehung versucht.
Uns erschien es aber bei dem noch jungen diagnostischen Verfahren der Schultersonographie geboten, diesen Echophänomenen weiter auf den Grund zu gehen. Die in der Literatur gegebenen Erklärungen sind meist nicht durch exakte histologische Untersuchungen belegt und auch nur zum Teil nachzuvollziehen. Bei unseren Untersuchungen im Sektionssaal konnten die morphologischen Gegebenheiten mit Sonographie, Autopsie und Mikroskopie optimal untersucht werden. Wir haben uns inzwischen jahrelang mit der Histologie beschäftigt und vor allem in der unentkalkten Knochenhistologie eine subtile Technik angeeignet, die es ermöglicht, komplette Knochensehnenpräparate zu fertigen.
Dadurch war es möglich, Sehnenschnitte mit der knöchernen Ansatzzone zu fertigen, die genau der sonographischen Schnittführung entsprechen und so eine direkte Gegenüberstellung erlauben (Kap. 10).
Unter diesen Voraussetzungen gelang es, gesetzmäßige Korrelationen zwischen Echogenität und Histologie der Sehnen zu erkennen (Kap. 10, S. 61).
Es konnte so gezeigt werden, daß durch hochauflösende Ultraschallgeräte bei entsprechender Untersuchungstechnik *histologische Sehnenveränderungen im Sonogramm nachweisbar* werden. Dies gilt vor allem für degenerative, aber auch für regenerative Prozesse, wie z. B. Vernarbungen.
Wir haben uns um eine systematische, einfache, aber eindeutige und reproduzierbare Darstellung der sonographischen Sehnenpathologie bemüht und dabei vor allem die Gesetzmäßigkeiten hinsichtlich der Veränderungen der Echogenität, der Veränderungen der Sehnenform und der kombierten Veränderungen von Form und Echogenität herausgearbeitet. Dabei wurden nur die Echophänomene berücksichtigt, deren Deutung durch Autopsie und vor allem Histologie gesichert sind.
Die meisten, die sich in der Praxis mit der Schulterdiagnostik beschäftigen, haben nicht die Möglichkeit zur eigenen operativen Überprüfung der sonographischen Befunde. Wir haben daher zur Veranschaulichung den sonographischen Bildern in vielen Fällen die entsprechenden makroskopischen und mikroskopischen Bilder gegenübergestellt. Dadurch kann jeder aus eigener Anschauung die Deutung der sonographischen Befunde nachvollziehen.
Es fällt auf, daß im Unterschied zu den klinischen Ultraschallstudien bei unseren Untersuchungen im Sektionssaal verhältnismäßig wenig *Zonen* sog. *„vermehrter Echogenität“* beobachtet wurden. Dies mag zum einen daran liegen, daß wir die Echogenität klassifiziert haben und Zonen eigentlich normaler Echogenität, die nur durch ihre Nachbarschaft zu Zonen verminderter Echogenität als scheinbar vermehrt echogen ins Gesicht fallen, natürlich als normal echogen werten. Daneben gibt es aber in der klinischen Praxis tatsächlich verhältnismäßig oft Zonen von ausgesprochen verstärkter Echogenität (vergleiche Kap. 10, S. 62 u. S. 76). Wir können nach unseren histologischen Untersuchungen nur zu dem Ergebnis kommen, daß es sich bei diesen vermehrt echogenen Zonen – wenn keine Sehnenverkalkungen vorliegen – um *Reparationszonen* handelt, die sich bevorzugt in der Nachbarschaft von Rupturen entwickeln. Sie sind damit aber nicht Ausdruck der Ruptur selber, sondern vielmehr der Vernarbung des Rupturrandes. Möglicherweise spielen diese reparativen entzündlichen Veränderungen eine entscheidende Rolle bei der Schmerzauslösung. Diese Aussage bedarf aber noch weitergehender Untersuchungen.
Wir sind uns darüber im klaren, daß, je weiter die Deutung von sonographischen Befunden geht, desto eher Möglichkeiten zu Fehlinterpretationen gegeben sind. Es ist daher unerläßlich, sich mit den technischen Voraussetzungen, physikalischen Grundlagen,

der Untersuchungstechnik, der Anatomie und Pathologie und den Fehlermöglichkeiten vertraut zu machen. Es soll hier auch noch einmal die Bedeutung der orthograden Untersuchungstechnik sowie der dynamischen Untersuchung zur Beurteilung von Artefakten und des Gleitprozesses hervorgehoben werden. Bei Beachtung strengster Qualitätsanforderungen hinsichtlich Untersuchungstechnik, Dokumentation und Auswertung wird sich u. E. die Schultersonographie als verhältnismäßig preiswertes und nichtinvasives *Verfahren der Wahl* zur bildgebenden Schulterdiagnostik entwickeln. Wir sind davon überzeugt, daß die Schultersonographie bei der Beantwortung vieler klinischer und wissenschaftlicher Fragen der Schulter einen ganz wichtigen Beitrag leisten kann.

Wir stehen hier sicher erst am Anfang. Neue diagnostische Möglichkeiten zeichnen sich auch in der Sport- und Arbeitsmedizin ab. Die präoperative Diagnostik bei Rheumatikern, bei Unfallverletzten und bei Patienten mit Schultergelenksarthrosen kann durch die Sonographie verbessert werden. So spielt der Zustand der Rotatorenmanschette auch beim schulterendoprothetischen Eingriff eine große Rolle.

Auf die Therapie konnte im Rahmen dieser Monographie nicht eingegangen werden. In den letzten Jahren hat sich die Meinung durchgesetzt, daß bei der „PHS" die Enge unter Akromion und Lig. coracoacromiale eine entscheidende Rolle spielt (Neer 1972, Koechlin und Apoil 1981, Eulert u. Mitarb. 1981, vergleiche Kap. 4, S. 11). Krämer und Seibel (1983) haben den Abstand zwischen Lig. coracoacromiale und dem Humeruskopf an Leichenpräparaten gemessen und sich wie die vorgenannten Autoren im Bedarfsfall für die Resektion des Bandes ausgesprochen. Es erschienen ihnen aber weitere, z. B. intraoperative Messungen erforderlich. Auch hier bietet die Sonographie neue Ansatzmöglichkeiten. Einerseits ist es möglich, mit der Sonographie die Sehnendicke zu bestimmen (vgl. Kap. 9, S. 57), und andererseits können Informationen zur Höhe des Subakromialraumes und des Abstandes zwischen Lig. coracoacromiale und Humeruskopf gewonnen werden (vgl. Kap. 9, S. 56). Die Relation beider Größen ist hier letztlich entscheidend.

Neue Möglichkeiten zeichnen sich auch für die Instabilitätsdiagnostik ab (vgl. Kap. 8, S. 44, Kap. 10, S. 91).

In Anlehnung und Weiterentwicklung der Rupturklassifikation von Gschwend u. Mitarb. (1986) haben wir nach den pathologisch-anatomischen Gegebenheiten eine umfassende Klassifikation der Rotatorenmanschette vorgeschlagen (Kap. 10, S. 63, Tab. 12.5). Diese Klassifikation beschreibt alle möglichen Sehnenzustände von der gesunden bis zur völlig zerrissenen Sehne mit sekundärarthrotischen Veränderungen. Sie berücksichtigt Lokalisation und Ausdehnung der Rupturen sowie das Vorstadium der degenerativen Veränderungen. Es erschien uns für viele klinische und wissenschaftliche Fragen sinnvoller, die Klassifikation an der Pathoanatomie zu orientieren als an den einzelnen Echophänomenen. Diese Klassifikation ermöglicht eine exakte Zuordnung, erleichtert die klinische Dokumentation und wissenschaftliche Auswertung und gestattet auch eine klare Aussage über die Leistungsfähigkeit der Sonographie (vgl. Kap. 12). Sie ist nicht nur für die Sonographie, sondern in gleicher Weise für die anderen diagnostischen Verfahren und insbesondere zur Beschreibung des Operationsbefundes geeignet, wodurch Vergleiche möglich sind. Es werden durch diese Klassifikation auch die Grenzen der sonographischen Diagnostik deutlich, wenn nämlich keine exakte Zuordnung möglich ist.

Abschließend bleibt zu hoffen, daß diese Monographie mit dazu beiträgt, daß unsere Kenntnisse über die periartikulären Schultererkrankungen weiter verbessert werden und Diagnostik und Therapie unseren Patienten früher und gezielter zur Verfügung stehen.

Literatur

Bandi, W.: Die Läsionen der Rotatorenmanschette. Helv. chir. Acta 48 (1981) 537–49

Bateman, J. E.: The Shoulder and Neck. Saunders, Philadelphia 1972 (S. 203 und 227–30)

Bateman, J. E.: Neurologic painful Conditions affecting the Shoulder. Clin. Orthop. 173 (1983) 44

Beck, E.: Bildgebende Verfahren an der Schulter. In A. Gächter: Arthroskopie der Schulter. Enke, Stuttgart 1987

Becker, W., J. Dreyer: Grundlagen, Klinik und Therapie der Insertions-Tendopathien. Z. Allg.-Med. (Stuttg.) 46 (1970) 1454–7

Becker, W., H. Krahl: Die Tendopathien: Grundlagen, Klinik, Therapie. Thieme, Stuttgart 1978 (S. 36–48 und 67)

Bosworth, B. M.: Calcium deposits in shoulder and subacromial bursitis. J. Amer. med. Ass. 116 (1947) 2477

Braus, H., C. Elze: Anatomie des Menschen, 3. Aufl., Bd. 1. Springer, Berlin 1954 (S. 207–59 und 298)

Bretzke, C. A., J. R. Crass, E. V. Craig, S. B. Feinberg: Ultrasonography of the Rotator Cuff. Normal and Pathologic Anatomy. Invest. Radiol. 20(3) (1985) 311–5

Brown, C.: Compressive, invasive referred pain to the shoulder. Clin. Orthop. 173 (1983) 55

Brunner, U., P. Habermeyer, K. J. Pfeifer, R. W. Kenn: Indikation zur Schultergelenksarthrographie. Hefte Unfallheilk. 181 (1986) 341–6

Cofield, R. H.: Current concepts review rotator cuff disease of the shoulder. J. Bone Jt. Surg. 67–A (1985) 994–9

Cottier, H.: Pathogenese, Bd. 1. Springer, Berlin 1980

Cotton, R. E., D. F. Rideout: Tears of the humeral rotator cuff. J. Bone Jt. Surg. 46–B (1964) 314

Crass, J. R., E. V. Craig, S. B. Feinberg: Sonography of the postoperative rotator cuff. Amer. J. Roentgenol. 146(3) (1986) 561–4

Crass, J. R., E. V. Craig, R. C. Thompson, S. B. Feinberg: Ultrasonography of the rotator cuff: surgical correlation. JCU 12(8) (1984) 487–91

Curran, J. F., H. H. Ellmann, N. L. Brown: Rheumatologic aspects of painful conditions affecting the shoulder. Clin. Orthop. 173 (1983) 27

Dahmen, G.: Physiologische und pathologische Veränderungen des Bindegewebes. Ergebn. Chir. Orthop. 51 (1968) 37–63

Dahmen, G.: Tendopathien, Tendovaginopathien und Bursopathien. Münch. med. Wschr. 115(44) (1973) 1945–55

Debrunner, A. M.: Orthopädisches Diagnostikum. Thieme, Stuttgart 1973

Debrunner, A. M.: Orthopädie der Störungen des Bewegungsapparates in Klinik und Praxis. Huber, Bern 1983

DFVLR (Deutsche Forschungs- u. Versuchsanstalt f. Luft- und Raumfahrt e. V.): Kernspintomographie – Analyse der Einsatzmöglichkeiten. TÜV Rheinland, Köln 1984 (S. 124–5)

Dieudonné, M.: Histologische Korrelation der Schultersonographie. Inauguraldissertation, Homburg 1988

Duplay: De la periarthrite scapulo-humerale et des raideurs de l'epaule, qui en font le consequence. Arch. gen. Med. 20 (1872) 513

Epps, C. H.: Painful hematologic conditions affecting the shoulder. Clin. Orthop. 173 (1983) 38

Eulert, J., A. Apoil, P. Dautry: Zur Pathogenese und operativen Behandlung der sog. Periarthritis humeroscapularis. Z. Orthop. 119 (1981) 25

Farrar, E. L., F. A. Matsen, J. V. Rogers, J. Hirsch, R. F. Kilcoyne (1983). Zit. nach Mack u. Mitarb. (1985)

Fassbender, H. G.: Pathologie des Weichteilrheumatismus. Ärztl. Prax. 25(2) (1973) 2497–501

Fassbender, H. G.: Rheumatoide Arthritis. In W. Doerr, G. Seifert: Pathologie der Gelenke und Weichteiltumoren, Springer 1984

Fornage, B. D., D. H. Touche, P. Segal, M. D. Rifkin: Ultrasonography in the evalution of musculoscletal trauma. J. Ultrasound Med. 2 (1983) 549

Friedrich, M.: Einfache Vorlaufstrecke für die Nahbereichssonographie. Fortschr. Röntgenstr. 146(2) (1987) 223–31

Frisch, H.: Programmierte Untersuchung. 2. Aufl. Springer, Berlin 1987

Frommhold, H. In P. Thurn, E. Bücheler: Einführung in die Röntgendiagnostik, 7. Aufl. Thieme, Stuttgart 1982 (S. 32–5)

Gächter, A.: Arthroskopie der Schulter. Enke, Stuttgart 1987

Gedigk, P., V. Totovic. In M. Eder, P. Gedigk: Lehrbuch der allgemeinen Pathologie und der pathologischen Anatomie, 31. Aufl. Springer, Berlin 1983 (S. 17 und 68–9)

Götz, A. J.: Kompendium der medizinisch-diagnostischen Ultrasonographie. Enke, Stuttgart 1983 (S. 12–21 und 38–41)

Goldman, A. B.: Shoulder arthrography. Technique, diagnosis and clinical correlation. Little, Brown, Boston 1982

Graf, R.: Sonographie der Säuglingshüfte. Enke, Stuttgart 1985 (S. 1–11)

Graf, R.: Was leistet die Sonographie in der Sporttraumatologie? Dtsch. Z. Sportmed. 38(3) (1987) 82–6

Gretenkord, K., W. Blauth. In B. Helbig, W. Blauth: Schulterschmerzen und Rupturen der Rotatorenmanschette. Hefte Unfallheilk. 180 (1986) 35–42

Gschwend, N.: Die operative Behandlung der chronischen Polyarthritis. 2. Aufl. Thieme, Stuttgart 1977

Gschwend, N., D. Patte, P. N. Grammont, P. Brändli, D. Ivosevic-Radovanovic. In B. Helbig, W. Blauth: Schulterschmerzen und Rupturen der Rotatorenmanschette. Hefte Unfallheilk. 180 (1986) 47–58

Gschwend, N., M. Scherer, J. Löhr: Die Tendinitis calcarea des Schultergelenkes. Orthopäde 10 (1981) 196

Gschwend, N., J. Zippel, R. Liechti, S. Grass: Die Therapie der Rotatorenmanschettenruptur an der Schulter. Arch. orthop. Unfall-Chir. 83 (1975) 129

Habermeyer, P., R. Mayer, B. Mayr, U. Brunner, G. Sachs: Vergleichende Diagnostik der Rotatorenverletzung durch Arthrographie, Computertomographie und Sonographie. Z. Unfallchir. Versicherungsmed. Berufskr. 77 (1984) 121–9

Hafferl, A.: Lehrbuch der topographischen Anatomie. Neubearb. v. W. Thiel. 3. Aufl. Springer, Berlin 1969 (S. 711–2 und 742)

Harland, U.: Die sonographische Untersuchung des Schultergelenkes. Med. Orthop. Techn. 106 (1986) 48–52

Harland, U.: Schultersonographie. Ultraschall Klin. Prax. 2 (1987) 10–18

Hedtmann, A.: Diskussionsbemerkung. Österreichischer Orthopädenkongreß, Baden b. Wien 1987

Hedtmann, A., H. Fett, M. Moraldo: Ultraschalldiagnostik der Schulter bei Sportverletzungen. Dtsch. Z. Sportmed. 38(3) (1987) 86–98
Hedtmann, A., A. Weber, R. Schleberger, H. Fett: Ultraschalluntersuchung des Schultergelenks. Orthop. Prax. 9 (1986) 647–61
Hovy, L., U. Maronna: Die Realtime-Sonographie in der Diagnostik und Nachsorge von Tumoren des Stütz- und Bindegewebes. In H. R. Henche, W. Hey: Sonographie in der Orthopädie und Sportmedizin. MLV, Uelzen 1987
Idelberger, K. In Witt, Rettig, Schlegel: Orthopädie in Praxis und Klinik, 2. Aufl., Bd. 6, Teil 2. Thieme, Stuttgart 1982 (Kap. 4.1.–4.28)
Jakob, R. P., H. U. Stäubli: Stellenwert der Schulterarthroskopie. In A. Gächter: Arthroskopie der Schulter, Enke, Stuttgart 1987
Kapandji, I. A.: Funktionelle Anatomie der Gelenke. Bücherei des Orthopäden, Bd. 40. Enke, Stuttgart 1984
Katthagen, B.-D.: Knochenregeneration mit Knochenersatzmaterialien. Hefte Unfallheilk. 178 (1986) 58–65
Katthagen, B.-D., M. Dieudonné, F.-J. Ludwig: Pathologisch-anatomische und sonographische Vergleichsuntersuchungen an 100 Leichenschultern. Vortrag, Österr. Orthopädenkongreß, Baden b. Wien 1987
Keyl, W. In C. Burri, A. Rüter: Verletzungen des Schultergürtels. Hefte Unfallheilk. 160 (1982) 251–60
Köhler, E.: Klinische Echokardiographie. Enke, Stuttgart 1979 (S. 1–12)
Koechlin, Ph., A. Apoil: Die Resektion und Erweiterung des Defiles. Orthopäde 10 (1981) 216
Kohn, D., C. J. Wirth: Läsionen des Labrum glenoidale. Klinische Relevanz arthroskopischer Befunde. In A. Gächter: Arthroskopie der Schulter. Enke, Stuttgart 1987
Krämer, J.: Periarthropathia humeroscapularis. Diagnostik 8 (1980) 18
Krämer, J., R. Seibel: Funktionell anatomische Grundlagen zur operativen Behandlung der Periarthropathia humero scapularis. Z. Orthop. 121 (1983) 98–102
Kratochwil, A.: Ultraschalldiagnostik in der Inneren Medizin, Chirurgie und Urologie: Atlas und Lehrbuch. Thieme, Stuttgart 1977 (S. 17–18 und 115)
Kratochwil, A., K. Zweymüller: Ultraschalldiagnostik bei Knochen- und Weichteiltumoren. Wien. Klin. Wschr. 87 (1975) 397
Krejci, J.: Was ist heute sinnvoll in der Rheuma-Diagnostik? Vorträge auf der 19. Fortbildungstagung „Aktuelle Rheumaprobleme" des Arbeitskreises „Rheumatologie" an der Medizinischen Fakultät der Universität München. Selecta 7 (1987) 390–404
Kresse, H.: Sonographie: Methodisch-physikalische Grundlagen – Apparaturen. Internist 17 (1976) 539–48
Kujat, R.: Das Impingementsyndrom der Schulter. Unfallchirurg 89 (1986) 409–17
Kujat, R., B. W. Wippermann, M. Gebel: Schultersonographie bei Rotatorendefekten. Technik und Aussagen. Unfallchirurg 89 (1986) 398–401
von Lanz, T., W. Wachsmuth: Praktische Anatomie. Bd. 1, Teil 3: Arm. Springer, Berlin 1959 (S. 105)
Lehrberger, K., L. Löffler, A. Engelhard: Sonographie und Arthroskopie – Ergänzung oder Konkurrenz? In A. Gächter: Arthroskopie der Schulter. Enke, Stuttgart 1987
Lehrberger, K., L. Löffler, A. Pfister, V. Smasal, A. Engelhard: Arthroskopie und Sonographie bei der Schulterdiagnostik. Prakt. Sporttraumatol. Sportmed. 4 (1986) 26–38
Lesemann, D., G. Schoknecht: Einfluß des Tiefenausgleichs auf die Abbildungseigenschaften von Ultraschall-Bildverfahren. Röntgenblätter 33 (1980) 100–6
Lewit, K.: Manuelle Medizin, 4. Aufl. Urban & Schwarzenberg, München 1984
Lilleby, H. In B. Helbig, W. Blauth: Schulterschmerzen und Rupturen der Rotatorenmanschette. Hefte Unfallheilk. 180 (1986) 27–31
Löhr, J. F., H. K. Uhthoff: The pathogenesis of degenerative rotator cuff tears. American shoulder and elbow surgeons (Booklet of the meeting). Meeting 3, San Francisco 1987 (Paper 10)
Ludwig, F.-J.: Grundlagen der Schultersonographie. Inauguraldissertation, Homburg 1987
Mack, L. A., F. A. Matsen, R. F. Kilcoyne, P. K. Davies, M. E. Sickler: US evaluation of the rotator cuff. Radiology 157(1) (1985) 205–9
Macnab, I.: Die pathologische Grundlage der sogenannten Rotatorenmanschetten-Tendinitis. Orthopäde 10 (1981) 191–5
Macrae, R.: Klinisch-orthopädische Untersuchung. Fischer, Stuttgart 1982 (S. 22)
Mayer, V.: Ultrasonography of the rotator cuff. J. Ultrasound Med. 4(11) (1985) 607–8
Melzer, C., A. Krödel, H. J. Refior: Der Wert der Arthrographie in der Diagnostik traumatischer und degenerativer Veränderungen der periartikulären Strukturen des Schultergelenkes. Unfallchirurg 89 (1986) 243–7
Merk, H.: Einsatzmöglichkeiten der Sonographie am Bewegungsapparat. Beitr. Orthop. Traumatol. 33 (1986) 347–54
Michna, H.: Anabolika und Sportschäden an Sehnen, Schriften der Deutschen Sporthochschule Köln, Richarz, St. Augustin 1984
Michna, H.: Organisation of collagen fibrils in tendon: changes induced by an anabolic steroid. Virchows Arch. 52 (1986) 87
Middleton, W. D., G. Edelstein, W. R. Reinus, G. L. Melson, W. A. Murphy: Ultrasonography of the rotator cuff: Technique and normal anatomy. J. Ultrasound Med. 3(12) (1984) 549–51
Middleton, W. D., G. Edelstein, W. R. Reinus, G. L. Melson, W. G. Totty, W. A. Murphy: Sonographic detection of rotator cuff tears. AJR 144(2) (1985a) 349–53
Middleton, W. D., W. R. Reinus, W. G. Totty, G. L. Melson, W. A. Murphy: US of the biceps tendon apparatus. Radiology 157(1) (1985b) 211–5
Middleton, W. D., W. R. Reinus, W. G. Totty, G. L. Melson, W. A. Murphy: Ultrasonographic evaluation of the rotator cuff and biceps tendon. J. Bone Jt. Surg. (Am) 68(3) (1986a) 440–50
Middleton, W. D., W. R. Reinus, W. G. Totty, G. L. Melson, W. A. Murphy: Pitfalls of rotator cuff sonography. AJR 146(3) (1986b) 555–60
Mittelmeier, H.: Pathologie des Sehnengleitlagers. Z. Orthop. 48 (1961) 28–37
Mohr, W.: Gelenke, Sehnen und Sehnengleitgewebe, Bursen, Faszien. In W. Remmele: Pathologie, Bd. 3. Springer, Berlin 1984
Mohr, W.: Pathologie des Bandapparates. Springer, Berlin 1988
Müller, W.: Biomechanik der Schulter. In A. Gächter: Arthroskopie der Schulter, Enke, Stuttgart 1987
Mumenthaler, M.: Der Schulter-Arm-Schmerz. Huber, Bern 1982
Nägele, M., A. Pottmeyer, H. Schmidt: Stützapparat. In J. Lissner, M. Seiderer: Klinische Kernspintomographie. Enke, Stuttgart 1987
Neer, C. S., II: Anterior acromioplasty for the chronic impingesyndrom of the shoulder. J. Bone Jt. Surg. 54–A (1972) 41–50
Neer, C. S., II: Impingement lesions. Clin. Orthop. 173 (1983) 70–77
Neer, C. S., E. V. Craig, H. Fukuda: Cuff tear arthropathy. J. Bone Jt. Surg. 65–A (1983) 1232–44
Neumann, K.: Probleme und Gefahren der Schulterarthroskopie. In A. Gächter: Arthroskopie der Schulter. Enke, Stuttgart 1987
Neviaser, R. J.: Painful conditions affecting the shoulder. Clin. Orthop. 173 (1983) 63
Niethard, F. U., H. Roesler: Die Genauigkeit von Längen- und Winkelmessungen im Röntgenbild und Sonogramm des kindlichen Hüftgelenkes. Z. Orthop. 125 (1987) 170–6
Ogilvie-Harris, O. J., A. M. Wiley: Arthroscopic surgery of the shoulder. J. Bone Jt. Surg. 68–B (1986) 201
Pernkopf, E.: Atlas der topografischen und angewandten Anatomie des Menschen, 2. Aufl., 2. Bd., Urban & Schwarzenberg, München 1980 (S. 46)
Pfister, A., L. Löffler, In H. R. Henche, W. Hey: Sonographie in der Orthopädie und Sportmedizin. Uelzen, MLV 1987 (S. 43–5)

Rapf, Ch., A. Furtschegger, H. Resch: Die Sonographie als neues diagnostisches Verfahren zur Abklärung von Schulterbeschwerden. Fortschr. Röntgenstr. 145(3) (1986) 288–95

Refior, H.J., A. Krödel, C. Melzer: Examinations of the pathology of the rotator cuff. Arch. Orthop. Trauma Surg. 106 (1987) 301

Reichelt, A. In B. Helbig, W. Blauth: Schulterschmerzen und Rupturen der Rotatorenmanschette. Hefte Unfallheilk. 180 (1986) 17–22

Reichelt, A.: Die Rotatorenmanschettenruptur. Operative Ergebnisse in Abhängigkeit vom Zugang. Z. Orthop. 123 (1985) 38

Reinbold, W.D., H.J. Hehne, W.S. Rau: Schulterarthrographie bei rheumatoider Arthritis. Fortschr. Röntgenstr. 138(5) (1983) 600–3

Revel, J.P., E.D. Hay: An autoradiographic and electron microscopic study of collagen synthesis in differentiating cartilage. Z. Zellforsch. 61 (1963) 140–1

Rössler, H.: Rupturen der Rotatorensehnenplatte. Z. Orthop. 114 (1976) 282–94

Rothman, R.H., W. Parke: The vascular anatomy of the rotator cuff. Clin. Orthop. 41 (1965) 176

Schaer, H.: Die Periarthritis humeroscapularis. Ergebn. chir. Orthop. 29 (1936) 211–309

Schenk, R.K. In C. Burri, A. Rüter: Verletzungen des Schultergürtels. Hefte Unfallheilk. 160 (1982) 1–15

Schlepckow, P., A. Reichelt, R. Hellige, In H.R. Henche, W. Hey: Sonographie in der Orthopädie und Sportmedizin. Uelzen, MLV (1987) (S.31–4)

Schneekloth, G., T. Frank, G. Albers: Ultraschalltomographie abdomineller Organe und der Schilddrüse im Grey-Scale-Bild, 1. Aufl. Enke, Stuttgart 1977 (S.1–5)

Schneider, H.: Die Abnützungserkrankungen der Sehnen und ihre Therapie. Thieme, Stuttgart 1959 (S. 1–7 und 36–38)

Schoknecht, G.: Grundlagen der Ultraschalldiagnostik. Dtsch. Krankenpfl. Z. 11 (1976) 610–2

Schumacher, S.: Grundriß der Histologie des Menschen. Springer, Wien 1934

Seltzer, S.E., H.J. Finberg, B.N. Weissman, D.K. Kido, B.D. Collier: Arthrosonography: Gray-scale ultrasound evaluation of the shoulder. Radiology 132(2) (1979) 467–8

Seltzer, S.E., H.J. Finberg, B.N. Weissman: Arthrosonography – technique, sonographic anatomy, and pathology. Invest. Radiol. 15(1) (1980) 19–28

Shuman, W.P., R.F. Kilcoyne, F.A. Matsen, J.V. Rogers, L.A. Mack: Double-contrast computed tomography of the glenoid labrum. AJR 141 (1983) 581–4

Stahl, Ch., H. Konermann, W. Kuck: Sonographie bei Periarthropathia humero-scapularis. Orthop. Prax. 9 (1986) 662–9

Steinbrück, K.: Typische Sportverletzungen der Schulter. In G. Friedebold: Die Schulter. Praktische Orthopädie 12. Stork, Bruchsal 1983

Taruttis, H.: Das Schultertrauma, In H. Hempfling: Das Schultertrauma, Medical Concept, Neufahrn 1986

Tirman, R.M., C.L. Nelson, W.S. Tirman: Arthrography of the shoulder joint: State of the art. CRC Crit. Rev. Diagn. Imag. 17(1) (1981) 19–76

Triebel, H.-J., V. Wening, G. Witte: Rotatorenmanschettenrupturen des Schultergelenks. Sonographie-Arthrographie. Röntgenblätter 39 (1986) 266–72

Uhthoff, K.H., K. Sarkar: Calcifying tendinitis – its pathogenetic mechanism and a rationale for its treatment. Intern. Orthop. 2 (1978) 187–93

Uhthoff, H.K., J. Löhr, K. Sarkar. In B. Helbig, W. Blauth: Schulterschmerzen und Rupturen der Rotatorenmanschette. Hefte Unfallheilk. 180 (1986) 3–9

Uhthoff, H.K., K. Sarkar, J.A. Maynard: Calcifying tendinitis. A new concept of its pathogenesis. Clin. Orthop. 118 (1976) 164

Wagenhäuser, F.J.: Die Periarthropathia humeroscapularis (PHS-Syndrom). Acta rheum. 4 (1979) 65–79

Walcher, K.: Die späteren Leichenveränderungen. Ergebn. pathol. Anat. 33 (1937) 55–138

Welfing, J.: Die Entfächerung der sogenannten Periarthritis der Schulter. Orthopäde 10 (1981) 187–90

Wells, P.N.T.: Ultraschall in der medizinischen Diagnostik. de Gruyter, Berlin 1980 (S.21–33 und 219–29)

Wessinghage, D.: Taschenatlas der Rheumatologie. Thieme. Stuttgart 1984

Wilson, C.L., G.L. Duff: Pathologic study of degeneration and rupture of the supraspinatus tendon. Arch. Surg. 47 (1943) 121

Wörsdörfer, O., G. Wasmer. In C. Burri, A. Rüter: Posttraumatische Schäden des Schultergürtels. Hefte Unfallheilk. 170 (1984) 150–8

Wolf-Heidegger, G.: Atlas der systematischen Anatomie des Menschen, 3. Aufl., Bd. 1. S. Karger, Basel 1972 (S. 164)

Woltering, H.: Ultraschalldiagnostik in der Orthopädie. Z. Orthop. 123 (1985) 416–9

Yäyrynen, T., M. Päivänsalo: Sources of error in ultrasonography. Röntgenblätter 39 (1986) 146–50

Sachverzeichnis

Absorption 29
Akromioklavikulargelenk, sonographische Untersuchung 44
Akromion, Anatomie 5
- Schallschatten 38, 70, 98
- sonographische Anatomie 51, 56f
Akustikgesetze 28
Altersabhängigkeit, Sehnenschäden 110
Alterung 11
Anabolika, Nebenwirkungen 13
Anamnese 102
Anatomie 5ff
- funktionelle 6
- Kanülenmarkierung 45
- sonographische 45ff
- - Nachweis 45
Ankopplung 96
Applikator s. Schallkopf
Apprehension-Test 44
Archivierung 36
Artefakte 95ff
- Abgrenzung 76
- physikalische 95
Arthro-CT 106
Arthrographie, Aussagekraft 105
- Komplikationen 105
- Kontraindikationen 105
- Technik 105
Arthrose, Entstehung 19
Arthroskopie 106
Ätiologie 11
Aufhellung s. Bildaufhellung
Auflösungsvermögen 36
Ausstrahlungsschmerzen 102

Bagatelltrauma 13
Basisdiagnostik 1, 104
Bankart-Läsion 11
- sonographischer Nachweis 91
Befund, makroskopischer 16
- mikroskopischer 19
Befundbeurteilung 1
Beschallung, orthograde 43, 63, 98
Bewegungseinschränkung 104
Bildaufhellung 95
Bilddokumentation 36
Bildqualität 36
Bizepskopf, kurzer, sonographische Anatomie 48f
Bizepssehne, Anatomie 5
- degenerativ veränderte 64
- Dicke 57
- Durchblutungsstörung 12
- echoarmer Saum 65
- gesunde, sonographischer Befund 64
- Luxation 66f
- sonographische Anatomie 45, 47, 53
- sonographischer Befund 64
- - Längsschnitt 37
- - Querschnitt 38
- Subluxation 66, 67
- Tips zur Untersuchung 41
- Veränderungen 63f
- - der Echogenität 63
- - des Gleitlagers 69
- Verdickung 65, 69
- Verschleiß 15
- verstärkte Echogenität 65, 69
Bizepssehnengleitprozeß, gestörter 69
Bizepssehnenruptur 15
- sonographischer Befund 68
Bursa, Anatomie 5
- Befall 13
- Dicke 89
- dynamische Untersuchung 51, 89
- Fibrose 19
- Flüssigkeit 89
- Funktion 8, 89
- Kalkeinlagerung 89
- Lage 8
- sonographische Anatomie 51ff
- - Veränderungen 89f
- subacromialis s. Bursa
- subdeloridea s. Bursa
- verdickte 14, 89
- Zottenbildung 19
Bursaerguß 90

Cavitas glenoidalis s. Gelenkpfanne
Collum anatomicum 7
Compound-Scanner 26
Computertomographie 106
Cuff tear arthropathy 15, 19, 84
Cutis im Sonogramm 51, 53, 55

Deckfaserplatte, sonographische Anatomie 46
Degeneration (s. auch Sehnendegeneration) 13f
Degenerationsherde, verminderte Echogenität 76f
Diagnostik, Anamnese 102
- Arthrographie 105
- Arthroskopie 106
- Computertomographie 106
- Kernspintomographie 107
- Klinik 102f
- Röntgen 104
Dichte 28
Differentialdiagnose 103ff
Distorsion 11
Dokumentation 32
- Tips 42
Dokumentationseinrichtungen, Vergleich 35
Druckpalpation 103
Durchblutung 11
Durchblutungsminderung 11
Durchblutungsstörung 11

Echogenität 26
- Beurteilung 58f
- Entstehung 61
- Graduierung 58
- gute 70
- histologische Korrelation 60, 111
- Maßeinheiten 58f
- Normvarianten 58f
- Veränderungen 63, 70ff
- verminderte 70ff
- verstärkte 76, 111
- - Bizepssehne 65, 69
- zellreiches Granulationsgewebe 65
Echogenitätsschwankungen 60
Echogenitätsvermehrung, Bizepssehne 65
- Entstehung 62
- Rotatorenmanschette 76ff
Echogenitätsverminderung 60
- Entstehung 61f
- lange Bizepssehne 63
- Rotatorenmanschette 70ff
Echoimpuls 26
Echophänomene, Diskussion 72
Echosprung 72
Eindringtiefe 29
Eiweißsynthese 13
Elektronenmikroskopie 13, 16, 19, 21, 61
Endverstärkung 96
- Einstellung 31
Entzündung 14, 22
Erguß, sonographische Zeichen 63
Ergußbildung, Bizepssehne 65

Faserstrukturen, Zerstörung 20, 60
Fehlermöglichkeiten 95ff
Fibrillen 19
Fibrillogenese, Hemmung 12
Fibrozyt 13
Flüssigkeit in der Bursa 89
- im Gelenk 63
Fokusbereich 27
Fokuszone, effektive 30
Funktionsraum, obere Extremität 12
Funktionsuntersuchung 104

Geisterbilder 95f
Gelenkerguß, sonographische Zeichen 63
Gelenkkapsel s. Schultergelenkkapsel
Gelenkknorpel, Aufrauhung 14

- sonographische Anatomie 51, 53, 55
Gelenkpfanne, Anatomie 5
Gelenkstabilität, Funktionsprüfung 44
Gelenkverschieblichkeit 91
Geräteauswahl 31
Geräteeinstellung 96
Gewebe, bradytrophes 11
Gewebeeigenschaften, physikalische 28
Gewebshypoxie 16
Gleitlager, Bizepssehne 69
Gleitspalten, sonographischer Nachweis 89
Glukokortikoide, Injektionen 12
- Nebenwirkungen 12
Granulationsgewebe 15
- Echogenitätsvermehrung 62
Gray-Scale-Verfahren 24, 27

Haut s. Cutis
Heilung 15
Hill-Sachs-Läsion 11
- sonographischer Nachweis 89
Hochstand s. Humeruskopfhochstand
Horizontalschnitt, dorsaler 92
Hörschall 26
Humerus, sonographische Anatomie 47, 51, 53, 55
Humeruskopf, Verschiebung 91
- Zyste 85
Humeruskopfhochstand 15
Hygrom 19
Hyperschall 26

Impedanz 28
Impedanzunterschied 28
Impingement 11
Impingementsyndrom 11f
- Stadien 103
Inaktivitätsatrophie 104
Induration, fibrotische 89
Infekte 13
Infraschall 26
Infraspinatussehne, Anatomie 5
- Grenze 52
- Partialrupturen 100
- sonographische Anatomie 52, 54f
Inhomogenitäten, sonographische 72
Injektionen 12
Insertion 20
Insertionstendopathie 10
Inspektion 102
Instabilitäten, Abklärung 106
- Folgeerscheinungen 14
- sonographische Diagnostik 91
Instabilitätsausmaß 44
Instabilitätsprüfung 40
Instabilitätsrichtung 44

Kalkeinlagerung s. Verkalkung
Kalkgranulom 22
Kalkherd, Lage 16
Kalkzone s. Verkalkung
Kapsel s. Schultergelenkskapsel
Kapselschrumpfung 14
Kapsulitis 10
Kernspintomographie, Beurteilung 107
- Frontalschnitt 107
- Positionierung 107
- sagittaler Schnitt 107
- Schrägschnitt 108
- Schulterfrontalschnitt 50
Klassifikation, pathologisch-anatomische 100
Klavikula 5
Klinische Korrelation 110
Knochenarrosion 63, 88
Knochentumoren s. Tumoren, sonographische Diagnostik
Knochenzone s. Verknöcherung
Knorpelarrosion 63, 88
Knorpel-Knochen-Arrosionen 88, 101
Knorpel-Knochen-Defekt 14
Kollagenfibrillen, Doppelbrechung 22
- Zerstörung 20
Kompression, Supraspinatussehne 11
Kontaktgel, Anwendung 32
Konturendarstellung 31
Kontusion 11
Kopplungsmedium 31
Korakoakromiales Fenster 39
Kortikoide s. Glukokortikoide
Kostenvergleich 108
Krankheitsbilder 10
Krankheitshäufigkeit 3
Krepitation 14
Kristallkeimbildung 16

Labrum glenoidale 7
- - sonographische Anatomie s. Pfannenrand
Ligamentum coracoacromiale 5
- - Abstandsmessung 57
- - sonographische Anatomie 56f
Limbus, Anatomie 5
Limbusläsion s. Pfannenlimbusläsion
Linearapplikator 27
Longitudinalwelle 26
Luxation 11
- dorsale 91
- lange Bizepssehne 66

Mesenchymeinsprossung 15
Mikrotraumatisierung 11
Multiformatkamera 35
Musculus biceps brachii 6
- coracobrachialis 6
- - sonographische Anatomie 47ff–
deltoideus 6
- - Binnenechos 32
- - sonographische Anatomie 46f, 49, 51, 53, 55
- infraspinatus 5
- - sonographische Anatomie 55
- latissimus dorsi 6
- pectoralis major, sonographische Anatomie 47ff
- - minor 6
- subscapularis 5
- - sonographische Anatomie 47ff
- supraspinatus 5
- - sonographische Untersuchung 40
- teres minor 5
Muskelschwäche 104
Muskelverspannungen 13, 104
Muskulatur, Spannungszustand 103

Nahfeldbereich 30
Narbengewebe s. Granulationsgewebe
Nervenirritationen 13

Oberarmkopf, zystische Aufhellung 104
Ossifikation s. Verknöcherung
Osteophyten 104
Osteosarkom, Weichteilbeteiligung 94

Palpation 102f
Partialrupturen 63ff
Pathogenese 13ff
Pathologie 10ff
- sonographische 60ff
Periarthritis humeroscapularis 3
- - Abgrenzung 102f
- - Definition 10
- - Untergliederung 10
Periarthropathia humeroscapularis s. Periarthritis humeroscapularis
Periarthropathie s. Periarthritis humeroscapularis
Peritendineum 20
Pfannenlimbusläsionen 91
- klinische Relevanz 106
Pfannenrand, dorsaler 55
ventraler, sonographische Anatomie 48ff
PHS s. Periarthritis humeroscapularis
Piezoelektrischer Effekt 26
Polarisationsmikroskop 22, 64
Polyarthritis 10
- Bursaveränderung 89
- Häufigkeit 4
- Stadien 13
Prellung 11
Processus coracoideus, sonographische Anatomie 56
Proxon, Eigenschaften 31
Proxonkissen, Vorteile 34
Pseudoparalyse 10
Psyche 102

Radmuster 52, 54
Real-Time-Darstellung 27
Real-Time-Verfahren 24
Reflexion 28
- starke 60
Reflexionsfaktor 29
Regeneration 15
- Echogenitätsvermehrung 62
Regenerationsprozesse 22
Reparationszonen 111
Rheumabegriff 13
Rheumatismus s. Polyarthritis
Röntgenuntersuchung 104f.
- Innenrotationsaufnahmen 105
- Vergleichsaufnahmen 105
Rotatorenmanschette, Anatomie 5
- Dicke 57
- Konturunterbrechung 83
- kritisches Gebiet 40
- nichtdarstellbar 83
- Schema 8
- sonographische Anatomie 48ff
- - Veränderungen 70ff
- sonographischer Schnitt, dorsal 38
- Verdünnung 83f
- - physiologische 58
Rotatorenmanschettenabrisse 101
Rotatorenmanschettendefekte, Folgen 15
Rotatorenmanschettenrupturen, Häufigkeit 3
- intermediäre 78
- komplette 84ff
- radiologische Zeichen 104
- sonographischer Beweis 70
Rupturen, Auftreten 17
- Ausdehnung 18, 63
- Beschwerden bei 4
- Einteilung 18
- Häufigkeit 3f
- inkomplette 18
- komplette 18
- Krankheitsbild 10
- Vorkommen 4
- Vorschädigung 11
Rupturheilung 15

Scanner s. Schallkopf
Schallankopplung 30
Schalldämpfung 29
Schalleitungsgeschwindigkeit 28
Schallfeld 27
Schallfrequenzen, Einteilung 26
Schallkopf 26, 31
- Vergleich 32
Schallkopfposition 97
- Abkippung 98
- schräge 97
Schallschatten 76
Schattenbildung 95
Schattenzonen 96
Schmerzpunkt 102
Schnittebenen, ungeeignete 97
Schulterbeschwerden, Häufigkeit 3
Schulterblatt s. Skapula
Schulterdach, sonographische Anatomie 56f
Schulterdiagnostik, Verfahrensvergleich 109
Schultererkrankungen, Symptome 104
Schultergelenk, Anatomie 5
- Beweglichkeit 5
Schultergelenkkapsel 5, 7
Schultergelenkpfanne, CT 106
Schultergelenkserkrankungen 103
- Häufigkeit 3
Schultergürtelskelett 6
Schulterinstabilität 44
Schulterluxation (s. auch Luxation), Knorpel-Knochen-Defekte 89
Schultermuskulatur 7
- Vorderansicht 9
Schulterschmerzen, auslösende Faktoren 109
- innere Erkrankungen 103
- neurologische Erkrankungen 103
- vaskuläre Ursachen 103
Schulterskelett 5
Schultersonographie (s. auch Sonographie), apparative Voraussetzungen 31ff
- Beurteilung 100
- Fehlermöglichkeiten 72ff
- historische Entwicklung 24f
- kombinierte Veränderungen 68, 84ff
- orthograde Technik 58
- Radmuster 52, 54
- Veränderungen der Form 66, 83ff
- Vergleich 99
- Verläßlichkeit 99
- Vogelkopf 51
Schultersonographie, Wert 109
Schultersteife 10
Schulterverletzung 11
Sehnenbefunde, Altersverteilung 3
Sehnenbeurteilung, sonographische 60
Sehnendegeneration, echofreie Areale 70
- Klassifizierung 21
- makroskopische Zeichen 16
Sehnendicke 57
- Geschlechtsunterschied 58
- physiologische Schwankungsbreite 58
- Seitenunterschied 58
Sehnendurchblutung 11
Sehnenechogenität s. Echogenität
Sehnenfibrillen, Echogenität 61
- physiologische Lagerung 60
Sehnengleitgewebe 15
Sehnenhistologie 19
Sehneninsertion 20
Sehnenklassifikation 63
- Vorteile 63
Sehnenkontur, Unterbrechung 83
Sehnenlage 8
Sehnenqualität, Altersverteilung 22
Sehnenrisse s. Rupturen
Sehnenruptur s. Rupturen
Sehnenschäden, Altersabhängigkeit 110
- Auftreten 16
Sehnenveränderungen, degenerative 63
Sehnenverdünnung, atrophische 83
Sehnenverhältnisse, normale 63
Sehnenverkalkung, feinpartikuläre 76, 82
Sektorapplikator 27
Sendeintensität 31
Sensitivität 99
Skapula 5
Sklerosierung, Röntgenzeichen 104
Small-parts-Applikator 27
Sonographie (s. auch Schultersonographie), Entwicklung 24f
- Geschichte 24f
- histologische Veränderungen 62
- Leistungsbeurteilung 60
Sonographische Beurteilung 63
- Inhomogenitäten 72
- Kriterien 60
Spezifität 99
Spontanruptur 10
Sportarten 4
Sportverletzungen 4
Standardebenen 37
Standardebene nach Hedtmann 38
Statistik 99
Stoffwechsel 11
Stoffwechseldefizit 11
Stoffwechselerkrankungen 11
Störechos 32
Strahlengang, senkrechter 43
Streifen, zentraler echogener 76, 79
Streuung 28f
Streuungseffekte 29
Subakromialraum 11
Subcutis im Sonogramm 51, 53, 55
Subluxation, dynamische Untersuchung 91
Subluxation, lange Bizepssehne 66
Subskapularissehne, sonographischer Längsschnitt 38
Sulcus intertubercularis, Anatomie 5
- - sonographische Anatomie 47
- - - Veränderungen 69
Supraspinatussehne, Ansatzbereich 38
- Dicke 57f
- echofreie Areale 74f, 77f
- Grenze 52
- sonographische Anatomie 50ff
- sonographischer Längsschnitt 37
- - Querschnitt 38
- Tips zur Untersuchung 42
Supraspinatussehnenansatz, gesunder 70
Supraspinatussehnenruptur 77f, 84ff
Synovitis 13
Systematik, sonographische Beurteilung 63

Tendinitis 14
- calcaria 10
Tendinose 13
Tendopathie 10, 14
Therapie 2, 112
Therapiehäufigkeit 3
Thermoprinter 35
Tiefenausgleich 29, 96
- Einstellung 31f
Transducer s. Schallkopf
Transformation, fibrokartilaginäre 16
Trauma, direktes 11
- indirektes 11
Treffsicherheit 99
Tuberculum majus 5
- - Sklerosierung 104
- - sonographische Anatomie 51
- - zystische Aufhellung 104
- minus 5
- - sonographische Anatomie 49f
Tumoren, sonographische Diagnostik 93

Überkopfarbeit, Bedeutung 12
Überkopfbewegungen, Bedeutung 12
Überlastung 11
Überprüfung 1
Ultraschall 26
Ultraschallbild, Strukturveränderungen 84
Ultraschalldiagnostik, physikalische Grundlagen 26ff
Ultraschalluntersuchung, dynamische 1, 37, 44
Ultraschalluntersuchung, Nebenwirkungen 1
Ultraschallwellen, Reflexion 61
Unfallereignis, Bedeutung 10
Untersuchung, autoptische 1
- dynamische 1, 37, 44
- klinische 102
Untersuchungsbedingungen 37
Untersuchungsergebnisse, Verfälschung 1
Untersuchungssituation 37
Untersuchungstechnik 37ff
- Alternativen 40
- Hinweise 43
- Vergleich 40
Untersuchungsverfahren 37ff
- nach Hedtmann u. Mitarb., Position I 38
- - - Position II 38
- Kostenvergleich 108
- überschaubarer Bereich 38, 40

Veränderungen, autolytische 1
- degenerative 20
- postmortale 1
Verfahren, diagnostische 1, 102ff
Vergleichsstandard 100
Verkalkung 76, 81
- dystrophische 15
- Echogenitätsvermehrung 62
- Entstehung 15
- Häufigkeit 3
- Inzidenz 3
- Schmerzauslösung 16
Verknöcherung 22, 80
Verletzungen, Häufigkeit 4
Vernarbung 15
Verquellung 20
Verspannungen s. Muskelverspannungen
Verstärkung 29, 96
Vorlaufstrecke 30ff

Wasservorlauf, Einfluß 33
Weichteildarstellung 31
Weichteile, Anatomie 5
- periartikuläre 1
Weichteiltumoren s. Tumoren
Wellenlänge 30

Zentraler echogener Streifen 76, 79
Zottenbildung 19
Zyste 85